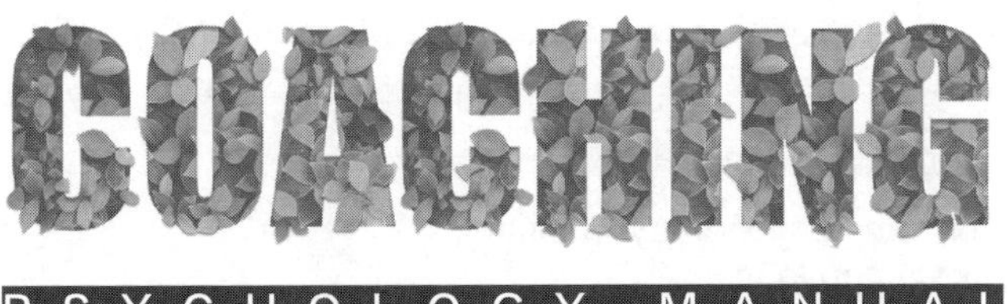

PSYCHOLOGY MANUAL

健康教练

人 类 健 康 的 先 锋 守 护 者

[美]玛格丽特·摩尔（Margaret Moore） 埃里卡·杰克逊（Erika Jackson）
鲍勃·坦申恩－莫兰（Bob Tschannen-Moran）著
徐冰 译 黄学焦 审核

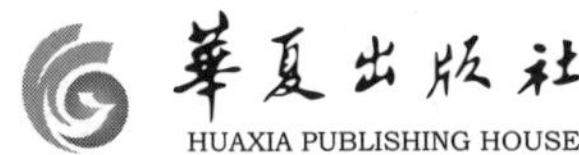

图书在版编目（CIP）数据

健康教练 / (美) 玛格丽特 · 摩尔(Margaret Moore) , (美) 埃里卡 · 杰克逊(Erika Jackson) , (美) 鲍勃 · 坦申恩-莫兰(Bob Tschannen-Moran) 著； 徐冰译.——北京：华夏出版社有限公司，2020.8（2024.4 重印）

书名原文： Coaching Psychology Manual

ISBN 978-7-5080-9939-2

Ⅰ. ①健… Ⅱ. ①玛… ②埃… ③鲍… ④徐… Ⅲ. ①保健一教练员 Ⅳ. ①R161

中国版本图书馆 CIP 数据核字(2020)第 088326 号

声明：本书中包括一些药品处方、不良反应或使用剂量，但也是可以根据情况做调整的。读者应仔细阅读药品生厂商提供的使用说明书。由于采纳本书中提供的相关信息而造成的任何后果，本书的作者、编辑和出版社或分销方对此都不负任何责任。由于此书出版所引起的对任何人的人身和财产造成损害的，本书的作者、编辑、出版社和分销方不承担任何责任。

健康教练

作　　者 [美]玛格丽特 · 摩尔　[美]埃里卡 · 杰克逊　[美]鲍勃 · 坦申恩-莫兰
译　　者 徐　冰
责任编辑 马　颖
责任印制 刘　洋

出版发行 华夏出版社有限公司
经　　销 新华书店
印　　刷 三河市少明印务有限公司
装　　订 三河市少明印务有限公司
版　　次 2020 年 8 月北京第 1 版　2024 年 4 月北京第 2 次印刷
开　　本 710×1000　1/16 开
印　　张 20.75
字　　数 220 千字
定　　价 98.00 元

华夏出版社有限公司　地址：北京市东直门外香河园北里 4 号　邮编：100028
网址：www.hxph.com.cn　电话：（010）64663331（转）

若发现本版图书有印装质量问题，请与我社营销中心联系调换。

提升生命品质的呼唤——健康教练

改革开放四十多年来，中国经济高速发展，国家和个人财富日益积累，国人的健康问题却在环境恶化、节奏加快、压力倍增的情况下日益凸显，前景不容乐观。首先来看一组权威部门披露的中国人健康大数据：高血压 1.6 亿 ~ 1.7 亿人，高血脂 1 亿多人，糖尿病患者 9240 万人，超重或者肥胖症 7000 万 ~ 2 亿人，血脂异常 1.6 亿人，脂肪肝患者 1.2 亿人，平均每 30 秒就有一个人罹患癌症，大城市的白领亚健康比例高达 76%，处于过劳状态的白领近 60%，真正意义上的健康人比例不足 3%。

面对这个残酷的现实，我们看到，不论是现有的各级卫生健康体制，还是病患个人与家庭，都把所有的精力放在了如何治疗疾病上，而对患者在与病情斗争的同时，怎样既有尊严又乐观地拥有生活品质着力甚少，这不能不说是现代社会一个巨大的缺憾。1948 年世界卫生组织明确规定：健康不仅是身体没有疾病，而且应当重视心理健康，只有身心健康、体魄健全，才是完整的健康。可见心理健康是人的健康不可分割的重要部分，身体健康与心理健康存在着高度相关性。美国耶鲁大学医学院门诊部统计，求诊病人中因情绪紧张而致病的占 76%。美国哈佛大学一些学者用了 40 年时间，对 204 位成年人作了跟踪调查，发现在 21 ~ 46 岁之间过着舒畅精神生活的 59 人中，只有 2 人在 53 岁时得了重病，其中 1 人死亡；在同一时期内，得不到舒畅精神生活的 48 人，都在 55 岁以前死去了。

众所周知，教练技术是在信任关系的基础上，通过对话，挖掘个人和团队潜力，实现客户梦想和目标的有力武器，在国内商业领域的应用方兴未艾。作为国内第一批学习、研究和推广教练技术的先行者，我对健康教练的思考源于数年前与协和医院一位治疗癌症的博士的对话。当这位博士了解到教练技术的理念和商业应用案例后，就预言这种正向思维和对话方法对病患的预防、治疗和康复颇有积极意义，并询问我国际上是否有将教练技术应用于健康领域的先例。我当时虽然对这领域知之甚少，但长期从事教练培养和市场推广的敏锐直觉告诉我：教练技术在中国健康医疗领域的应用前景广阔，是一片亟待开发的处女地！

俗话说：关注点在哪里，成果就会在哪里。命运让不断思考博士所提问题的我与本书作者玛格丽特院长不期而遇，她也是一名健康教练。2014 年，我到波士顿哈佛大学医学院参加全球领导力论坛时，发现该论坛三位发起人之一的玛格丽特女士竟然是国际健康教练领域的权威，是美国第一所培养健康教练的好教练公司（Wellcoaches）的创始人。其间，我还应邀参加了学院在论坛期间的老学员聚会，了解到该学院在 2002 年成立后，已经在全球培养了上万名专业健康教练，而这些老学员的职业有医生、护士、各类社区健康机构工作人员和义工、保险界人士和政府管理人员，甚至还有一些关注员工身心健康的大企业相关人士等等，这说明作为教练技术的一个新的分支，健康教练在美国的大健康及医疗领域已经崭露头角。我还发现，好教练公司不仅在健康教练“治已病”方面已颇有建树，同时在“治未病”方面也有不少成功的案例。当时玛格丽特院长还建议我们双方中西合璧，把学院现有的知识和研究成果，结合数千年中国的健康养生智慧，建立具有中国特色的健康教练训练体系。2017 年上半年，我邀请玛格丽特院长来华讲学，推出了国内第一期《国际认证健康教练》课程。令人叹为观止的是，她与我的道家老师座谈一晚之后，第二天在课堂上就用道家阴阳五行的理论来阐述她提出的人类九项基本能力的概念，让大家看到了中西方生命智慧的高度相关性和可溶性。与此同时，我还联系华夏出版社相关领导和医学专业出身并具有相当教练功底的徐冰老师，引进和翻译玛格丽特院长数本专著中的扛鼎之作，也就是这本《健康教练》。

本书通篇深入浅出，既有针对性，也有普遍性，为健康教练的培养描绘了一条清晰明确的成长路径图，其中的很多内容和思想方法也可以被其他领域的教练们借鉴。其显著特点如下：

1. 理论扎实。该书根植于严谨的循证科学，即基于证据的科学实践之上。书中不但详细介绍了教练的概念、特点和流程等框架性知识，还整合了心理学的诸多著名理论，如非暴力沟通、欣赏式探询、动机访谈等等，同时创新性地提出了金字塔型的持久改变模型，为客户划分了改变的层级，也给教练提供了相应层级的应对原则。

2. 实用有效。该书提供了不同类型的教练测评，用很多表格展示了教练的具体步骤和内容，罗列了大量的参考性问题，让教练们学习时有章可循、提高效率，还安排专门章节就教练约谈中的关键环节进行了深入探索和论述，如教练关系、教练状态、生成时刻等等，让大家学会抓主要矛盾，起到纲举目张的效果。

3. 案例丰富。本书各章节中都列举了大量的教练实战案例，在真实的场景中来描绘教练关系的建立、流程的展开和工具的应用。阅读这些案例，读者既能够生动活泼地了解教练在不同环节中的所作所为，也能够深入体会展现着作者智慧的教练和客户对话的艺术性，时常有醍醐灌顶的感觉。

自古到今，无论是中国历代的统治者还是平民百姓们，都具有高度关注身心健康和性命双修的传统，所以古代圣贤就有“上医医国，中医医人，下医医病”之说。如此看来，以循证科学为基础的健康教练在中国，大有可期，大有可为！我希望在数年以后，无论是面临巨大生存和变革压力而殚精竭虑的老板和职场人士，还是奔波于医院间倍受病痛折磨的各种急、慢性病患；无论是养育崭新生命而惴惴不安的孕产妇，还是面临死亡、需要临终关怀的残烛老者；无论是众多社区康养机构的服务者，还是各级医院的大夫、护士和义工，抑或日夜陪护在病患周围的亲戚朋友；总而言之，即无论是健康领域的受助者还是帮助者，都会了解健康教练的神圣使命和职责，在现实社会中，这么多人的身体遭受痛苦、心理承担折磨之时，还知道有这么一批专业健康教练能够给予那些需要之人以灵魂的陪伴、生命的尊严与未来生活的希望。健康教练，善莫大焉！

在今年国内乃至全世界都正在全力抗击新冠病毒疫情之机，在全球经济遭受重大挫折而整个社会面对危机惶惶不可终日之时，我相信本书的面世，将为健康教练在中国的生根与发展打开一扇光明的大门。

黄学焦

加瓦教练学院和加瓦教练模型创始人，

国际教练联合会（ICF）北京分会前会长，

20 本教练书籍的组织者和著译者

目录

前　言

好教练公司、美国运动医学院（ACSM）和我们这些尚在成长中的教练正在一起为健康教练这个新专业打下坚实的基础。自从好教练公司于2000年成立以来，我们就一直为健康、养生、健身领域内的健康教练能力模型建立金标准而努力工作着。把好教练团队凝聚在一起的是我们的诚心，对最高标准的承诺，和我们的热忱、愿景及奉献。

经我们培训过的教练已有10 000多名，目前每年培训的教练人数超过1 200人（这些人学的是该教练版本的上一版）。我们已在世界各地的健康领域组织建立了目前最大的教练群体，这是我们在全球发展教练行业的基础，并且我们希望未来经由我们培训的教练人数可达100 000人以上。

这个手册已经在全球教练培训课程中和大学里被广泛使用，目前虽说已是第二版，但也还只是个开始，教练心理学还将在我们的帮助下继续迅速演化和发展。实际上我们的教练心理学课程的发展方式也反映着教练与客户之间工作方式的发展。一个清晰的愿景往往会带来清晰的目标，进而产生令人印象深刻的结果，而这又以新的超乎想象的方式带动我们进一步发展。自从第一版出版以来，我们的课程内容已经非常成熟且以强有力的实证为基础，我们已有九项相关研究成果发表，而且其后还有很多后续研究会相继发表。

我们目前向卫生健康、保健、健身、精神领域里那些信誉度高且具有先锋精神的专业人士教授这种有实证基础的教练心理学，旨在帮助他们成功地为客户赋能并充满活力地成为自己健康的主人。同时，我们也希望，在这最具挑战性的时代里——肥胖症、久坐不动的生活方式、压力、营养不良的流行和永远在增长的医疗支出，等等——留下自己的印记。

组织

本工作手册共由 12 章构成，其设计初衷是为在教练这个新兴行业中成为一名胜任的教练提供必需的知识和必备技术。本书描述的知识和技术来自过去 12 年间我们教育和培训 10 000 多名健康和与健康领域相关的专业人员如何进行健康教练的经验。每一章都提供了教练对话举例样本，以展示如何将书中提到的理论用于实践。

本手册中的教练流程现如今已经被数十种教练方案和手段验证是有效的。该手册的内容源于教练科学与实践的结合，其成型得益于哈佛医学院附属麦克林（Mclean）医院的教练研究所和好教练公司的共同创始人玛格丽特·摩尔的支持。该手册同时也符合由全美健康与健康教练资格证书联盟协会制定的国际认证标准，玛格丽特·摩尔正好也是这个协会的创建者和领导者之一。

前三章聚焦于如何成为一名教练。在第一章，我们探讨了教练的定义，描述了教练的专业特征，介绍了教练的实践范畴、伦理和职责指南，以及可提供的最好的教练培训情况。第二章讨论了建立教练关系所需要的关键技能。第三章讨论的是教练的临在状态，并介绍了临在技术和自我关照的重要性。

接下来的两章探讨的是荣耀客户，以及“接受和迎接客户当下的状态”的一些方式。在第四章中，我们介绍了慈悲及非暴力沟通，分析了它们对教练自身做到自我同情的重要性，以及如何支持客户更好地理解他们的情绪、需要和内在动机。第五章描述了根据积极心理学和欣赏性探询的原则而产生的一些工具，可用来找到优势及正向情感来作为促成持久改变的资源。

接下来，我们提供了一个基础性的结构来帮助客户从发自内心的目标和意义出发，向着健康圆满的愿景移动。在第六章的开头，我们提供了一个可以用来评估不同动机类型和重要性的工具，然后阐述了其背后的理论基础，以及为发展自我效能可用的动机性访谈这个工具。第七章探讨的是跨理论改变模型的丰富内涵，以及在行为改变过程中涉及的所有认知和行为层面的发生。

最后，我们描述了促进改变的过程中所需要的工具及流程。第八章讨论了客户测评的方法。在随后的第九章中，我们详细描述了根据共同创造和协作的思想设计原则帮助客户建立愿景和目标的具体方法和指导。第十章描述了教练会谈中的灵魂所在——生成时刻，这是教练中最有效、最具创造性和承诺性的时刻。第十一章描写了如何进行教练会谈，提供了包含每个步骤的清单，以帮助新教练依据这个清单开始自己的教练谈话。

另外，本着终生学习的精神，我们在第十二章介绍了一个关于如何让一个人的生命充分绽放的新模型，该模型的依据是人的九种主要需要、驱力、价值和能力。

该手册的出版可以帮助我们继续实现我们的愿景，也就是帮助人们最大限度地成为自己健康的主宰，我认为没有什么比这个更重要了。为了实现这个愿景，很多专业人员将会学习和掌握该手册中所涉及的教练心理学的原则并依之进行实践。我们越是献身于我们正在“实践的健康实践”，并透过动态的、促进成长的教练关系协助其他人也踏上这条道路，我们的梦想就越有可能实现。

特别声明

感谢你飞身一跃，致力于成为一名会为很多人的生命改变带来巨大影响的世界一流教练。我们很高兴你加入这场运动，并且真诚邀请你帮助我们继续定义和实现可能达到的最高水平。

玛格丽特·摩尔（教练麦格）

埃里卡·杰克逊

鲍勃·坦申恩－莫兰

致　谢

该手册向读者们呈现的是我们和许多同事一起与合作者们连续 15 年的工作经验和体会积累。手册的第一版是在 2000~2002 年由玛格丽特·摩尔和医学博士史蒂文·乔纳斯（Steven Jonas）、加布·海斯坦（Gabe Highstein）博士、朱利·康普顿（JuliCompton）、谢丽尔·马克斯·布朗（Sheryl Marks Brown）、琼斯·普莱斯（Joan Price）和托尼·罗德里格兹（Tony Rodriguez）共同完成。其他重要贡献者还包括沃尔特·汤普森（Walter Thompson）博士、罗伯特·罗德（Robert Rhode）博士、洛瑞格雷·布斯罗伊德（LoriGray Boothroyd）博士、帕姆·施密德（Pam Schmid）、杰西卡·沃尔夫森（Jessica Wolfson）。2006 年的改编版本是在格洛丽亚·西尔维里奥（Gloria Silverio）的带领下完成的，该版引入了很多新内容。

大约 10 年前，鲍勃·坦申恩 – 莫兰和埃里卡·杰克逊率先付出巨大努力，把积极心理学、基于优势的改变策略、非暴力沟通和关系流理论（教练的直觉之舞）整合进来，拓展了本书内容。他们还努力将这些内容框架，与成年人学习理论和完成教练认证过程所要求的课程统一起来，创建了非常棒的清单和指导大纲，将之增补进了该手册的 2010 年版本。

没有好教练公司整个运营团队不辞辛劳的支持，我们是不可能完成这个手册的。这些人包括布莱恩·威尔逊（Blaine Wilson）、玛丽莲·汤姆（Marilyn Thom）、朱莉·卡明斯（JulieCummings）、安吉拉·米勒·巴顿（Angela Miller Barton）、谢丽尔·理查德（Sheryl Richard）、尼可·韩森（Nicole Hansen）、雷·迪维利（Ray Diveley）、罗宾·威尔逊（Robin Wilson）、克里斯汀·林德斯特罗姆（Kristin Lindstrom）和凯利·诺夫辛格（Kelly Noffsinger）。

更重要的是，我们的教练培训学员们为教练技术和流程的不断发展和完善、为顺利清楚地将其展现做出了贡献。他们带给我们的挑战是如何将这些流程和技术进一步简化，使之更便于使用和实践。

我们所有人都很享受在每天的日常生活中运用和实践这些教练原则的过程，这样能令我们自己以及我们的客户走向健康与幸福圆满。这不仅仅让我们进行着个人的转化，也让我们幸运且不可思议地在客户体验或大或小的转化过程中，渐渐地成为他们的伙伴。这是任何物质收益都无可比拟的回报，教练就是我们的未来。

玛格丽特·摩尔

埃里卡·杰克逊

鲍勃·坦申恩－莫兰

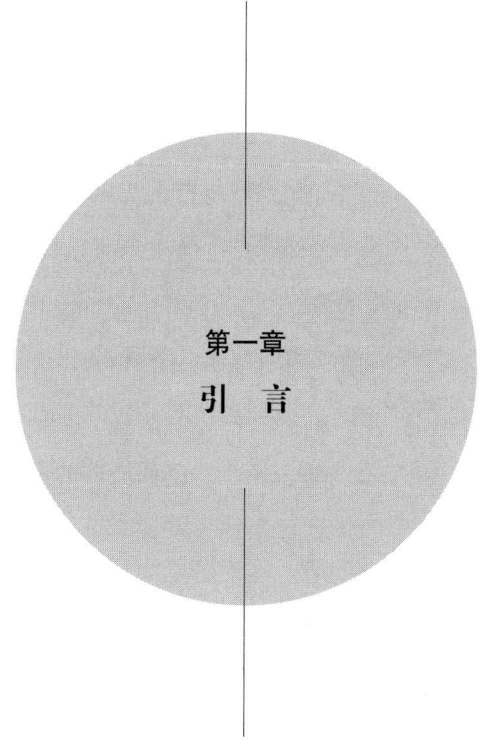

第一章 引　言

我看到石头中的天使，便敲落杂石，释放出天使。

——米开朗基罗

第一部分　教练的定义

目标

读完该章节的这部分内容，你将能够：

- 了解教练的定义以及教练与客户之间存在伙伴关系的价值
- 明白为什么在当今这个时代处理身心健康议题时需要专职教练的帮助
- 了解教练与专家之间的区别
- 描述目前对身心健康教练方面的研究及其成果
- 描述教练过程

欢迎阅读这本教练心理学手册。本手册是为帮助基础的教练技术和流程的教授与培训而设计的。在这本书中，当我们使用“教练”（coaching）这个词时，我们指的是那些在健康或与健康相关的领域工作的职业教练。当然，除此之外，这本书对任何对教练知识和技术感兴趣的人也很有价值。

什么是教练

教练是一种方法，它能帮助人们呈现出更高水平的身心健康状态、更出色的工作和生活效能，特别是在面临艰难的转变时，依然可以用这种方法保持着高能量的状态。在教练过程中，建立促进成长的关系，激发内在的自主动机，提高他们改变的能力，并通过发现愿景、设定目标和自我承诺来实现转变，是帮助人们达成持续改变最好的方法。

在大约 25 年前，职业教练首次作为一项产业出现，当时主要应用于高管、商业和生命教练领域。如今，全世界通过商业途径和学术途径培训与教育认证的教练已超过 50 000 人。后来，健康教练逐渐发展起来，开始在组织医疗机构和其他消费领域帮助人们提高他们的健康和幸福生活水平。

在教练过程中，教练和客户互为伙伴关系，共同完成思想的转变。同时，这也是一个共同创造的过程，借此支持人们最大限度地激发其个人、职业和生活中的潜能。这对我们应对当今这个很不确定、复杂而又经常要承受很大压力的环境尤为重要。

教练崇尚客户是自己的工作和生活专家，并且相信每个客户都有创造性潜能和足够的资源来完成自我实现。以此为原则，教练的责任是：

- 发现、明确和协助客户实现他想完成的目标
- 鼓励客户自我发现
- 制定合作的客户导向的解决方案和策略
- 让客户自我负责（International Coach Federation，2014）

健康教练是这样一群专业人员：其客户是有各种健康或与健康相关问题的个人或团体，遵照以客户为中心的原则工作，通过促进和赋能来帮助客户，使之能够完成他自己设立的目标，从而让其人生更加充分与圆满。教练的成功体现在：教练者可以运用清晰而明确的教练技术与方法，并使客户能活化其内部优势和外部资源，进而实现持久的改变。（National Consortiun for the Credentialing of Health and Wellness Coaches，2012）

专业健康教练和客户两者互为伙伴关系，通过发展和巩固健康的生活方式而使客户的健康和生命状态达到一个最佳状态。教练帮助客户提高自我激励和自我调节的能力，充分发挥其自身强项，引导其发生改变，同时也建设其他的实现持久改变所需的心理资源，如正念、自我觉察、积极心态，保持希望、乐观、自我效能和灵活性（Frates and Moore，2012）。健康教练还帮助客户在“我是谁”和“我想成为谁”之间搭建桥梁，引导客户实现行为层面的进步，这些进步将会为客户带来渴望已久的最终改变，进而让他们的健康和生命状态都达到一个更高水平。

尽管一些生命和企业教练也可以帮助客户解决其健康方面的问题，但从根

本上来说，他们更聚焦于让个人的价值和目标与工作价值和目标更协调一致，从而带来健康状态的改善以及工作业绩、生活效能的提高。换句话说，他们的首要目的并不是帮助客户建立有利于健康的心智和行为方式，即基于科学依据，将健身、营养、体重管理、健康风险管理、压力管理和生活满意度这些方面统统整合和协调起来，以实现理想的健康目标。这些恰恰是健康教练要做的。

无论侧重点为何，出色的教练都会更多地运用启发而非教导的方式与客户沟通。他们多听少讲，多问少说，而且在这些过程中更多关注客户的所思所感，而非表达自己的评论。他们都会非常注重的一点是：不直接给客户解决问题的建议或教育他们应该怎样做，也不主观武断地分析客户所遇困境的原因。尽管建议、教育和分析在教练过程偶有发生，但这一定不是教练运用的主要方法，也绝对不会是教练的主要目的。在客户实现自己的目标和愿景的过程中，教练和客户会一直保持着合作共创的伙伴关系。

教练不会通过直接给答案的方式完成这一过程，而是寻找方法逐步引导客户进行自我探索、找到属于自己的动力。把握好自己的健康、养生及其他生活领域中的事项，发展出自信、感受良好的个人存在感，这是一个人的自我成长之旅。在这段旅途中，教练只是个搭档，与客户共同界定“B 点”（目标），然后共同设计和开发到达那里的路线（见图 1.1）。

教练可以带来的成果包括如下内容：

- 增加自我认知和觉察
- 增强自我负责的能力
- 学会新的知识和技能
- 实现个人的和职业上的目标
- 持久稳固的行为改变
- 提高自我效能
- 发展出目的感和意义感
- 成为最好的自己

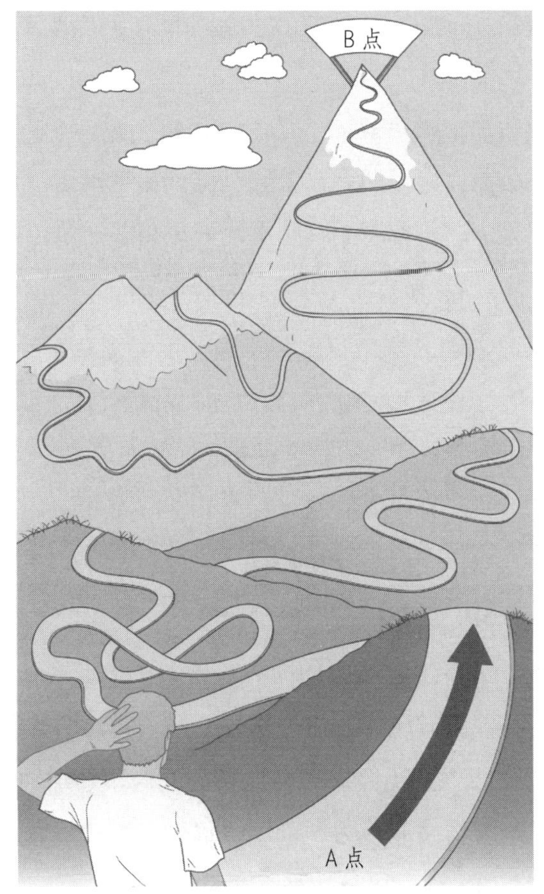

图 1.1 教练帮助客户从 A 点出发到 B 点，也就是他们想到达的地方

为什么我们需要健康教练

正如我们在以往数年中已经意识到的，健康教练以及教练技术的广泛传播已经在很多国家的健康卫生系统中发挥着重要转化作用。教练技术可以在多种情形下（如面对面、通过电话、对象是个人或团体）被很多职业人员（如专业教练、将教练技术和工具整合进现有方法里的健康领域的职业人员、在社区致力提供身心健康方面更多优质服务的工作人员等）使用。教练主要聚焦于改

善自我同情，这是目前很多国家正在实施的医疗卫生改革的一个重要施力点。（Gregory，2013）

与生活方式相关的慢性病、心脏病、中风、癌症等占到死亡原因的 50%，肥胖、潜在糖尿病和糖尿病的发病率在美国甚至是全球都攀升到了前所未有的高度。美国卫生系统的数据表明，与生活方式相关的慢性病的医疗花费占到总花费的 75%（Centers for Disease Control and Prevention，2013），并且这个数据在生活方式不健康的老龄人群中仍增长迅速。前美国总审计长戴维・沃克说过："我们目前的医疗支出已经大到政府无法支持的程度了，最终可能会导致破产，而国家目前的医疗系统和计划却缺乏卓有成效的变革。"（David Walker，2012）

能保持最健康的行为习惯的成年人少于 5%（B. Dodd，Troiano，KrebsSmith，& Barbash，2003），觉得精力充沛的成年人也只有 20%（Kobau，Sniezek，Zack，Lucas，& Burns，2010）。掌控自己的健康并把对健康的关注落实在每天的日常生活中，这样一个基本生命健康的问题在人类历史上第一次成为社会性话题。健康行为还包含各种应对压力的能力。有证据表明长期的不良情绪会减弱大脑的学习能力和改变能力，还会提高慢性病的发病率、加速早逝（Cole，2012）。正念练习有助于改善情绪调节力，可以缓解很多疾病（Marchand，2012）。更早一些的研究显示，积极情绪以及在充满关爱的关系中分享正面情感可以改善身、心两方面的健康（Fredrickson，2013）。此后比较前沿的研究是关于生活的意义和更高的生活目的对促进身心健康方面起到的重要作用。科尔和弗雷德里克森的研究成果提示，那些具有较低生活目标的人，他们的免疫系统的基因表达会呈现出被损害的迹象（Fredrickson et al., 2013）。

作为预防和治疗很多慢性疾病的安全有效的干预方法，既经济又有临床价值的促进健康行为正在引领医学研究进入一个新的领域——生活方式医学。美国生活方式医学院（www.lifestylemedicine.org）和生活方式医学研究所（www.instituteoflifestylemedicine.org）也因此诞生了，美国预防医学大学和美国生活方式医学院是这个领域内的佼佼者。第二版的生活方式医学的教科书在 2013 年（Rippe，2013）出版，其中一个章节就是关于健康教练的（Frate & Moore，

2013），这也是健康教练的内容第一次出现在医学教科书中。

帮助人们更好地保持自己的身心健康是当今社会最紧迫的优先事项。在美国，雇主们被默认为对雇员们的医疗花费负有责任，公司领导也被要求创建有助于健康而非损害健康的工作环境和场所。这样既有利于医疗费用的节省，也有利于提高公司生产力和员工对工作的投入度（Moore & Jackson，2014）。但是医疗服务人员通常缺少一些能帮助人们学习和培养新的有益健康的习惯并放弃不利健康行为的技能。我们的医疗系统的设置有利于急症和急性疾病，但却不适用于处理终身慢性疾病来让这些患者获得和发展健康的生活方式。迄今已知，注重处方和专家式教育的方法在帮助人们建立健康的生活方式方面收效十分有限（Moore & Jackson，2013）。

尽管不健康的生活方式会给自身健康状况带来风险这一观点已被广泛熟知且认同，但很多人还是继续着不健康行为并希求有一劳永逸的速效解决方案，大多数人对控制体重和拥有健康的生活方式都缺乏信心。当今每天日常生活中的健康建议前所未有的多，人们面对着复杂的令人困惑的种种健康指南、产品和服务，实在难以分辨到底什么才是最适合自己的。在改变之旅中跨越难以避免的障碍，如困惑、抵抗、犹豫、矛盾等状态，是很具挑战性的。很多人都有过半途而废的经历，大多数人都不相信他们真的可以调整到健康的自我同情模式，甚至可以成为自己身心健康的掌控者。

人渴望健康，想感觉更好、更充满活力，想成为掌控自己健康的主人，但是在想要健康和实际上每天吃得太多、锻炼不足、用于休息的时间太少从而导致生理、心理上出现问题之间，存在着难以逾越的鸿沟。

我们需要找到新的方法，使人能够为了健康而制定个性化的方案，并有信心坚持实施它。事实上，大多数人不相信他们能够掌握这些新的方法。例如：越来越多的人选择通过手术而不是调整生活方式来解决肥胖问题，在体重控制方面人们缺少培养健康行为的信心，而沉迷于各种科技方法（Elfhag & Rössner, 2005）。

健康与健身行业都在为提供帮助而努力着，古往今来，从没像现在这样有这么多专家、评估方法、资源、指南、书籍、技术产品、网络工具和各种炫目的高科技设施。一场关于健康的革命正在来临（Pilzer, 2002），其重点是让人们发生长期的或“永久”的行为改变（Prochaska，Norcross，& DiClemente，1995）。

尽管这些资源全都是有价值的，但还是不足以满足我们的需要。当一个人的自我效能较低时，直接告诉他怎么做的“专家式指导”是不太奏效的（Joos & Hickam，1990）。专家们擅长开处方、给建议，他们常常比客户本人还努力地帮助他们。但是专家的方法往往会以令人难以察觉的方式让病人无法听从他们的建议，因为这种方式隐隐给患者传递着这样的信息：你不是能掌控自己健康的人。

当面临急性的、危及生命的疾病或需要考虑手术时，专家的方式是至关重要的。但是当人们面临的问题是减重、减压或发展正向的和信任的心智能力时，专家的方式就不那么好用了。把自己交给专家是要付出代价的—— 失去控制权和自主性，所以建立信心需要建立新的心智和行为模式。

医疗健康领域也需要转换侧重点，即着眼于优势、机会并从那些有效果的地方着手构建，而远离旧有的注重诊断和修理问题的方式。我们越是把焦点放在后者，就越是容易在改变的过程中打压自信心。当我们把注意力放在错的、不好的地方时，就会更难发生改变。因为我们没有足够的正向能量和积极的感情来充电，所以这种时候我们追求改变往往难以成功。

此外，客户需要的是拥有全面的健康观和考虑到生活错综复杂性的完整存在感。但专家只是专注于某单一领域，比如锻炼、营养或精神健康，而没有整合其他方面，这通常使成效也变得十分有限。多方面的因素本质上是相互交织在一起的，所以将它们整合起来进行处理成功概率更大。大多数人需要通过整合多个专家的意见，来帮助自己决定到底要采取什么措施以及它们的优先顺序应如何安排。当发现有些专家的意见彼此矛盾时，人们通常会感到困惑，很明显，这种时候仅靠鼓励“我能做到”的心态解决不了问题。

每个人除了基因是独特的，他们的个人史、偏好、饮食、锻炼或久坐不动的习惯等也都是独特的。越来越多的有关食物过敏的信息揭示了我们不同的个体在生物学上的差异。每个人在饮食和锻炼方面都有自己的喜好：一些人喜欢慢跑，甚至自青少年时期起就经常这么做；某些方面一致的人也不是都爱好游泳；还有一些人喜欢自行车或动感单车；残障人士或身体有疼痛的人，如骨关节炎导致膝盖痛的人在选择运动项目时行动会受到限制；团队项目（如篮球或足球）曾被推荐为可能是最好的常规锻炼项目；感觉不像是锻炼项目的尊巴舞（一种源自拉丁美洲的舞蹈形式）因其有趣和富有音乐感而在女性群体中开始风靡……做怎样的选择取决于个人过去的经验、当下的兴趣和目前拥有的资源情况等多方面的因素。

当接受资讯时，不同的人学习风格也不同。有些成年人是视觉型的，图表和图片性的信息对他们帮助最大；而有些人则是听觉型的，也就是通过听讲座和交谈他们更容易获得信息。了解你客户的学习风格有助于你调整方法，从而令你的努力更有效果和效率。

把每个人看作独特的个体，根据他的生物学特点、个人病史、能力和生活方式等多方面因素来帮他找到适合自己的方法是很重要的。客户需要培养与自己的生活环境和个人能力匹配的、包括健身在内的一套完整的有助于身心健康的习惯。

因为有了注重提高自我效能和自主性的目的，专业教练需要：

- 了解并接纳客户的现状
- 让客户做主
- 引导客户在正念状态下思考、感受和做事，以增加自信
- 帮助客户确定更高的生活目标
- 让客户发现他原本早就存在着的渴望身心健康的冲动
- 帮助客户连接上他们内在的奋斗热情
- 身体状态和心理状态同时调整
- 协助客户写出他们自己的健康计划
- 鼓励客户设定并达到可实现的目标（小的胜利能为建立自我效能奠定基础）
- 充分发挥有助于克服障碍的优点
- 将障碍视作学习和成长的机会

- 帮助客户建立一个小组或团体来互相促进
- 激发和挑战客户不只局限于他们独自可以做的事

教练的方式与专家的方式

当要促成一个人的改变时，教练的方式是非常有效的，因为它注重客户成长，使之在通往幸福的道路上更加自主，做自己的主人。教练首先要把自己看作是合作的伙伴，而不应像专家那样凸显自己。因为专家总是在分析问题、给建议、开处方，提供目标、策略、方法，或提供知识教育客户，而这样的方法对客户改变起不了很大的作用。

尽管专家的方式在教练过程中也是或多或少有用的，但不常用，而且需要用在“对的时间”。在教练的方式中（见表 1.1），就是要鼓励客户自己做决定，逐步成为自己的专家，并且成为自己成果的最终评估人。

表 1.1　比较不同的方法

专家方式	教练方式
权威	伙伴
教育者	促进改变的人
主导计划	引出客户自己的计划
觉得要为客户的健康负责	客户自己为自己的健康负责
解决问题	培养多种选择
侧重什么是错的	侧重什么是对的
知道答案	共同寻找答案
如果离题就打断	透过客户的叙述去了解
比客户更卖力	和客户一样卖力
与客户搏力	和客户共舞

教练目标就是鼓励客户为个人负责，让其自我反思、自我发现和改善个人效能。我们应当想方设法让客户自己找到答案并创建出适合他的方案，而不是由教练直接给方法、给建议。只有来自客户自己意愿的愿景、计划和行动，才是最靠得住的，才能真正发挥作用。

在 2010 年，帕莱克和同事们探究了受过鼓励性诊疗对话的医生对患者体重的影响。仅一次就诊后，那些被医生用鼓励性对话的方式（平等合作的、同理的、开放性的问话，以反映性倾听的方式回应患者）看过病的患者在三个月以后体重平均降低了 1.59 公斤。而没有用鼓励性对话的那组病人，在相同的时间范围内他们的体重或增加或保持不变。仅仅是几分钟的时间，教练就通过平等合作的方式靠非处方的力量造就了巨大的不同。

教练的方式相较于专家的方式，最大的不同在于他们通常不直接为客户制定目标和策略。尽管教练确实一直在引领着整个过程，但他们所做的是教练性的探询，问出的是有力的、有洞见性的开放性问题（什么？如何？），而不是封闭性的问题（你是不是？你会吗？你过去做不做？）。他们会运用反映的镜像技术回应他们听到的东西，如“你是不满意自己生活中的不平衡，并且想变得更精力充沛？”或“你对自己能做到每周健步锻炼三次感到很开心和自豪，这让你有了更多平静和安宁的时光”。带着同理心和好奇心，教练聆听、聆听、再聆听。

教练通过协助客户发现他们自己的优势、澄清他们的价值观、提高自我意识、确立优先事项、迎接挑战、以头脑风暴的方式去寻找解决方案和设计积极正向的行动来调动客户的思想与感情。这样的调动能让客户产生新的自我概念（最好的我是谁），创造新的支持和环境（什么能够帮我成为最好的我）以及如何行动（最好的我如何呈现）。通过赋能让客户自己找到答案，问非评判性但具启发性的问题并给予有力的反映性回应，让教练成为客户持久改变的催化剂。

从专家方式转为教练方式，很多教练报告了遇到的挑战和反思总结：

- 以新人的心态问问题——不要假设已经知道了答案
- 不要决定和评价得太早，要给客户机会，允许他们慢慢深入进而到达重

要的议题

- 不要想接下来要说什么，而是聆听，听全、听完客户的一言一词
- 不要因为哪怕仅是一点点“我知道这一切”的暗示而令客户产生无声的抵抗
- 解读、了解、尊重客户的感情并以此为引导，发现可能的深入洞见
- 不要催促客户赶紧从他们的“泥潭”中出来，相反，要充满善意地帮助客户坐在那里，直至他想要做出改变的渴望变得强烈
- 不要“自动驾驶”式地只顾确保完成清单上的所有列项，而是要对客户当下的现实和需要保持全然的临在

这些转换有利于帮助人们正确有效地应对我们当前面临的健康与存在的挑战。尤其对于那些已被大量培训训练成为专家、被海量的权威式的知识武装着、通过写文章来捍卫他们专家地位的医疗健康专业人士来说，脱掉专家的帽子，进而转变成教练的方式是格外困难的。在很多情形下，客户也觉得和教练一起运用这种方式是困难的，因为长期以来他们已经习惯了被告知如何做，而不是自己想办法为自己的健康和自我改变负责。面对新的工作框架，教练和客户面临的挑战是一样的，但是一旦转变发生，转化将随即而至。

托马斯·戈登总结了12条不是教练的做法（Gordon, 1970）：

1. 命令、指导和要求
2. 警告、告诫、威胁
3. 给建议、出方案、提供方法
4. 以逻辑的、思辨的和说教的方式进行说服
5. 告诉他该怎么做，道德化
6. 不赞同、评判、批评和指责
7. 赞同、同意或赞许
8. 羞辱、嘲笑或贴标签

9. 解释或分析

10. 消除疑虑、同情或安慰

11. 质疑或探究

12. 退缩、分心、打岔或转移主题

健康教练调查

关于健康教练研究的早期文献和一直追踪到近期的研究成果显示，在三个月或更长时间内以面对面或电话的方式进行教练，会对多种慢性病患者和癌症幸存者的健康有正面效果，这些慢性病包括糖尿病、心脏病、肥胖（Appel et al.，2011；Butterworth，Linden，McClay，and Leo，2006；Edelman et al.，2006；Frate and Moore，2011；Galantino et al.，2009；Newnham-Kanas，Morrow and Irwin，2011；Spence，Cavanagh and Grant，2008；Wennberg，Marr，Lang，O' Malley，and Bennett，2010；Wolever et al.，2010）。在 2013 年，沃勒佛和他的同事回顾了 284 篇关于健康教练的文献，然后发表了一篇系统性综述，指出健康教练的操作性定义：

1. 一个完全或部分以患者为中心的过程
2. 目标是患者自己提出的
3. 包含自我发现和积极聆听的过程（而不是让患者仅仅被动地接受建议）
4. 鼓励患者对自己的靶行为负责
5. 用教练的方式在教练过程中给出一些建议
6. 教练要在行为的改变、沟通和激励这些方面进行训练，教练的方法是随着教练关系的深化而不断发挥作用的

根据心理学和神经科学领域的新发现，教练的能力模型还将会继续变化。那些针对从儿童到生命终点、囊括着广泛的涉及身心健康各种需求的教练成果

研究是非常重要的一步，它使得我们可以将教练的干预方法和基于证据的医学科学、保健和健康消费领域内的各种手段整合起来。

正如任何新兴的专业一样，健康教练在有了巨大进步的同时还需要继续进行研究，以使该专业可以整合进主流的医疗卫生、公司以及健康消费领域。一个美国的志愿者组织——国家健康教练认证联合会（www.ncchwc.org）制定了标准和国家认可的认证机制以及合作研究的流程，来进一步进行实证研究。哈佛附属医院麦克林（McLean）医院的教练研究所为教练研究设立奖励，目的是在医疗健康领域内促进科学向教练实战的转化甚至超越。

教练效果是怎样产生的

该手册描述的教练流程是好教练公司自己正使用着的用于教练培训的方法。自 2002 年开始，它一直都被不断更新升级，是新教练们学习的一个良好起点，也是已成为教练的人拓展他们能力的教练工具箱。但是要指出的重点是没有人可以只是通过阅读该书而掌握教练技术，就像任何一份以技巧为基础的工作，教练技术的提高需要的是实践、反馈、反思、指导、督导和再实践。这就是国际教练联合会（一个负责认证和培训教练的教练联合会组织）以及好教练公司都要求设立导师制度，并把实操的测试作为认证的一部分的最大原因。

教练流程

健康教练并不仅仅局限于帮助客户培养良好的饮食和锻炼习惯。健康教练帮助的是整个人，也就是给人的精神和身体注入生机，由此带来生物学方面的改变，并通过教练关系促进永久的改变，将健康和良好的存在感最大化。以自我决定为驱动力，客户就能从依赖走向自我负责，从而带来持久的、充满自信的、内在动力驱动的改变，而这些变化对客户生命的发展演化是恰当的。虽然慢性的压力会直接损害健康，但在教练中产生的正向情绪可能发挥了减少症状、预防慢性病和早逝的作用。

在广义范围内，教练过程大致经过这几个阶段：

- 教练和客户讨论教练合约，因而客户可以清楚地了解教练过程以及教练和客户对彼此角色的期待。
- 在第一次教练会谈之前和期间，客户提供他自己的背景性信息，让教练可以完全了解优先事项、客户的主要困扰及其现阶段的身体状况。自我觉察是教练的一个重要目标，在一开始就做好评估是帮助实现自我发现的一个有效的方法。
- 在第一阶段的教练过程中（可能需要进行一次或数次教练会谈），客户致力于实现的目标就是创建愿景，以及走向这个愿景所需要设定的目标和三个月内的行动计划。客户需要确认他已经做好准备，并且想为至少一个方面的改变而努力。这也被描述为一个幸福愿景之旅，在理想情况下，每年可以完成一个。
- 愿景和三个月的行动计划要被很具体地检视并经双方同意。客户还要承诺每周有 3~5 个目标或小的步骤或举措，为的是让朝向目标和愿景的进步是可被见证的。
- 在后续的每一次教练会谈中，每周一次或按发展的需要，教练和客户要回顾进步、评估能量水平、用头脑风暴制定策略、迎接挑战、寻找解决方法、创造新的可能以及就下周的目标达成共识。
- 在大多数的教练会谈期间，一个关键议题要在一个“生成时刻”被探索和解决，这样客户才可以围绕教练过程中出现的挑战进行探讨以继续完成他的改变之旅。
- 一次教练会谈理想的时长为 30~45 分钟，但有时根据情形也可再长些或短些。实际上，有一些书提议会谈更长一些时间（如 60 分钟），因为长时低频（每月 1~2 次）比短时高频的方式效果更好。随着教练方式被越来越熟练地运用和改进，有效的、能注入生命力的、促进成长的教练会谈甚至可能在 10 分钟内就实现。

经过几周的教练会谈之后，客户开始注意到一些初步的成功和获益，这时客户的感觉变好了，对改变也就更有动力了。在此之后常见的是，在经历最初几周的热情高涨后，客户遇到了困难和挫败。这时，会谈双方都要很努力地帮助客户发扬长处、再次激励、寻找方法，用头脑风暴的方式寻找应对挑战的办法，最终为建立新的靶行为而制定出目标。预见、迎接和克服这些挑战是改变过程中非常重要的部分，因为它关系到最终是否可以保持住新的行为。其中的关键是将挑战变为新的学习经验。

教练会谈可以通过面对面或以电话或视频的形式来进行。电话和视频方式的教练会谈现在越来越普遍，特别是针对远距离的客户或较大的团体。尽管面对面教练的好处是显而易见的，但有时电话或视频的效果也会更好，因为这样可以更少分心，这是由于距离可以帮助客户减少在直接面对教练时可能会产生的负面的内心自我对话而产生的干扰。除此之外，距离远时电话和视频的方式让教练在操作层面更经济。

整合教练方式

如下考量可以帮助教练了解某段教练关系是否有效：

1. 客户至少和你一样努力。

2. 客户说得比你多。

3. 是客户首先试图为你们找方法。

4. 如果你认为给建议会有益处，也要得到客户的允许，也就是说，教练过程还是由客户掌控的。

5. 和客户头脑风暴 2~3 个方案，这样，客户能在其中选择一个他中意的，这也是在向客户传达：你自己是决策者。

6. 教练少说，说也只简单地说——一次只问一个问题，或仅给予一个反映性回应。

7. 在教练会谈中，每次想要像专家一样给客户建议前，请停一下，考虑如何将其改为教练的方式（探询 / 反馈）。

8. 平衡询问与反映是教练的黄金法则，这样客户不会觉得像在被质询。

9. 使用沉默引发更深入的思考。

10. 如果客户确认他们需要获得新的知识和技能来实现其目标和愿景，就帮助客户找到获得这些知识和技能的合适路径，如果有必要，可以引入其他专家。

当想进行教导、给建议和试图说教时，牢记“少就是多”，这是教练的黄金法则。

教练案例 1

温迪挂了电话，然后开始反思刚才与教练卡尔的教练谈话。温迪回忆起在教练对话中卡尔问的所有有洞见的问题。她寻思着他的直觉怎么这么强，甚至不用她说，他就会知道她是怎么想的。她很感激卡尔这么有智慧，能够为她创造这样有价值的学习时刻，使她可以向着自己的目标继续前进。“卡尔是个好教练。”温迪这样想着，笑了。

教练案例 2

温迪挂了电话，然后开始反思刚才与教练卡尔的教练谈话。温迪回忆起在教练对话中的所有洞见。在刚才的教练对话中，她进入自己的直觉，说了很多关于她自己的话，那些话是迄今为止她从没有大声说出来的话。她觉得自己很聪明，因为她发现了实现目标的新方法。“我做得真不错！”温迪这样想着，笑了。

相较于第一个案例，在第二个案例中，教练用的就是与客户合作的方式，令客户提高了自我效能、自信和创造性洞察的能力。

附录 A: 客户来找教练的常见原因

尽管接受教练的每个人都有各自独特的原因，但下面这 12 个主题是最常见的客户想投入精力的原因。

1. 快速解决方案的失效——“治标不治本的快速方案对我没用了，我想要的是永久的改变。”

2. 意识到健康的珍贵——“我已意识到对我最重要的是健康，我准备为之彻底改变自己的不良习惯。”

3. 不再犹豫——“我厌烦了自己这种犹豫不决的状态，我下定决心要走向健康的方式。”

4. 不只是体重问题——“我意识到这不只是体重问题，而是关乎我的健康。”

5. 我的健康我做主——“我想成为自己健康的主人，不再想让别人对我负责。”

6. 适合自己的健康风格——“我想发展适合自己的独特健康风格，而不是那些传统的一刀切的方法。”

7. 知行合一——“我知道自己该做什么，但现在我想把我所知道的理论转化为真正的行动，把想法变为现实 。”

8. 最佳表现——“我想要在工作和生活中做到最佳，因此我需要让身体保持在一个良好的健康状态。”

9. 千里之行，始于足下——“我知道仅仅做梦是行不通的，我想一步一个脚印地采取行动了。”

10. 建立自信心——“我要终止对自己的怀疑，建立成为自己健康的主人的信心。”

11. 赢得健康这场战斗——“我想打赢这场健康之战，不想输也不想放弃。”

12. 弥合差距——“我想在健康方面缩短现实与我期望的理想状态之间的差距。”

第二部分　教练心理学

目标

读完本章节，你将能够：

- 了解教练心理学这个新兴学科的主要理论构成，包括神经科学的作用
- 描述自我决定论以及它成为教练心理学核心的原因
- 描述教练方式发挥有效作用的四种机制

什么是教练心理学

第一个教练心理学家——悉尼大学教授安东尼·格兰特根据之前由澳大利亚心理协会和英国心理协会提议的教练心理学定义，给出了教练心理学的操作性定义：

> 教练心理学是心理学的一个分支，它关注的是如何系统性地应用行为心理学，其目标是提高个人、团体和组织的生命品质、工作绩效和改善其存在状态。教练心理学聚焦于目标的达成，促进客户在生活和工作领域内个人和职业方面的发展与成长，它不对临床诊断的精神问题或异常心理状态直接进行治疗。（Anthony Grant，2011）

教练心理学又被称为教练科学，或教练关系的科学，它主要致力于促进自我实现。目前，这个学科正生机勃勃地发展着，创造力十足。迄今，教练心理学已经整合了十几种理论和学术观点，包括最新的神经科学研究成果。世界各

地的心理学家和教练理论实践者们仍致力于这门学科的进一步发展。

在教练心理学应用中，主要依据的理论包括自我决定论（Deci & Ryan，1985）、积极心理学（Peterson，2006）、欣赏式探询（Cooperride & Whitney，2005）、非暴力沟通（Rosenberg，2005）、动机性访谈（Miller & Rollnick，2012）、情绪智力（Goleman，1996）、设计思考（Brown，2009）、流（沉浸）理论（Csikszentmihalyi，1990）、社会学习理论（Bandura，2001）、成年人及其建设性发展（Kegan & Lahey，2009）。此外，也有一些治疗技术被采纳进教练技术中，如行为认知疗法（Burns，1980）等。本书把这些理论的核心纳入教练技术和教练知识结构中，以便教练可以将之运用到对客户的帮助中，协助客户学习成长并向着自己渴望实现的目标前进。

自我决定论：教练的终极游戏

当今最受推崇的人类动机理论就是自我决定论，它是由罗彻斯特（Rochester）大学的爱德华·德西（Edward Deci）教授和理查德·瑞安（Richard Ryan）教授经过 30 多年研究逐步确立和发展起来的。它揭示了人类那些最基本的需要得到满足之后，就会产生健康的存在体验。教练的终极游戏就是自我决定——客户本人决定了他动机水平的高低，以及他在承诺、表现、韧性和创造性方面的能力（Deci & Ryan，1985）。德西和瑞安认为，当教练和客户营造的环境将人类最基本的三个心理需要（自主、胜任感、连接感）滋养和满足到一定程度时，自我调节行为就会自发发生。教练要将这些需要——自主感（而不是被控制）、胜任感（自信和有效果）、连接感（有来自他人的支持和自我支持感）——视为有用的资源来帮助客户走上更高水平的自我决定之旅。

根据德西和瑞安的研究，社会环境中的三个因素可以促进自主感、胜任感和连接感的产生和增强，而所有这些维度都包含在教练关系中（Deci & Ryan, 1985）。

第一个因素是结构，它涉及发展出清晰而现实的期待、可实现的目标、鼓励和提供正向反馈的能力、支持自主和邀请参与。特别要提到的是对自主和胜任感的支持，因为这二者是重要的动力燃料。随着目标达成，客户的自我效能、自主性和自我决定感也相应提高。根据班杜拉的理论，对自我效能的信念来自绩效体验、替代体验、想象体验、口头说服和生理心理状态（Bandura, 1997）。自我效能感不仅仅对健康的生理和心理状况来说是重要的，它对自我调整——调整自己的行为以实现渴望的目标——也是很重要的。

第二个因素是对自主的支持，也就是认可客户掌握行动的钥匙。这可以通过如下方式实现：鼓励客户明确行为的意义、最小化外在奖惩、为双方的参与和选择提供机会、对客户在行动中被激起的负面感受表示认可。为支持客户的自主，教练鼓励客户依据自己的价值观和渴望进行改变，而不是以外界（如配偶、老板甚至整个社会的标准）为标准。为自己而改变才会带来更大的自发性，并且更有可能取得成功。已有很多调查研究表明，越是出于自主进行调整，客户的行为越是稳定，产生的效果越好、越正向。

第三个因素是卷入程度，也就是关注教练关系的质量、感知到他人的重要贡献、理解人性的挑战，并可以充当稳定的心理和情绪上的资源。

专业教练是客户自主和自我决定论信念的杰出支持者。

自我决定会带来什么结果？

一个人体验到高水平的自发动力时，会更有可能表现出：

- 更好的坚韧性
- 更灵活且更有创造力
- 更多探索性尝试
- 更风趣和喜悦
- 更佳的心理健康和存在状态
- 身体更健康
- 更高品质的亲密关系

这些发现无关乎年龄、社会经济阶层和文化背景，所有这些结论都是一致的（Ryan，2013）。说到底就是——当有机会承诺符合自己利益与价值观的行动、对这些行动有胜任感，且在这条通往自我决定的路上感受到了来自他人的关注和支持时，人类的生命就进入了生机勃勃、繁荣发展的状态。

教练方式有效发挥作用的四种机制

健康教练帮助客户实现长久的改变，而心智和行为在生物学层面的转化是通过四个原理实现的。第一个原理与关系有关，即要建立一种有助于培养大脑学习、成长和改变的关系。第二个和第三个可被认为是改变的双引擎，也是自我决定论和动机性访谈的核心论点：双引擎之一是动力，人们想改变，改变需要动力，而这份动力必须来自人的内在；双引擎之二是自信心，他们需要相信自己可以做到，既感到“我想”，也感到“我能”。这两项都需要被不断激励，甚至每一天都需要，这样才能不断推动人们前行。最后一个原理与改变过程本身有关，其过程包括评估、创建愿景、制定行动计划、创造性头脑风暴、承诺与实施。

机制一：促进成长的关系

基于对人本主义心理学观点的认同，斯德博（Stober，2006）教练采纳的是着眼于优势的立场。他不认为客户是有问题的，相反，他相信客户是具有创造力和内在生命力丰沛的人，他们可以成为自己健康的主人，拥有令工作和生活达到最佳状态的潜力。但常见的一个问题是客户习惯聚焦于问题，以至于不能完全地发挥出自己的能力。

老练的教练帮助客户挖掘出他们的需要与愿望，帮助他们找到适合自己的方法，同时给予他们一个安全、有挑战、不带评判又充满生机的空间，正如开篇引用的米开朗基罗的名言：“我看到困在石头中的天使，便敲落杂石，释放出天使。”教练协助客户去除生命中杂乱无章的东西而显露出最好的自己，同时帮助客户拓展和稳固他们的优势，并清楚地意识到这是客户本人的学习过程，而不会兜售自己专家式的知识。教练知道自己对很多事情都不知道答案，因此要让自己时刻保持新手般的好奇心。

教练如何帮助客户转变他们的大脑

教练通过培育适合大脑改变的条件来帮助客户发展出他所需要的新的心智和行为模式，也就是重塑客户的大脑神经元网络。神经元的可塑性令我们的大脑有成长、适应和改变的能力。大脑网络的重构过程靠的是生物层面的自我决定和自我导向的神经可塑性。改变的生理学机制被普遍认为是神经元生出新的连接、创造新的路径进而大脑出现新的网络（Hammerness & Moore，2012）。大量的神经网络再构可能要花费几个月或一年甚至更长时间，具体还是依据客户情况而定。

教练的临在状态是一个重要的先决条件，它直接影响到客户的临在程度。无论是在教练会谈过程中，还是在客户的日常生活中，都需要鼓励增加临在的时刻来提高自我反思、自我意识、自我调节、自我照顾以及积极正向和创造的能力，所有这些对大脑的改变都非常重要的。教练提高自己的临在能力就可以更好地聆听，因为越临在就越不会因想着接下来要说什么而分心。专注而临在的状态让教练可以更好地感知到客户的积极或消极情绪，这些对教练和客户都是无比重要的信息。

教练谈话帮助客户让大脑聚焦在个人雄心和成长的资源上，以提高大脑的学习能力。神经元可塑性发生的第一步是大脑保持完全专注的状态，这对那些已经习惯了心不在焉的人来说是很困难的。全神贯注且完全觉知的状态可令大脑的各个不同区域得到统御，包括额叶皮层、皮层下的边缘系统还有脑干等，并将它们全部紧密地整合起来，从而让神经元的活动得以增强。专注力会提高因专注而被选中的神经元的反应能力，而大脑的其他部分神经活动减少。不会分心的大脑在全神贯注学习时，是非常高效且有创造性的，也更少出现错误（Hammerness & Moore，2012）。

从本质上讲，教练是一个创造的过程，它帮助客户产生新的神经元连接和网络、想象新的可能和发展出新的行为及心智模式。卡森（Carson，2010）确认了大脑进行创造性活动过程中所经历的七种活动状态，也被称作“大脑设置”，这七种状态都始于全神贯注地吸收新信息的状态，然后深入思考要解决的问题的状态，想象并视觉化可能出现的结果的状态，头脑风暴提出多种可能性的状态，发挥创造性的流（沉浸）状态，以及能从想法过渡到制定具体实施计划的评估状态。

大脑是一个有着各种线路的机器，它持续地用神经元与神经元之间的连接来考量是否每一件事都是彼此契合的，并意图创建出统一的意义（Kegan，1983）。我们的大脑一直在不断地解读着发生在我们身上的事情、他人做的事、结果是什么、这些事对我们意味着什么。大脑中最活跃的两个动作就是在现有的神经元之间建立连接和对已存在的连接进行修剪。每一个数据、每一个想法、每个习惯和思想都是由一套神经元网络组成的。每一次产生新的连接、发现新点子或新视角都是一次令人快乐的体验。每当我们创建了一种新连接，我们就会感受到一股积极能量的注入——“啊哈”的洞见，我们的心智此刻就体验到对新可能的开放。重塑客户的神经网络很重要的一点是：洞见是由客户自己发现的。

教练会谈的过程就是帮助客户探索和理解他自己的价值观、愿景、健康状况、生活方式，以及在这个改变之旅中所要学习的东西、面临的挑战和将会体验到的意义。让客户从自动驾驶的生活模式转变为有意识地选择的、沉思反省的模式，透过建立和发展与教练的这种人与人之间的关系，客户得到的不仅仅是身体方面的健康，还进化到更高的生命意识。不是以牺牲内在的生命力为代价去满足生活对我们的要求，恰恰相反，让内在的生命力繁荣蓬勃起来才是迎接生活的挑战的必要前提。这样的健康和繁荣对个人的意义以及他改变自己生命的能力才会让他获得永久的改变。

教练使用吸引、唤起、振奋和挑战等技术，让客户去做那些让大脑发生改变的事。教练不仅需要使用“做”这些有形的技术，如聆听、带着好奇提出开放性问题和反映性回应的方法，还要用到“在什么状态中”这样的无形技巧，如正念、共情、真诚、坚定、鼓励、禅、平静、轻松愉悦和温暖。这些放在一起，教练就能够与客户建立和巩固密切的伙伴关系，进而促进客户大脑的学习和成长。

机制二：调动起自我激励

总体来讲有两种动机——外源性的和内源性的，这是由德西和瑞安定义的。其中外源性动机又分两种，一是外在动机或叫外源性调节，这种动机不是来源于我们自己，而是其他人（如我们的老板、配偶和父母）想让我做而我不想做的，但是“我放弃自己想做的，而去做别人想让我做的就可以避免冲突”。例如，教练的一位客户说，“我锻炼是因为，如果不锻炼，老婆就会不高兴”，这是他对事情所能探知和反省到的程度。第二种外源性动机是我们进行内化了的外部思想，但是并没把这些想法与自己深层的信念价值观协调统一起来，这个内在批评者会说“我应该”或“我必须”锻炼或注意饮食，尽管外在激励在短期内的确奏效，但它起不到长期激励的作用。

另一方面，内源性动机的确可带来持久性的激励。内源性动力通常是未来导向的，例如，当我们因为想让每天的生活更充满活力，或不想未来因为心脏病或中风而拖累孩子照顾我们时，就想去健身以变得更强壮。将某个行为与未来所珍视的某种事情或与我们想展现的自我连接起来，就可以带来持久动力。因为它有益于未来或符合我们渴望的自我，我们就内化了做事的原因。未来导向的或与渴望的自我相关的内在动力是最有效的激励（Deci & Ryan，2002）。

另一个很重要的内在动力就是在生命中体验过完美的流（沉浸）体验。它发生在我们做自己最爱做的事情之时，比如说我就是喜欢瑜伽课，当我尝试烹饪新菜肴时很激动，或我都等不及想要听音乐放松一下了。当我们爱做某事时，我们就是在为自己做。我们爱做是因为它发挥了我们的强项，并且令我们觉得有趣和投入。尽管这是强有力的能够促进健康的动力，但可能要花费几年甚至更久的时间才能找到，我们也许永远不会爱上锻炼、烹饪或冥想。持续寻找是重要的，但可能不会很快找到。客户在发展未来导向的、自我身份导向的内源性动力时，要深入挖掘“为什么背后的为什么”，这也需要得到教练的支持。客户想减重，一开始可能只是想在几个月后的家庭聚会上能穿上更小号码的衣服，以展现更好的自己，教练可能要深入探寻，直至帮助客户明晰自己更根本、更有意义的动机，这样可以让她即使在日常生活中有十几项健康方面的问题需要调整但依然可以坚持。一个可能存在内在动机的例子可以是内心渴望更加强壮和精力充沛，这样就算老去也不需要依靠孩子们来照顾自己的身体，甚至是自己还可以很好地照顾母亲。

自我激励就是连接上了我们本有的生物学层面的能量源或生命力。它常常是由心而发的一种驱动力，如帮助他人、成为榜样、改变世界、充分且自信地发挥自己的才能并让我们的生命有意义等。真实的动力能改善我们的认知功能，提高我们的注意力、情绪调节力、创造力，给我们带来意义感以及强大的自信来迎接改变过程中的挑战。

机制三：建立信心

尽管高水平的内在动力对启动和维持改变是十分重要的，但在面对阻碍时缺少自我效能或自信也是不行的。对产生改变的信心和能力通常是经由长期的勤奋努力而积攒获得的。改变的方案通常由饮食调节、锻炼、正念冥想或情绪和行为调整的不同组合构成，不同的人应对不同的解决方案时，其信心和动力都是不一样的。如果客户的动力和信心与目标匹配，即使开始只是一个很小的改变，这个成功也能提高后续的信心和动力。所以，这样的阶段对建立信心常常是很重要的，故而要帮助客户先选择这样一个新的行为习惯——有一点儿难，但仍然在可以做到的范围之内。这样，一点儿小成功就会激发客户的动力和信心，然后动力和信心值就会开始向上攀升。

绝大多数挣扎于减肥或治疗慢性病的人往往会面临多种挑战，而其改变最终会走向失败，然后陷入长期的期待中，处于这种状态时，自我效能感是很低的。摩尔（Moore）、坦申恩·莫兰（Tschannem Moran）、德雷克（Drake）、坎皮奥内（Campone）、考夫曼（Kauffman）、科恩（Cohen）等揭示，积极正向的情绪不仅让人心智更开放、更有创造力，同时也是让人有决心和弹性去克服阻碍及挫折的主要因素。最理想的情况是每一次教练会谈都能帮助客户使用到足够量的积极情绪。“过去一周在你身上发生的最好的事情是什么？ 此刻你生活中最令你愉悦的是什么？你最喜欢做的事是什么？ 什么能让你感到生机勃勃或让你眼前一亮？”教练要想方设法去点燃、调动真实的正面感受以用作资源，让客户从挫折或挑战中重新振奋起来。这样，当客户遇到不可抗力的困难时，他们能够有更多的能量和创造力去应对，从而提高找出新的克服困难之方法的能力。

另一个重要的可以提高客户信心的方法，是让客户可以连接到德西和瑞安的自我决定论中所描述的巨大动力——胜任感（Deci & Ryan, 2002）。在正常情况下，人们不喜欢无能的感觉，憎恨失败的感觉，特别是成年人。当人用到的是自己所崇尚的价值、自己的长处和天赋时会觉得自己更有能力、更成功，这是对“优势性格运用”所做研究时发现的（Niemiec，Rashid，Linkins，Green，and Mayerson，2013）。当客户用不同于以往的新方式使用他的优势时，他的大脑会更迅速、更准确地找到解决方案。

跨理论改变模型（Prochaska，1995）是教练们可以用到的另一个工具。它可以用来帮助客户了解，针对某一具体行为的改变，客户的准备度如何，这关系到客户需要具有何种水平的自我效能才可以应对这个改变。该模型将准备度进行了分类，并提供了可推动行为转变的四个关键变量。这四个关键变量分别是变化所处的阶段、决策的平衡性、自我效能水平（如仔细核查困难的情形、制定预防计划防止旧行为反弹）和变化过程。最近，诺克罗斯把跨理论改变模型转译为一套有依据的情绪和行为的改变过程，这个过程与改变的五个阶段吻合（Norcross，2012）：前意向阶段（不准备改变）、意向阶段（考虑改变）、准备阶段（准备采取行动）、行动阶段（采取行动）和维持阶段（保持住正向的行为）。

这一路上，教练帮助客户处理阻碍，其目的是让客户能收获到全部的学习成果。比较常见的是在大多数的教练会谈中会用到头脑风暴和关系流（直觉之舞），这样做的目的是让客户有机会获得新的洞见，通过为若干困难想出创造性的解决方案来使客户保持并增加希望和乐观的心态。

机制四：改变的过程

就像组织通过制定各种策略、目标、计划和时间表以推动项目缓慢前行一样，教练也是通过已经结构化了的流程来实现健康这一核心目标的。教练常常是从对身体健康、心情和存在状态等方面的评估开始的，旨在日后可以依此跟进改变的程度。客户之间也存在着个体差异性，一些客户更愿小步前行，而另一些愿意迎接更多挑战。

行动目标要符合SMART原则（就是具体的、可衡量的、可操作的、现实的、有具体时间节点的），例如："我每周做3次瑜伽，每次30分钟"，其核心是能坚持新习惯并且有具体的方法来衡量进步。客户可能想设立学习技能方面的目标，例如，如何安全举重、如何烹饪健康的饮食或如何冥想，或他们也可能制定"绩效"方面的目标，如在某一段固定的时间之内体重要达到多少、血压控制在多少或完成健走比赛等。

当然，在这一过程中，很重要的一步是让客户自己决定他们想怎样负起责任，因为愿意承担责任对他人而言是重要的支持性资源。

有很多移动技术工具可帮助提醒和跟进客户和教练做出的承诺。教练机构可以给客户提供在线服务，包括评估、跟进、目标记录和日志。最简单的方法是定期汇报进展，可以是每周、每月或每个季度一次。设定季度的或年度的阶段性回顾和对进步给予肯定和庆祝是很重要的。在改变的过程中，客户可能还需要有关健康方面的其他专家和治疗师的帮助，教练要有广泛的可推荐的人际网络，手边也要有可信且可用的信息来源。

必须指出且很重要的一点是，教练会谈甚至整个教练项目都是有结构的，但是教练过程并非只是完全跟着流程做事。生成时刻——教练会谈的核心时刻——通常被描述为直觉之舞或关系流（Moore，Tschannem-Moran，Drake，Campone，and Kauffman，2005）。在关系流时刻，教练和客户双方都是高度投入地、清醒地处在正在挑战和拓展自己的能力限度之内。在关系流中，客户转换视角从而获得新的洞见和新主意。在这些时刻，客户正逐渐发生着改变，即使是很小的改变，日积月累也会带来巨大的不同。这些强有力的教练时刻同样也注入了教练的生命力，同时对教练来说，创造一个促进成长的伙伴性关系也是自己生命中最大的喜悦之一。

第三部分　培训、教练的工作范畴和职业指南

目标

读完本章节，你将能够：

- 描述与教练培训、自我关照和职业发展有关的重要考量因素
- 了解教练和治疗的不同之处
- 了解教练和其他职业角色之间的差别
- 明确教练的责任、义务和教练指南中规定的实践范畴
- 概括对教练的伦理要求

成为一名教练

尽管保持自己的身体健康和心情愉悦，以及管理好与自己的身心活力息息相关的生活领域，对人们来说是最优先的事项，但我们多数人也会认为：对这些方面的管理往往是最棘手的挑战，尤其是在现今的环境中。支持那些精神已被严重超标的体重压跨、长期缺乏精力来做身体运动的人，或那些不堪重负、心力交瘁的人，可能是世界各地的职业教练们面临的最艰巨的事情。对教练们来说，一个明智的选择就是接受最优秀、最有用的教练培训，而这本手册就是

您明智选择的参考方式。

真诚的共情和彻底的接纳是大师级教练的核心。他们不会让自己有一丝一毫的评判。他们有一种不可思议的能力可以准确迅速地发现客户的优点、价值和渴望。他们多听少说，他们喜欢并享受倾听客户的故事。他们清楚地知道如何用有趣的方式促进成长。必要时，他们有勇气恰当地向客户反馈真相。他们有耐心地允许客户沮丧地坐在那里，即使是见到客户已经眼泪汪汪，也不会屈从于自己想去拯救的冲动，因为他们始终保持着清醒的意识：他们只是协助客户——不是替客户——实现目标。大师级教练会在合适的时候冒险挑战客户，以帮助推动他们制定更高的目标。他们深知，如果不好好地照顾自己，就会让自己的生活面临险境。最重要的是，大师级教练知道如何为客户的成功进行鼓励和庆祝。

学习成为一名教练

对那些已有了国家或专业协会证书的与健康领域相关的职业人员来说，接受教练培训、获得教练能力的认证是非常重要的。通过学习如何有效运用教练技术和流程，这些健康领域的资深专业人员可以进一步加深他们对患者的影响力，以及更有效地帮助患者改善他们的身心健康状态。

有些人生来就有共情、探询、专注、洞见或勇气这些天资，是天生的教练。而另一些人则需要通过丰富的生活体验来培养自己的教练能力。然而，即使是最有天赋的人，也可以从正式的教练培训、督导和认证（要经过几年的实践、很多培训课程和督导来修到精通）中获益。教练的学习和成长是持续的，与客户的成长一样，这是一生的旅程。 走在教练发展前沿的教练培训产业提供了大量机会来培养大师级教练，而这些人可以帮助人们成为自己健康和生命的主宰（Williams & Anderson，2006）。

国际教练联合会是提供教练培训和认证的资源之一，它的课程覆盖多个领域和专项技术。好教练公司的教练培训是最被推崇的，无论是专业健康教练课程还是非健康领域的，如侧重职业发展、退休计划和财务管理方面的专业教练课程。最重要的是，在选择教练培训项目时，要做如下考虑：

- 教授的方法、技能和工具是以证据为基础的，而且所依据的有关改变、健康和内在生命力充分发展的心理学理论是被广泛认可的。
- 认可积极心理学的重要性以及其他以尊重人的优势、价值和资源为切入点的技术方法。
- 鼓励客户的自主性、自我效能和平等合作。
- 要求对新学的技能进行真实的实践，并接受来自资深教练和导师的反馈。
- 进行培训的老师既要有丰富的培训经验，同时也应是具备丰富教练实战经验的老手。

想成为一名教练，先体验做一名客户

在成为一名合格的教练之前，有过和客户的互动体验是很重要的。这有助于帮助教练理解客户所经历的改变过程，也能让教练亲身体会到：教练过程中的伙伴式关系及其对客户的影响，以及高品质的关系引发的客户改变。各个国家和区域已被认证的教练可以通过教练协会和好教练公司的网站查到。导师制度是帮助教练成长的又一个有效途径，比起和教练同伴搭档进行切磋，导师可以提供更好的建议和训练。

此外，和所有技能的学习一样，实践、实践、再实践是驾驭教练这辆车子唯一的方式。这场学习之旅中最重要、最需要突破的是要从专家转化为教练，这需要针对相关的技能和临在状态进行大量练习。在学习的早期，找三至五个客户进行教练练习是很重要的。及时使用新学到的教练技巧可以获益更多，通常也会更好地理解哪些技术是较为有效的、哪些技巧自己很自然地就掌握了，还有哪些是需要进一步练习的。

制定职业发展计划

成为一名优秀的教练是终生之旅程，这意味着在专业上要持续不断地学习。

特别重要的是，这个学习之旅要先经过认真考虑且有组织、有计划地进行，只有这样才能更加持续有效地提高和扩展自己的教练能力。这一过程中可能的一步是制定职业发展计划：

- 用 0~10 分给你的教练能力打分（参照该书的所有章节，选定所有对自己重要的技术并给它们打分）。
- 设定目标——比如六个月或一年以后是怎样的。一次只选择练习 1~2 项技术，以三个月为一个阶段逐步增加，这有助于你集中目标。
- 制定行动计划——包含具体的实施方案，即计划中需包含要读的书、同行的帮助、实践计划、演练计划、要进修的课程和参加的学术会议，等等。
- 计划好多久回顾一次以进行校正调整。
- 在这条教练成长的道路上，所有好的表现和每一个标志性的成功都要进行庆祝！

注意，这和教练过程中与客户一起做评估时所用的流程是一样的。举例来说，在每个教练会谈或客户关系结束时，可以根据如下问题进行总结回顾：

1. 在教练过程中，关于我自己和他人，我学到了什么？
2. 我的榜样作用如何？如果不好，我是怎么看待自己的教练角色的？
3. 在教练过程中，我的哪些想法被挑战了？
4. 关于我自己，我有哪些发现？
5. 和这个客户工作时，我的强项和不足是什么？
6. 在教练过程中，我的哪些理念和方法是很有效的？
7. 是什么阻碍了我没说出我想说的话？
8. 对于我的客户，我还不了解什么？
9. 我的灵活性如何？死板吗？
10. 我的支持性如何？批评他人了吗？
11. 我对客户产生了什么评判？

12. 在教练过程中，什么是我没料到的？

13. 在教练过程中，我的收获是什么？

14. 在教练过程中，令我不舒服的是什么？

教练的自我关照

在所有方面照顾好自己、自我关照对于保持良好的教练状态是非常重要的。事实上，做自己身心健康的主人可以理解为把自我关照做到位。自我关照可以被定义为一种借由适宜的行为习惯维持个人健康和平衡、补给能量、灌注动力并促进人成长的生活方式。我们都知道健康饮食和规律锻炼的重要性，但是自我关照远远不止这些最基本的内容，还要涵盖如下或更多方面：改善你周围的物理环境；练习心智和灵性的提高；平衡家庭、社交和工作的时间并让自己有时间在大自然中放松；在满是泡沫的浴盆里泡澡；观看美丽的日出和听自己喜欢的音乐。

对于很多从事“助人职业”的人来说，照顾好自己都是很不容易的，因为他们太习惯照顾别人了。当有这么多的人和事情需要投入时间、精力和给予关注时，“把自己放在第一位”或先满足自己的需要可能会让他们觉得太自私了。但是滋养自己的身体、关系和灵性以及保持环境的美好对保持健康和充沛的生命力是很重要的，这也是我们有能力和动力给予他人关照的前提条件。

倦怠是一种压力综合征，这一症状在以助人为主的健康领域内的专业工作人员中是很常见的。它常发生在当人们企图实现不切实际的目标、耗尽了自己的能量或与自己和他人失去了连接的过程中。它最常光顾的是那些高度重视承诺、工作自觉又努力的人，又或许是在那些对自己的工作充满高度热忱的人。倦怠是“动力和动机”的消失，特别是当自己努力奉献的事情或关系没能出现期待的结果时（Freudenberger & Richelson，1980）。由于倦怠通常是因良好意愿而引发的一种状态，所以我们很容易理解为何预防这种情况对教练而言是非常重要的。

教练的榜样作用

教练和客户分享共同的旅程：我们都在追求知行合一和生命的生机与繁荣。正如国际教练联合会（ICF）大师级教练杰伊·佩里（Jay Perry）所言："教练不是一个服务性职业，他是一个榜样性职业。"本书我们都将聚焦于如何建立良好的教练和客户的关系，只有在这种关系里才能诞生那些令客户生命发生改变、令学习和成长发生的时刻。这是教练过程的关键——协助客户澄清并去实现自己的目标，在过程中享受真实自我的发展与强大。但这仅靠熟练地运用教练技术是远远不够的，教练还要保持临在状态，这样和客户在一起时，透过关系的品质就能带出客户最好的一面。它不仅仅是教练客户做了什么，更是教练是什么样的人决定了教练的效果。

为了能够做到临在和创造关系的品质，健康教练必须是"所寻求的改变本身"。换句话说，教练要以身作则，能够在自己的生活中展现出他们具有帮客户发展出每一个有助于达到健康、强壮和幸福的存在状态所需要的品质。这并不是说教练必须是"完美的"，但他必须很明显地正走在发现和发展最好的自己这条路上。教练自己体会越多的同时，也越多地和客户发展出可实践的智慧，客户就会有越多的改变发生。客户尊敬教练"说到做到"的品质会因此被激励。

要起到榜样的作用又不会让自己显得自负，教练需要在各个层面觉察并关照好自己——身体、情绪、认知、社会和灵性等层面。如果客户被一位已经精通自我关照的教练的能量所感染，那么就可以体悟到他们可能会经验到的巨大进步与改变。教练越能关照好自己的需要，就越能有效地帮助客户做到同样的事情。

区分教练和治疗

虽然教练所采用的技巧与工具，和以结果和未来为导向、基于正向视角治疗模型的治疗师所采用的技巧和工具有部分重叠，但教练的方式和治疗方式是可协同但又不同的干预方法。最简单的说法就是，教练帮助的对象是那些想拥有更好的未来而不伴有重度心理问题的人，而治疗师的客户通常是或多或少有精神问题的人，他们要帮助这些人处理或大或小的心理创伤或精神症状以及异常的心理模式。治疗师有执照且被允许治疗被《精神疾病诊断和统计手册（第五版）》（DSM-5）诊断为有精神问题的人，也就是目前被我们知道的患有一些精神疾病的人。相较之下，教练不能做临床诊断，也不能直接对符合临床诊断的精神疾病进行治疗，尽管教练的方法有希望在未来成为精神治疗的辅助手段。

对教练来说，重要的一点是对一些情况保持警觉，这些情况可能需要有精神病治疗资格的治疗师的干预。在某些特殊情形下，教练最好去寻求心理或精神治疗师的帮助，如当客户出现如下状况时（Meinke，2007）：

1. 客户体验快乐的能力下降，或悲伤、无望和无助感增加
2. 有插入性的思维或不能集中精神
3. 不能入睡或夜间醒来后不能再入睡，或总是睡不够
4. 食欲突然改变，增加或降低
5. 为别人的痛苦或死亡感到内疚
6. 感到绝望或没有希望
7. 过度敏感或极度疲乏
8. 比以往容易被激怒或控制不住愤怒
9. 冲动和冒险的行为
10. 有想死和自杀的念头

此外，留意那些不太明显的精神异常的现象也是很重要的，因为毕竟精神异常不属于教练的工作范畴。注意客户是否一直想改变自己的生活方式，却又总因自我挫败的行为而阻止自己改变，或者客户是否只想反复处理某种感受而不愿意通过学习和洞察去改变自己。（Arloski，2013）

教练案例

三周前，温迪在与她的教练会谈之后制定了适当减少工作负荷的目标。卡尔教练和温迪每周都就她的目标进行讨论，但温迪一直没什么进展。相反，温迪甚至一直怀疑自己没有能力进行这样的会谈，同时经常把话题转到她童年时每次说出自己在意什么都被父母批评的体验上 。卡尔留意到她对过去经验的反复，知道她需要处理童年时的感受，于是就说："我注意到，在过去三周我们的会谈中，你都谈到你父母的态度以及他们对你的影响。似乎你有一些感觉想要解决，但是你要处理的这些感觉超出了我们在教练中能做的事情的范畴。"

区分教练和其他专业

接下来是根据 ICF 和美国健康教育认证国家委员会提供的与教练相似但又不同的其他各种专业的区别（International Coach Federation, 2015; National Commission for Health Education Credentialing, 2014）。

顾问：以专家的身份从事顾问工作的个人或组织。尽管顾问和教练的工作方式差别很大，但两个专业共有的前提假设是，顾问为客户诊断发现了什么问题并提出解决方案，有时还参与实施。教练特有的前提假设是个人或团队自己在教练的帮助下提出解决方案才是最理想的。 教练作用只是引导、支持、提供某些方法和框架，使客户进行自我探索，并在自我发现的基础上提出多种解决选择，如有必要，教练也可以像专家一样给予恰当的意见。

导师：导师是专家，根据自己的经验为客户提供智慧和指导。导师可能会用到的方法有建议、咨询和教练。教练不主要聚焦于给予建议、教导或咨询。相反，教练聚焦于让个人或团队设定他们自己的目标并去实现。

培训：培训课程的目标是由培训师或指导者设定的。尽管在教练过程中也要澄清目标，但它是由个人或团队在教练的引导下产生的。培训师还假设了一个针对要学的科目有一个与之相匹配的有结构的学习路径。但教练过程里结构更少，也没有制定科目。

教育：教育者，特别是健康领域内的教育者，他们的工作是通过告知人们哪些是可以促进健康、预防疾病和其他健康问题的行为，鼓励人们遵照健康的生活方式。他们的意图是通过告知和教育人们与健康相关的知识以及可避免疾病的必要行为和习惯，来达到预防疾病的目的。相较而言，虽然教练也会对客户进行教育，但那是结合着教练流程并且是经过慎重考虑的，目的是让客户仍能保有其自主性和选择权。

运动员私人教练：尽管做教练培训时，运动教练常被用来做比喻，但教练和运动员的教练还是不一样的。运动员的教练通常被看作是专家，他们用自己的成功经验和知识带领和指导个人或团队。专业教练也有这样的品质，但他们依赖的是个人或团队的知识和经验，以共同创造及平等合作的模式决定未来的方向。 此外，专业教练不像运动员教练一样聚焦于做得不好和不正确的动作上。相反，教练看重的是人的优点和能力，并以此为基础，确定其成长和可达成的新目标。

治疗：治疗的目的是疗愈创伤和异常的功能、个体内心的冲突或关系问题。他们的侧重点常常是解决源于某个阻碍了个体当前的情感功能的问题，进而改善整体的心理状态，使其情感功能得以恢复，以更健康的方式应对目前和未来的生活。但教练是基于个体为了追求特定的行动目标、寻求自我改变的愿望，而给予其个人或职业发展上的支持。教练结果与个人和职业的成功直接相关，教练是未来导向的。尽管教练过程中产生积极正向的情绪和感觉是很自然的，但教练的主要目标是帮助客户制定针对性的行动策略，以实现其期待的个人生活或工作中的特定目标。在教练关系中，重点强调的是行动、承诺和坚持。

责任义务和工作范畴

了解清楚教练可能会出现的对客户健康的不良影响很重要。一名教练需要对其工作范畴划定清晰的界限，目的是使他的建议可能导致客户被伤害这种风险降到最低。教练为客户提供的专家式建议和传授的知识应该仅限于被国家认证承认和有依据的大纲范畴内的内容。每一位客户都要被告知教练的工作范畴是什么，以及教练所讲到的知识的有效性是被专业协会承认的，并许可在教练关系中运用。如果教练的客户自己付费，教练缴纳职业责任保险也是很重要的。

另外，对教练也很重要的一点就是，当客户正在做或计划做一些对他们的健康、身体、心理有害的事情（如过度锻炼、受伤时还不顾安全地锻炼、不遵守医嘱、私自使用药物、不健康饮食或处在高压力环境中等）时，可以给予专家式的告诫和介入。对教练们来说，另一个重点是不要给予没有依据的、在自己能力和专业范畴之外的建议。教练不能给予客户任何非专业性的建议。

专业教练行业对教练伦理的态度是非常严肃的。附录 B 是 ICF 的道德准则，包含利益冲突、保持专业操守以及保密方面的内容。

教练认证协会董事会通过认证和教育中心来使教练职业规范化，强调所有工作都只能在专业允许的范围内进行，要求所有被认证的教练都要确保其教练工作都在证书所限定的范畴内且提供的是合格的教练服务，必要时要接受有资格的教练的督导。当不能为其提供恰当的服务或被终止合同时可以转介其他教练，还要确保客户、赞助者和同事都清楚教练不是咨询、治疗或心理治疗，并避免给予咨询、治疗或心理治疗（Center for Credentialing & Education Board of Directors，2010）。

由好教练公司认证的教练也被要求遵守好教练公司证书说明手册中清晰写明的标准：

- 作为认证教练，你可以提供专家意见，但所提意见仅限于被国家认证过的领域之内的。
- 你需要告知客户，自己的证书所许可的工作范畴。
- 任何现有的由政府、地方、州和国家机构或组织颁发认证的健康教练专业证书或执照对责任义务和工作范畴的规定优先于任何实践与职业行为的纪律要求。

- 好教练公司认证的教练应该致力于在证书允许的范围内实践，并提供有效、合法的服务，在服务中展示诚信、能力、勤奋和人文关怀的品质。
- 好教练公司认证的教练要诚实对待自己的资质和技能上的局限，只提供自己能力之内可胜任的服务。

附录 B：ICF 合规行为标准

ICF 职业教练渴求的行为方式是做一名积极正向的专业教练人员，尊重各种不同的教练方法，同意自己会接受适用的法律法规的限制。

第一节：通用行为准则

作为教练：

1. 在关于我以教练身份所提供的服务的公开信息中，我不会有意做出任何不真实或误导性的宣传，也不会以书面形式做出任何关于教练职业、我的认证资质和 ICF 的虚假声明。

2. 我会精准界定自己的教练资格、专业知识和经验、证书和 ICF 认证的范畴。

3. 我承认、尊重且不会盗用他人的努力成果和贡献。我明白，如果违反这项规定，可能会导致第三方追究我的法律赔偿责任。

4. 我会时刻努力去找出可能会破坏、抵触、妨碍我的教练效果或者教练关系的个人问题。在必要的情况下，我将迅速寻求专业的帮助并确定要采取的行动，包括决定是否应该暂停或者终止我的教练关系。

5. 我会在所有教练培训、教练指导以及教练督导中都严格遵守 ICF 道德准则。

6. 我将按照公认的科学标准和适用的学科指南，以尊重权限和诚实的态度进行研究和报告。我的研究须在征得所有相关人员的知情和同意以后再实施，以保护参与者免于任何可能造成的伤害。所有研究行为将符合国家规定的所有适用法律。

7. 我会以符合保密、安全、保护隐私并遵守任何适用的法律法规为原则，维护、存贮、处置教练过程中产生的记录。

8. 我将只按照 ICF 所许可的方式和权限使用 ICF 成员的联系信息（如电邮地址、电话号码等）。

第二节：利益冲突

作为一名教练：

9. 我将努力避免利益冲突，包括潜在的利益冲突，并且会公开讨论任何这类的冲突。当出现冲突时，我会主动避让。

10. 我会向客户或发起人公开我需向第三方支付的费用或者我将从第三方得到的预期报酬金额。

11. 只有在不会损害教练关系的情况下，我才会接受服务、物品或者其他非货币形式的报酬。

12. 除了协议或合同中所规定的报酬，我不会有意从教练与客户的关系中获取任何私人的、职业上的关于金钱方面的好处和利益。

第三节：对待客户的行为准则

作为一名教练：

13. 对于我的客户或发起人将从我的教练过程中或从作为教练的我这里能获得的益处，我不会有意误导或者做虚假陈述。

14. 我不会向潜在客户或发起人提供我知道或者认为具有误导性或者虚假的信息或建议。

15. 我将与客户及发起人签订清楚的协议或合同。我尊重所有以职业教练关系为背景所签订的协议和合同。

16. 提前或在第一次见面时，我会认真解释并尽力确保我所帮助的客户或发起人理解教练的性质、保密性和保密局限、财务安排以及教练协议及合同的其他条款。

17. 我有义务设定清晰的、恰当的、符合文化习惯的界限，以管理我与客户或发起人之间可能会有的身体接触。

18. 我不会与我的任何教练客户或发起人有性方面的亲密关系。

19. 我尊重客户有依据协议或合同的规定随时终止教练关系的权利。同时，我也会警觉那些客户不再从教练关系中受益的迹象。

20. 如果我认为其他教练或者其他资源会给客户或发起人提供更好的服务，我会鼓励客户或者发起人进行变更。

21. 当我确信必要或适合时，我会建议客户寻求其他专业人士的服务。

第四节：保密和隐私条款

作为一名教练：

22. 我会对所有客户或发起人的信息严格保密。除非法律要求，否则在向其他人泄露信息之前，我会签订明确的协议或合同。

23. 关于如何在教练、客户或发起人之间交换教练信息，我将签订明确的协议或合同。

24. 当给教练学员们做培训时，我会向学生阐明保密政策。

25. 对我的教练助理及其他为我的客户或发起人服务的人员（付酬的或者义务的），我会签订明确的协议或合同，令他们也遵守 ICF 道德准则第二部分中关于保密和隐私的规定，以及整个 ICF 道德准则中适用的部分。

ICF 道德宣誓

作为一名 ICF 职业教练，我承认并且同意履行我对客户、发起人、同事，以及其他普通大众在道德及法律上的义务。我发誓遵守 ICF 道德行为准则并向我所教练的人实践这些准则。如果我违反了这个道德宣誓或者 ICF 道德行为准则中的任何部分，我有义务接受 ICF 的制裁，如取消我 ICF 的会员资格，或取消我的 ICF 教练资格证书。

本标准由道德及标准委员会于 2008 年 10 月 30 日批准，由 ICF 董事会于 2008 年 12 月 18 日批准。

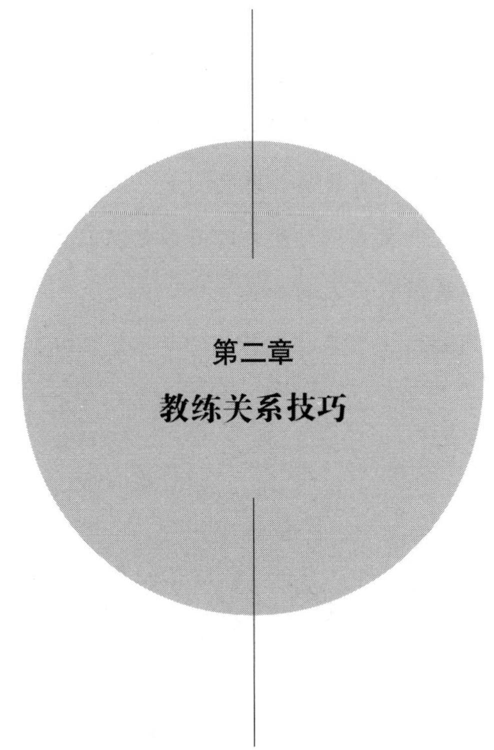

第二章 教练关系技巧

教练的笃定大于客户的怀疑。

——戴夫·巴克（Dave Buck），教练之城公司（CoachVille）总裁

目标

读过这章后，你将能够：

- 掌握教练关系的定义，了解教练关系为何是教练工作的灵魂所在
- 描述在教练关系中建立和发展信任的技巧
- 了解三个核心教练技巧并能展开相关讨论
- 理解正念性聆听、开放式探询和内容反映的技巧
- 了解其他可以发展教练关系的工具
- 理解自我决定理论与建立强有力的教练关系之间的联系

关系：教练和成长的灵魂

教练和客户之间建立充满信任、真实和强有力的连接是教练关系的首要目标。下面总结了各路教练高手和教练组织关于教练关系的观点及对教练关系的高度重视。

大师级教练：能够建立和保持一种充满信任的关系。

定义：能确保创造一个有利于个人的成长、探索和转化的安全空间和支持性的关系。

作用：分享和接收信息对客户是开放的，客户视教练为自己的拥护者，客户将成长和转化看作是可做到的，客户对教练结果和教练的责任存有较为现实的期待。

关键因素：互相尊重、接纳、信任和令人感到安心；客户感到安全而愿意与人分享他的恐惧，并不担心有来自教练的评判。（International Association of Coaching，2014）

教练核心能力：共创关系的能力

如何做：和客户建立信任而密切的关系——创造一个安全而充满支持的环境，使双方持续保持相互信任和尊重的模式。

- 对客户的未来和福祉表现出真诚的关心
- 一直保持个人处于诚信、诚实和真诚的状态
- 达成清晰的共识并遵守承诺
- 尊重客户的观点、学习风格和个人特质
- 提供持续性的支持，为客户的新行为、行动喝彩，包括对客户所冒的风险和对失败的恐惧表示肯定和鼓励
- 进入敏感的新领域时要征得客户的允许（International Coach Federation，2014）

“教练是关系的一部分，在这种关系中，一个人致力于为另一个人的长期发展、能力增长、自我更新和生命力的发展而提供服务。”（Silsbee，2008）

“教练是一门通过谈话和展现一种存在方式而营造出某种环境的艺术，在这个环境中，通过引导使另一个人可以全力以赴地向着他所渴望的目标前进。”（Gallwey，2000）

“教练是一个过程，在这个过程中，要培养自我觉察、激发改变的动力，如果改变是为了满足组织和绩效的要求，那么就还要给予必要的指引。”（Dotlich and Cairo，1999）

“教练本质上是一种成长性和结果导向的谈话——它是发生在教练和被教练者之间的对话。对于客户了解到的自己或自己存在的问题，教练需要帮助他以更整合的、更有深度的心智状态去反思。客户可能从没问过他们自己教练式的问题，但更多时候，其实客户常常比自己以为的更具解决问题的能力，而教练正是在这个过程中协助、支持和鼓励客户寻找答案的人。教练促进学习发生，但教练不是老师，也并非永远比客户更清楚事情要如何处理才更恰当。教练能发现和观察到的是客户模式，并协助客户为新的行动创造条件，然后和客户一

起将这些新的更成功的行动计划付诸实施。通过各种教练技术，如聆听、反映、提问、提供信息等，客户可以更好地反省、自我纠正和自我更新。教练从恰当的提问开始——教练通过与客户建立平等合作的联盟来澄清和确定教练方向和目标，并制定实现目标的具体行动计划。”（Zeus & Skiffington，2000）

虽然视角和侧重点有细微的差别，但如上这些对教练的定义都强调了一个共同点：关系。人类深层普遍被归属的需要和与他人建立和维持连接的强烈渴望驱动着人们常常在长期的关爱关系中寻找积极正向的互动（Baumeister & Leary，1995）。教练关系正是一种孕育成长的关系，让客户可以去实现他们的目标，走进他们的愿景。

一直以来就有这样的观点：助人者（治疗师或教练）和客户之间的关系是产生良好结果的根本因素。这一观点已由诺克罗斯和兰伯特所做的荟萃分析证实，即在所有心理治疗类型中（例如心理动力疗法、人本主义疗法、认知疗法、行为疗法和系统疗法），治疗关系一贯是治疗获得成功的根本因素，它和治疗技术对患者的改善（或没有改善）发挥着同样重要的作用（Norcross & Lambert，2010）。根据德哈恩对教练的研究，教练关系（也被称作工作联盟）是教练是否成功最有效的预测指标（De Haan，2008）。这种成功不是产生了好结果的客户反过来描述说关系好，而是在建立关系之初就呈现出良好状态从而导致了好的教练结果。报告中提到的第二个重要因素是一组教练的人格特征——共情、激发信心、展现他们自身积极正向的健康的精神状态和以客户的价值为导向采取行动的能力（De Haan，2008）。

本章节所要描述的核心教练技能和国际教练联合会规定的教练核心技能，以及国际教练协会列举出来要掌握的技能都是一致的。这些技能也是在教练教育和培训学校被广泛教授的内容。这些技能不是教练们的新发现，它们是咨询和临床心理治疗师常用的一些基础技术，也是治疗师和教练都会运用到激励性会谈中的主要技巧。

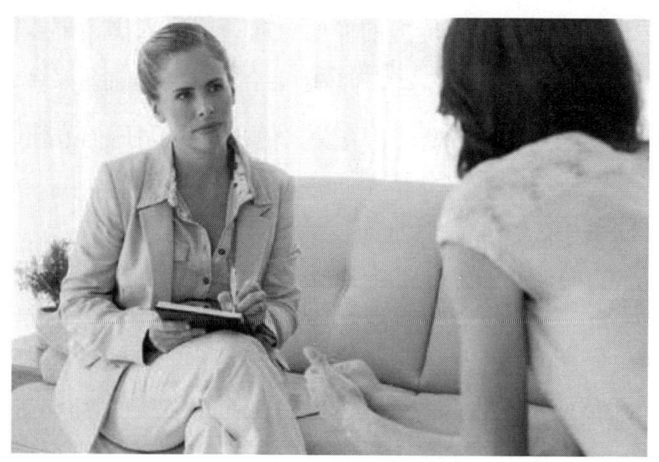

最重要的是，这种以尊重、合作、客户导向为核心的教练关系也可以很好地支持自我决定。

> 很多关于干预和改变的模型都提示，与客户之间的关系是促进改变的最重要的媒介和载体，在健康领域这一点尤为重要。因为客户已是很脆弱，还常常缺少专业知识和技能，所以非常渴求专业的意见和指导。在这个过程中，感到被尊重、被理解和被关心对建立关系、感受到信任并将这种体验内化是很重要的。（Ryan et al., 2008）

关系，是自我决定论中的关键因素之一，是当一个人处在关系中才得以培养出来的。它表达尊重，让个体感到有价值，感到来自关系的温暖与共情。

建立亲和与信任

在教练关系中，只有建立强烈的信任感和亲和力，才能令显著的、可实现目标的改变发生。 当缺乏信任和感受不到亲和力时，可孕育成长的环境也就无从谈起。梅金·坦申恩－莫兰将信任定义为“基于相信别人是善意的、诚实的、开放的、可靠的和有能力的而愿意向另一个人展示弱点的意愿”（Megan Tschannem — Moran, 2004）。这五种品质十分重要，大师级教练在每一次会谈中都会坚持使用到这些品质。此外，有关其他方面的品质建设还包含如下内容。

保持无条件的积极关注

根据卡尔·罗杰斯（Carl Rogers）的解释，无条件积极关注的定义是“没有任何保留地完全接纳一个人”。对客户保持这样的关注是建立亲和力与信任的核心条件。如果客户不相信教练是站在自己一边的、无条件接纳他们的，那么教练联盟将会非常脆弱，以致改变难以成功。

评判、批评和失望——无论说不说出来——都不会促进和支持改变的发生。教练直接指出客户的不足、教给他们更好的方法都是不恰当的做法，相反，教练要做的是放大客户的优势并让客户自己想出解决办法。当教练信任自己的客户并对他们保持积极关注时——不管他做了什么还是没做什么——他们建立起的关系都既可以提高自尊又可以改善自我效能。无条件的随时积极关注是建立信任和亲和的关键，也是大师级教练的坚实基础。

表达共情

传统上，共情被定义为“一种你能理解和分享另一个人体验和情感的感觉，或一种可以分享他人感受的能力”。在教练关系中，共情的困难来自教练的分心，也就是关注的焦点从客户身上离开而转移到自己的体验（感受、立场和意见）上，因为这会导致出现一种原本我们不希望教练持有的态度——同情（在情感层面认同客户，并体验到和客户一样的情绪或称情绪感染）和怜悯（对某人或令人悲伤失望的事情感到极度的难过或同情）。

在教练情境中，对共情更精准的描述是对另一个人的经历，包括他的感受、需要和渴望，带着尊重的理解。从这个角度讲，共情与同情有极大的不同，同情是认同另一个人的经历，而共情是对别人经历的理解并接纳。共情是承认客户有权力决定，无论他的选择是什么、感受如何，都无须经受来自教练的怜悯、难过和失望。教练过程需要这种共情性投入，因为共情有助于关系的建设和成长的发生。

共情有助于建立信任且有效合作的关系。在教练过程中，当客户处在挣扎之中时，教练能够以积极、支持和理解的方式连接到客户的感受、需要和渴望是很重要的。当客户感到自己被评判时，他们的自我效能和想改变的意愿都会遭到破坏。当客户觉得缺乏人文关怀时，他们就不能很好地使用教练资源。

成为谦逊的榜样

为与客户发展出信任且有效合作的关系，教练还需要成为健康生命状态的谦虚典范，做到“身体力行”而又不自大、傲慢或粗鲁。当一名教练持续地让自己生命处在繁荣、平衡、健康和圆满的状态中，并知道自己对很多事情也不了解时，他就会不自觉地谦虚起来。困难的是既能成为榜样，又不让自己高高在上或过多地谈论自己的成功。关键是永远不要在热切地想帮助别人时让自己的经验主导了谈话，而且切记要保持谦逊。

在教练关系的开始，最典型的是教练给予一些简短但鼓舞人心的介绍，以点燃客户对健康、健康生命状态以及对教练效果的热情和信心。在介绍中应该包含有关教练自己的背景，以及在这段关系中会如何与客户工作的简单介绍。“你还想了解我什么”是结束这个简短介绍的一个很好的方法，邀请客户提问能建立良好的关系。

人们来找教练并不只为学习，他们还想要被鼓舞。大多数人已经知道或至少知道一些“应该”怎么做才可以更好地保持和改善健康状况，以及让生命的各个层面更加良好，他们只是不知道如何才可以持续地做到。通过接近那些可以做到的人，如教练，他们希望可以得到洞见和鼓舞，以完成自己想要的旅程。当因教练过程需要并且对客户有益处而不是出于教练想分享自己或获得客户的理解（微妙地暗示客户要以自己为榜样）时，教练部分地介绍自己是适宜且有价值的。教练必须要仔细甄别是否需要，以及何时可以分享自己的经验；为什么他会关注健康和保持良好的生命状态；他是如何生活的；他的成功和挣扎是什么；关于健康与良好的生命状态他了解哪些和不了解哪些；等等。

慢下来

在每一次教练会谈中持续地建设信任与合作关系是很重要的。信任且合作的关系不是在某个瞬间一蹴而就的，它们会在每一次教练会谈中或增或减。如果教练急于“赶紧谈正事”，信任与和谐的状态可能就会打折甚至是丧失。教练需要留出让人舒服自在的时间——放松——与客户一同临在。即使约定的日程延后了，还是要慢下来，和客户完全临在地品味每一秒钟是十分重要的。

承诺不足和给予太多

没有什么比不守承诺更能破坏信任与合作了。在教练会谈中，需要谨慎地斟酌每个词，这个是很重要的。专业教练言出必行，尽管有一些承诺不会出现在教练协议中，但仍是不言自明的，如当客户需要教练时，教练已经准备妥当可随时到位。另外一些承诺，如发给客户什么信息，是在教练谈话过程中许下的。

遵守所有承诺对教练关系而言是至关重要的，小心不要掉进承诺过多而无法兑现的大坑，当今社会这种情况可能并不少见，因为人们总是期望自己给人留下好印象，但这会很快毁掉教练关系，从而出现糟糕的教练结果。兑现比许诺有益于建立更强的联盟，一个很好的增进信任与合作的方法就是超出最低预期。例如，教练可以在教练会谈期间适时地发邮件给客户，祝贺或提醒他们一些重要的事情。偶尔提供一次额外的教练会谈或免单的机会也很可能会让客户有种惊喜的经验，从而为增进关系起到助推的作用。当客户发邮件或用其他方式联系教练时，教练在 24 小时内的工作时间里回复客户也是很棒的做法，有时只须告知收到信息并承诺在何时回复（因为时间需要慎重考虑）。

尽可能让客户自己找到答案

客户越是能与教练合作共创，就越是能有新的洞见、新的角度；越是了解自己的优势、目标和计划，就越能设计属于他们自己的成长与发展策略，也就会变得越来越自主和有能力。

当客户需要获取新的知识和技能以向前发展时，在帮助他们获取这些知识和技能时要注意，对他们自主性的保护是很重要的。如果教练懂得这些知识和技能，就可以询问客户是否允许自己教给他们，这样会让客户感觉到选择和决定的权利依然是掌握在他们自己手中的。如果教练自己不了解这些知识和技能，他也可以帮助客户寻找其他途径来获得。

教练是帮助而不是强迫客户成长。当教练自己是某个领域（如糖尿病治疗、体重控制等方面）的专家时，鼓励客户自己找到解决方法是很困难的。客户可以询问教练的建议，如疾病管理、医学决策或要学习的新技能（例如：力量训练或冥想）等。一个人越是精通某个方面，就越容易扮演专家的角色、给建议，替客户做他自己该做的事请。教练不应直接告诉客户如何做，因为这会损害信任、制造阻抗和阻碍自我决定。就好比客户正坐在驾驶座上，教练只是在乘客的位置提供一些有关目的地的信息，而不能直接抢过方向盘替客户决定开向哪里、下一步应该做什么。

医疗健康领域里正在发生着的一个充满希望的转变就是更加以客户（患者）为中心，允许客户有更多的自我决定和自我发现。一篇关于健康教练的很系统而全面的综述表明，61% 的教练过程是以客户为中心的，这 61% 以客户为中心的教练过程中，45% 是客户自己决定的目标，教练鼓励客户自我发现的占 42%（Wolever et al.，2013）。在医疗健康领域里尚普遍存在着从上而下的权威式、指导式、处方和教育的模式，要想转换到鼓励自主、培养患者的自我效能和自我决策的模式还任重而道远。

当教练需要为客户提供信息时，该信息也应该只是一种选择，在多数情况下，它应该仅是一种可能的方案而绝非唯一的选择。允许客户自己做选择可以支持客户的自主性，这会让客户和教练双方相互受益。在教练会谈中，如果教练比客户还努力或说得比客户还多，无论是否制定了目标、策略甚至已经有了改变的发生，都说明这段关系出了问题。

教练案例

某天，卡尔教练留意到，他的客户温迪在他们教练会谈的开始阶段好像很烦躁。当他在谈话中提到这点时，温迪承认自己今天过得很无序，甚至直至现在还感到很紧张。卡尔在公司的健康项目中就是教授压力管理课程的，对他来说，告诉温迪几个减压的方法是很容易的，但是卡尔选择了教练的方式。

他问温迪，在这种情况下她想做些什么，他做些什么对她是最有帮助的。还在心烦意乱中的温迪回应说她真的不知道要做些什么，压力几乎就是她全部的生活状态。接下来，卡尔决定平衡使用专家和教练的方式，问温迪愿不愿意现在和他一起讨论几招简单速效的方法来平息一下自己的心绪。卡尔一直牢记要保护客户的自主性，就说了如下的话："我曾有一个客户，他认为对他有帮助的一个办法是暂停60秒钟，做几个深呼吸。另一个客户认为自己很受用的方法是让自己回忆起过去感恩的时刻，还有一个客户则更喜欢'椅上瑜伽'，这几个方法你较喜欢哪一个？这是否给了你一些启发，让你想到什么才是适合你的方法？"

保守秘密很重要

教练关系应建立在保密的基础上。客户需要确保他们告诉教练的信息是不会被透露给别人的，关于这一点教练应该给予客户口头和书面的双重保证。有些客户可能在开始阶段对袒露个人信息的行为感到担心和不舒服，这取决于教练是否能够在一开始就定好保密原则而让客户感到安全。

有时还会有这种情况，客户想向教练袒露一些信息，但希望教练不对这些信息做记录，无论是纸面的、电子的还是网上客户档案的形式。客户可能会这样说："我想说一些事情，但希望你不要以任何形式记录这些事。"作为教练，在自己的记录档案中排除这些信息是很重要的，但也要限于不会惹来麻烦时（如属于有害健康或违法的行为）。

此外，1996 年的健康保险携带和责任法案（HIPAA）要求，任何个人、组织和代理机构都要遵守该法案覆盖的条款，必须以法律规定来保护健康信息的隐私和安全性，同时也必须尊重健康服务提供者对健康信息的某种权利，如私人诊所、心理医生、牙医、整脊医生、疗养院和药店等能以电子的形式按美国卫生部批准的标准格式传输信息进入患者档案。每位在医疗卫生领域工作的教练能够意识到 HIPPA 的要求是很明智的。

保持真实可信

真实可信不仅仅是最好的策略，还是教练过程中唯一的策略。教练和客户都应该有勇气遵守"是什么就分享什么"的原则，因为诚实的沟通才会带来改变和成长。但是，教练的语言永远不要听上去有批评或评判的意思，相反，教练要以仁慈、设身处地和关怀的态度向对方分享自己的所思所感和直觉。令人信任又富有意义的教练关系来自真诚可信的询问和反馈。

正念

正念是非评判性地觉察到此时此刻正在发生什么。正念目前已被大量研究和实践证明，它有助于健康并能促进教练过程。为唤醒客户对可能影响他成功的重要因素的意识，教练可以通过提问、反馈和共同制定一些家庭作业来提高客户的正念能力。

更常见的是，客户不能完全意识到他们目前是在哪里和正在做什么。这是因为人们通常处在自动驾驶的惯性状态中。当他们进餐的同时，可能还在读书、工作或担心着过去或将来的事情，从而都完全不知道每一口食物的味道。同样，当他们在健身时可能还在想着当天的工作，而完全没有把注意力放在自己的身体和身体正在做的事情上。

正念就是打破这种惯性的一种方法。通过不带评判和指责，只是单纯地把注意力放在自己的思想、感受、行为、关系和环境上，我们可以觉醒到我们的周围和我们的内在实际上正在发生着什么。这样可以解放我们，做出新的有意识的选择。

每个人都有保持正念的能力。例如，吃饭就可以是一个很棒的保持正念的机会。不是匆忙地赶去用餐，心不在焉或三心二意让我们几乎无法清楚地知道自己正在吃什么、食物是怎么吃下去、味道如何以及这样吃东西会怎样影响我们的身体和精神。吃饭时的正念练习能让我们慢下来，留意什么方式可以让我们更好地享受食物、更能意识到自己是怎么吃的以及改善我们与食物之间的关系[①]。这样的正念改善的不仅是饮食习惯，还有助于我们更全然地处理其他生活领域里的事情，因为在一个领域内提高的正念品质会扩散到生活的各个方面。

促进正念的一个策略就是使教练空间里可分神的事情减到最少（如脚步声、噪音、电话和电脑的提示音），这些都可以干扰一个人的专注和临在状况。在每次教练会谈之前“保持专注”是个不错的提醒。而放松和提醒的方法可以帮教练把其他工作暂置脑后而完全专注于客户。

为了在教练会谈时可以让客户体会到正念，教练可能想加入一段正念练习。例如，教练可能想在谈话之前有一分钟的时间静默和专注于呼吸。也可以选择引导客户专注于某一客体，就像正念初学者那样。例如，教练可以引导客户如何慢慢地体验一粒葡萄干，观看它的表面、感受它的质感、闻它的气味等，然后让客户把它放进嘴里，用舌头再感觉它，然后只是咬一小口，尽可能慢地嚼，同时留意每一刻感受到的每一种感觉。这个练习有助于唤醒客户的意识，使他意识到自己的一些不利于健康的对食物自动反应的习惯。

通过在教练过程中增强正念的能力，客户可以把这种经验扩展到生活的各个领域。他们不仅很自然地对食物更加有意识，还会对健康、谨慎状态及生命的方方面面更有觉察。卡巴金写道：

> 我们通过正念练习，学会经由感官的大门聆听身体以及内在流动着的思想和感受，这就开始重建和加强了我们与自己内在世界的连接。这种觉

① 对此话题感兴趣的读者，可以参阅《非暴力沟通·食物与身体关系篇》（华夏出版社已出版）。

察可以让我们在身体和心智的层面上加深我们对自己生命的了解和亲密。无论每一刻不断展现在我们面前的是什么，它都决定并强化了我们健康和幸福以及与周围一切和谐的感觉。因此，我们能够走出不舒服的状态，甚至包括真正的疾病状态，然后走向更舒适及更和谐——也就是更加健康——的状态。（Jon Kabat-Zinn，2005）

因为在生活里的每一天保持正念是很重要的，教练可能想给予客户一些有关如何在教练会谈期间进行正念练习的建议。例如可以让客户在就餐之前、之中和之后问自己这样的问题：

- 我现在在哪里？
- 此刻我身体的姿势是什么？
- 我的周围正在发生什么？
- 我真的饿吗？
- 这些食物看上去、闻起来、摸上去和尝起来像什么？
- 我正在想什么？
- 我此刻的感受是什么？
- 我真正想吃的是什么？
- 如何让我吃的体验更好？

教练无法给予客户正念能力，除非他们自己保持正念。只有透过正念练习我们才能理解正念的含义，以及它对健康、强壮和幸福感的影响。通过每日的正念练习以及随时在客户面前展现正念状态，教练能让客户学习、提高和发展到他们以前甚至从没有想象到的水平。

正念也是教练在教练谈话中管理好自己情绪的重要因素之一。教练越是能意识到自己身上正在发生什么，就越能更少地让自己的事情、感受、观点和担心打破每一刻的临在。

当教练自己的情绪被触发时，教练需要留意到这些反应，然后把反应搁置一旁，继续专注于客户。但是在教练会谈结束后，这些被触发的情绪是需要被及时处理的——独自或与教练导师一起处理，这对教练的成长很重要。

以下是在教练谈话之前激活正念的几个小窍门：

- 做 3 个深呼吸
- 闭上眼睛 5 秒钟
- 觉察自己的呼吸
- 对自己说：
    - 我很感谢这个建立连接和创造的不同机会
    - 我有可能做出关键性的贡献
    - 我对即将所要发生的一切保持开放和好奇的态度

三个核心的教练技术

虽然不同的教练模型和流派的“教练绝技”各有自己的条目、用语和说法，但有三个技术是各个流派都有的，而且是发展教练关系的基础。我们先对这些技术做如下简介，在后面的章节里再从不同的角度深入探讨。

正念性聆听

正念性聆听可能是所有教练技术中最重要的技术，也是与客户建立信任和合作关系的重要因素。除此之外，还可提高教练和客户之间的对话品质。当教练心不在焉时，无论这次分心发生在身体、心智、情绪还是灵性层面，都是在破坏教练关系。

全然不带评判地意识到此时此刻这个人在说些什么，这种品质的聆听是好教练的一个标志。实际上，客户生活中可能没有别人会像教练一样聆听他们。

人们从别人那里几乎得不到完整的不带评判的关注，哪怕只是很短暂的时刻。一心二用可能让我们漏掉谈话中的某些重要信息，而后降低我们询问和反馈的品质，因为客户可以辨别出何时教练没有百分之百的临在。如果教练没有全神贯注，那么他们聚焦和投入的品质也会相应打折。然而，客户通常都会接受这种低水平的关注和投入，因为这在我们当今的社会文化中太正常不过了。因此，能否诱过全然的关注提高对话的品质完全取决于教练。

全然的关注远远不仅是倾听和看着客户。在如今这个充斥着过多刺激的环境中，大脑已经逐渐进入“躁动和慢性散乱的状态”（Hammerness & Moore，2012）。教练和客户需要驯服自己的大脑以做到持续地专注，从而真正做到保持当下、保持正念。正念是一种状态，它要求对当下的发生保持非评判性的意识，是让我们突破自动化模式或打破陷在焦虑、抑郁和气愤的混乱情绪状态里而获得自由的一个方法。通过不带评判和责备，仅仅只是观照自己的思想、感受、行为、关系和环境，就有可能唤醒我们，从而让我们真正体验到我们周围和我们内在实际正在发生着什么。这也可以解放我们，让我们有依据地做出新的选择。因此，在教练谈话中，无论是对教练还是对客户，正念都是非常重要的。

正念性聆听意味着听出全部有意义的信息，其中包括各种因素，如客户最好的经验、核心价值、重要时刻、感受、目前的挑战和将来的梦想。除此之外，客户的叙述还可以让教练连接到自己的直觉来提出更好的问题并给予更有启发性的反应。这些是教练需要听出的初级信息，大师级教练不仅能聆听话语本身的信息，也聆听得出这些话语背后隐含的真相。很重要的是不仅要听出事实（听内容），也要听出对方的感受（听情绪）和事实背后的需要（听情感）。“事实仅仅是事实”，可能仅适用于侦探工作，但对教练来说仅了解事实层面的信息是永远不够的，客户的心境、情绪、语调、能量、身体语言、犹豫状态和语速都是重要的线索。听出趋势和重复的模式可以带来重要的洞见。

以下是一些有助于正念性聆听的窍门：

- *在听你的客户说完最后一个词或想法之前，不要想你接下来要说什么*

- 在客户讲完之后暂停片刻
- 将客户提到的最后一个关键词编进下一步
- 将客户的故事编进接下来的几步
- 听信息也听情绪
- 当客户离题时，也不要打断他的话（个别时候除外）
- 镜像反映性反馈客户所表达的内容或感受，以核实自己是否理解正确

正念还是教练在教练对话过程中管理自己情绪的一个很重要的因素。教练越是能意识到自己内在的体验，就会越少让自己的经验、感受、意见和担忧影响到此刻的临在。当客户触发了教练的情感反应时，一名处在正念状态的教练会留意到这些反应，并能继续完全专注于客户而不被自己的感受分心。在结束教练对话之后，教练可以自己或与导师一起检视那些被触发的感受。教练只有让自己的头脑安静下来，才能主动全然地聆听客户。一名好的教练对聆听的座右铭是"聆听时仿佛我已经不存在"，因为他完全把自己放在一旁，只是专注于客户。教练把这种体验描述为两个人的解放和深入。正念性的聆听具有转化力，这种力量不仅是对客户，对教练也是同样有用。

教练案例

卡尔教练今天一直忙于教练会谈，客户预约一个接一个，而且每个会谈之间几乎没有休息时间，就好像他不会累似的。卡尔刚刚完成对他而言最困难的一次客户教练对话，就开始后悔在对话过程中自己提的一个问题，因为这个问题似乎让教练会谈偏离了方向。但是，两分钟后卡尔就要开始另一个教练会谈了，客户是温迪。他知道自己必须保持正念，平静下来调整自己，进入教练状态。于是他做了三个深长而缓慢的呼吸，并把注意力集中在每一次的吸气和呼气上。接下来，他专注默念自己的"咒语"："我很感激有机会去连接和创造不同。我对即将发生的所有事情保持专注和好奇，我选择保持在当下。"

通过在教练会谈中保持正念，客户学习到在日常生活中如何提高正念能力。这样他们就可以很自然地发生改变，不仅会对饮食管理更有觉知，也会更加充分地意识到许多令他们感到健康、幸福和充满活力的事情。一行禅师（Thich Nhat Hanh，1999）写道：

> “感受，无论是慈悯还是恼怒，都应该被欢迎、接纳并予以绝对平等的对待，因为两者都是我们自己。正在吃的橘子是我，正在粉刷芥末绿的是我，我正在全心全意地种植，我正在专注地洗这个茶壶，就犹如为还是婴孩的佛陀或耶稣沐浴。没有哪一件事情要比另外一些事情需要更小心的对待。在正念里，仁慈、恼怒、芥末绿、种植和茶壶都是一样神圣。”
>
> ——一行禅师正念的奇迹：对静心练习的介绍

开放性询问

为了让客户可以大胆地探索自己，询问开放式问题是很重要的。开放性问题可以引发很长的陈述性回答，而封闭性问题带来的往往只是简短的只言片语的回答。

教练案例

封闭性问题

卡尔教练在和温迪回顾上周会谈后她的目标达成情况。

“上一周你的午餐吃的是沙拉吗？”

“是的。”她回答。

“好的，太好了，”卡尔说，“你喜欢吗？”

“是的。”她再次回答。

“好，那你下周还会继续这样吗？”

“可能不会。”她说。

封闭式问题会导致谈话死气沉沉、没有生机，从而让教练的工作更难进行，也少有对客户的洞见。

以“什么”和“如何”开始的开放式问句通常是最好的提问，因为这可以鼓励客户自己进行讲述，而这些讲述里可能正好有客户要改变的情况。“什么”和“如何”是好的教练问题的开端，相对而言，以“为什么”开头的问题通常不是很有用，因为“为什么”的问题更容易让客户开始分析原因而不是讲述事实，甚至还可能激发客户的抗拒，因为他们容易认为被评判了。例如，问“为什么你吃了整块蛋糕”可能会激起客户的自我辩护。但是，当意图激起客户自发的动力时，以“为什么”提问会是很有效的。你可以通过问“为什么”帮客户连接上他自己最深层的动机，如：“为什么你这样珍视你的愿景和目标？为什么这对你这么意义深远？”

虽然我们提倡教练使用更多开放式问题，但封闭式问题也有它的重要性。例如，当教练问客户他们是否愿意承诺，是否这就是他们的愿景、策略或目标时——如“你准备好改变了吗？”这样的问题也很有必要。

在客户就开放式问题开始讲述自己的事情时，一定不要催促客户。通过花时间耐心鼓励客户多说并聆听他们，教练在聆听客户的经历和渴望中就可以反映出客户真正想要的利益和改变。用一大堆问题，特别是一个问题接着一个问题连续发问的话，就仿佛在拷问，这样对客户是没有帮助的。比起开门见山、直奔主题的方式，更好的方式是邀请客户详细讲述，以梳理出细微的差别、意义和价值。巧妙地表示自己好奇以鼓励客户更勇敢地敞开自己。做出假设或太快给予建议都是没有帮助的，要耐心听客户所讲的、没有讲出来的以及可能还想讲的，然后温和地引导他们去发现自己的答案。好的探询是引出客户心里的想法而不是直接或间接地表达教练的想法。

当客户回避或不想回答某个问题时，或者如果你认为客户没有给出完全真实的回答时，可以先放下这个问题，找另外的时机再用更易接受的方式表达和询问。如果在这个问题上反复出现这种情况，你可以用不带评判的方式向客户反馈你的发现，并接纳客户的选择，无论他们决定说什么和保留什么。

开放式问题的举例

- 三个月以后，你希望自己的健康状况是怎样的？一年、两年、五年……以后呢？
- 在你的生活里，最重要的三个价值是什么？
- 你生活中最重要的三个目标是什么？
- 你生活中最重要的部分是什么？
- 你生活中想减少的是什么？
- 你生活中想增加的是什么？
- 什么令你觉得兴奋？
- 在接下来的三个月里，你想实现什么？
- 能让你克服困难去实现目标的动力有哪些？
- 如果你实现了这些目标，你的生活会是什么样子？
- 如果你没有实现这些目标，你的生活会是什么样子？
- 最好的情景是什么？
- 最糟糕的情景是什么？
- 做出这些改变你愿意或必须付出什么？
- 对你生活中与此类似的目标，你已经尝试做过什么努力？哪些是成功了的？
- 还有哪些新的可能是你之前没有考虑过的？
- 对我们的这个教练项目，你想到的可能最好的结果是什么？
- 对我们的这个教练项目，你想到的最有可能产生的结果是什么？
- 对我们的这个教练项目，你想到的最糟的结果是什么？
- 你希望我们这个教练项目的结果是什么？
- 当你觉得________时，发生了什么？
- 激起你________感受的触发因素是什么？
- 是什么阻碍了你或让你原地不动？这些又是如何阻碍你的呢？
- 你害怕什么？
- 对你来说什么是冒险的呢？

- 对你而言，比实现目标更重要的是什么？
- 你完成这个最好的时间是什么？
- 当下妨碍你的事是什么？下周呢？下个月呢？接下来的三个月呢？
- 你喜欢做什么？
- 你能做什么让你克服______或实现目标？
- 你愿意做什么让你克服______或实现目标？
- 我今天（或在我们的教练过程中）做些什么对你最有帮助？
- 我今天（或在我们的教练过程中）做些什么对你更有帮助？
- 如果你不能实现这些目标，你的生活将会怎样？
- 如果你实现了这些目标，你的生活将会怎样？
- 如果你实现了这些目标，最好的情形会是怎样？
- 如果你没有实现这些目标，最坏的情形会是怎样？
- 这个目标可能的问题是什么？
- 为了实现这个目标，你会付出什么？
- 为做好改变的准备，你会付出什么？
- 对你而言，实现这个目标最重要的动力是什么？
- 你 / 我们从中学到了什么？
- 目前的解决方案是什么？
- 在下周你会想到什么或做些什么以继续改善？
- 对你生活中曾与此相似的目标，你都尝试过并成功的做法是什么？
- 你还不曾考虑过的新方法是什么？

教练案例

开放性问题

卡尔教练和温迪在回顾过去几周她对目标完成的收获。“能否告诉我，上周你以沙拉为午餐这个目标完成得如何？哪些进展得还不错？”他问道。

“上周我每天午餐吃的都是沙拉，我尝试着在每天的沙拉中加入不同的蛋白质，甚至没有放过任何沙拉酱。”她回答。

“听上去做得很不错，”卡尔说，“最让你享受的是什么？”

“我真的很惊讶，如果把食材组合得很好的话，沙拉就像我常吃的汉堡和披萨一样令人感到满足。”她回答。

“好的，有了这些体会你下周会做些什么？”

“下周周一到周四我还是打算以沙拉做午餐。但周五是我一个同事的生日，我知道到时会有披萨，不过我会把蔬菜而不是意大利香肠放在披萨上。”她说。

内容和情感反映

问一连串问题很可能会令客户觉得自己像是在被审讯，内容和情感反映就是另一种聆听形式，它可以让客户从一个有正面意义的角度听到自己说了什么。这个过程通常比询问更具启发性和转化的能力，因为它可以让客户接触到自己深层的情感和事情真相。当教练询问时，客户会客观地思考并且在回答之前就形成了答案。因为我们大脑的“CEO”（掌管分析的中心，大多是在左前额叶）被激活了，我们就进入了心智的分析状态。

当教练给予内容的释义和情感反映，以反映他们对客户所说的话的理解时，客户的回应是来自大脑边缘系统的较深的情感反应，边缘系统是大脑负责调节情绪、奖励和快乐的区域。提问和反馈组合在一起可以把较下部的脑功能和较上部的脑功能整合起来。

内容和情感反映的目的是引发出能支持客户改变的想法和谈话。不是教练决定要改变，而是鼓励客户自己下决心并去实现改变。当改变的开始来自客户自己而非教练，客户才会朝着想要的目标迅速进步。

给予反映时不要太在意是反映“对”了还是“错”了，这一点很重要。如果反映是精准的，客户会同意；如果不准，客户会不同意。但无论是哪种情况，反映都能帮助客户进一步去了解更有觉知、更完好和“最好”的自己。

最简单的反映差不多是重新陈述客户自己说的话，就像一面镜子，这种简单的反映可以让客户更清楚地看见自己，如果客户想改变的话，他就可以及时进行调整了。其他更复杂一些的反映是为了更具启发性。这种沟通不仅仅在于教练的积极倾听，也在于教练留意到了被客户忽略的东西。这可以让改变带来的前景听起来更加重要、光明和诱人，也可以让客户考虑是否愿意花更多时间探讨这个议题。

简单内容和情感反映举例

温迪："我对设定跑步的目标感到很担心，因为自高中后我就再也没跑过步了。"

卡尔教练："你对跑步有顾虑，是因为距你最后一次跑步已经过了很久了？"

温迪："我期待设定有关跑步的目标，因为虽然自高中后我再也没跑过步，但是那时我还是很喜欢跑步的。"

卡尔教练："你还记得在高中很喜欢跑步，你希望重新体验那种快乐吗？"

温迪："确实，我很想定下跑步这个目标，因为自高中后我再也没有享受过那种快乐。"

卡尔教练："你喜欢定跑步这个目标，是因为跑步可以让你感觉良好？"

在第六章中，我们会描述其他形式的内容和情感反映：简单式反映、放大式反映、双面式反映和视角转换式反映。

其他建立关系的工具

除了正念性倾听、开放式问句以及内容和情感反映这些影响力大的工具之外，还有其他几种可以促进客户成长的方法。

积极重构

积极重构就是用积极正面的语言重述客户的经验。一旦谈话转向积极的方向，教练就更容易带领客户进入头脑风暴、行动计划和目标推进的阶段。寻找、关注和谈论问题是人类很自然的倾向，多年来，找教练的客户说的都是他们想解决问题。“我超重”“我不健康”和“我压力过大”，这是三个最常见的客户对健康和生命状态的抱怨。

一周又一周，客户总是从每天的问题开始和教练的谈话，例如“我把饮食目标搞砸了”“我没像承诺的那样锻炼”“这个星期我没时间顾我自己”。大师级教练会避免那种想分析这些抱怨背后根本原因的冲动，如激励不够或没有能力等，因为分析的结果往往是发现了更多不改变的理由从而加重了客户的负担。大师级教练懂得如何在对话中用正面语言进行重构。

有时，需要提醒客户的是，在改变过程中遇到困难和挫折是难免的，就像在学习走路时婴儿会摔倒无数次一样。这些不是失败，而是一个帮助他们学会走路必要的学习过程。通过积极重构来鼓励客户，教练不仅可以帮助客户重返正轨，还可以避免让客户觉得他的失败会遭到抨击，即使他们真的觉得自己失败了。

教练案例

在温迪分享她上周目标的实施情况时，她感到泄气和失望。

“上周我很确定自己能够做到大部分午餐都吃沙拉，因为那种感觉太好了。但是这周我却完全做不到了，我很生自己的气。”

“我听到你感到受挫和失望，因为你真的希望自己能成功完成目标，”卡尔回应道，“请你告诉我你上周做得确实不错的地方。”

“好吧，我确实在周五的生日聚会上往披萨上面放的是蔬菜。”温迪说。

“那这样带给你什么好处？”卡尔带着好奇问道。

“你知道吗？我真的很喜欢尖辣椒，我甚至一点儿也不再想意大利香肠了。”她微笑着回忆着。

沉默

有一件事是肯定的，那就是教练在说的时候，他就没有在听。考虑到教练过程中聆听的重要性，教练对沉默感到舒服也是很关键的。当客户在说话时，不要打断他们或开始想着自己接下来要说什么。教练问完问题后，在客户开口讲话之前不要再讲话。准备好迎接沉默的惊喜，这是教练过程中一个重要的工具和很棒的礼物。在大师级教练过程中，客户说话的数量差不多是教练的 2 倍。尼古拉·史蒂文斯鼓励教练记住这个缩写词“等待”（WAIT，Why am I Talking），也就是为什么我现在要讲话（Nicola Stevens，2005）。

沉默可以激发深层的探索，因为教练无形中在向客户传递着一个有分量的信息：“我相信你可以透过深入自己找到答案。”常常，沉默可以带来新的洞见，让事情向教练和客户之前都没有想到的好的方向转换。沉默也可以支持客户，因为它能提供给客户自主感并反映出教练对客户能力的信任。

幽默和好玩

尽管教练是一份很严肃的工作，目标是严肃的，人们的投入也是严肃的，但这并不意味着教练对话这一过程本身要有着严肃的基调。事实上，一直是严肃腔调的教练对话会让客户对教练会谈感到害怕，其结果很可能会是不想继续下去了。

教练越是让客户开心并看到他们所遇困难的光明面，客户就越有机会改变。轻松幽默可以让客户对实验、尝试和修正更大胆自如地敞开怀抱去接纳。要注意的是，不要在那些可能让客户感到受伤害的事情上与客户开玩笑，用共情来区分哪些是幽默的好机会，而哪些地方如果处理得太轻松就会让客户感觉糟糕。确保任何时候都不要让客户觉得你在嘲笑他。这是公平的互动，不过，你可以嘲笑自己。

鼓励客户为目标奋斗

教练永远都要鼓励客户相信他自己有能力实现他们的目标，特别是在客户缺少自我效能时。如果教练的态度是乐观的、有力量的，加上展现积极正面的观点，客户就更有勇气改变。教练过程就是一个注入希望的过程。教练之城公司总裁戴夫·巴克这样描述教练中的动力："教练的笃定大于客户的怀疑。"（Dave Buck，2004）激发客户的动机就是吸引客户走向大师级教练。当客户挣扎时，教练让他们相信，不同的人在不同生命阶段会以不同方式和不同的速度主宰自己的健康和幸福。当他们准备好时，他们就会成功。作为教练，努力的方向就是在合适的时间以合适的节奏，也就是让客户以既舒服也具挑战性的方式完成改变。这个地带是"流动的区域"，也就是能使客户实现他们自己设定的目标的区域。

教练案例

卡尔教练在对温迪表示支持与拥护

- 在教练会谈开始：我期待着今天与你的会谈，温迪，你对我们的合作很投入。我总是期待看到你对自己又有了哪些新的领悟。
- 在教练会谈过程中：我很高兴听到你说愿意继续尝试少量多餐，你真的很有毅力！
- 在教练会谈结束时：今天你无疑很好地展现了你的好奇精神和对你自己的仁慈。

教练应继续关注并鼓励和肯定正面的改变，而不要长时间盯在负面的事情上。一个好的教练在意的是可能性、行动和收获，而不是指责与怪罪。

征求客户的建议与回馈

邀请客户就如何令教练过程更有效、更轻松幽默来发表意见或给出建议是很重要的。征询客户的意见也利于建立更佳的教练关系，因为客户能更清楚地看到教练完全为了自己的成功而努力。常常问："今天谈的哪些内容对你最有价值？"和"今天的会谈如何进行对你才更有帮助？"透过客户的犹豫和详细的语音语调听出那些他未讲出来的意思。如果感觉可能还存在些问题，那就要继续做些澄清。也可在心中记得这些信息，一旦再出现时须尽可能快地跟进。

大多数新教练都会遇到突然不来做教练会谈或没有任何解释就消失了的客户。在教练计划的开始阶段就询问客户的意见，可以让你早早知道是否有些做法是无效的。这样就有了一个开放机制，让客户可以放心地谈论他们的顾虑，而不是直接消失。教练要能接受批评，能聆听并回应客户未被满足的需求。感谢客户的建议和反馈，并将之运用到教练过程中，这样也会让教练效果更好。教练还可以咨询导师或进行教练督导来改善自己的教练策略。总之，永远不要急于下结论，随时都要问客户的意见，倾听客户的解释和看法。

教练案例

温迪很好地实现了她上周的饮食目标，卡尔教练决定这周不谈论她是如何做的。因为他担心每周都谈到相同的话题会令客户感到无聊或更糟糕，像是在唠叨一样。但是温迪今天来进行教练会谈时，本来很渴望能与教练谈论她的饮食目标，因为她觉得这周她对是什么让自己对下午茶点欲罢不能这个问题有了突破性的理解。但她很失望，因为卡尔教练今天甚至都没谈到她这周的目标，在她的生活中，再没有别人可以听她谈论这种话题。“我希望卡尔并没有对我感到厌倦，因为我这几周一直都在为同一个目标努力。”温迪很担心。

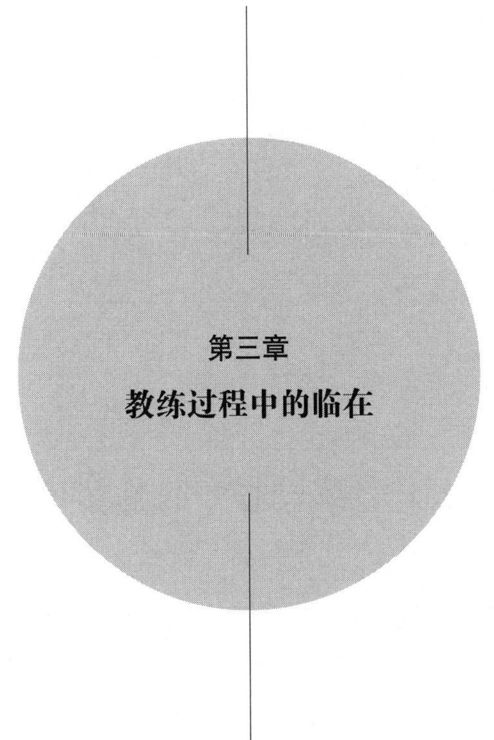

第三章

教练过程中的临在

"临在的状态远不仅仅是待在此时此刻。"

——马尔康姆·福布斯（Malcolm Forbes）

目标

读完这一章，你将能够：

- 定义什么是教练过程中的临在
- 区分“做”与“在”的教练技术
- 描述教练的个性优势和作用
- 讨论有助于产生大师级教练水平的体系、准则和实操技术

什么是教练过程中的临在状态

蒂姆·盖尔卫将教练过程中的临在定义为：“这是通过对话和存在的方式创造出某种氛围的艺术，这个氛围可以促使一个人愉悦地向着他所渴望的目标前进。”盖尔卫继续指出：“其中有一个要素是无法教会的，这个要素就是在关心外在结果的同时，也关心正在接受教练的人。”（Tim Callwey，2001）

这个定义强调的是，帮助客户成长与改变的过程不仅依靠教练在和客户谈话中说了什么，还要看教练与人相处互动的方式。教练关注的不仅仅是结果，也关注渴望达到这些结果的人，这两方面相辅相成。因此，教练的临在是一种与人相处互动的方式，其中包含了正念的状态、共情、温暖、平静、热情、有趣和勇敢，这种方式有助于与客户建立良好的关系并促进客户的成长与改变。在教练过程中，不能保持完全的临在状态则会降低教练会谈的影响力。无法与客户建立成功的伙伴关系，较少是因为教练是否用了哪些技术，而主要与教练的临在品质相关。

ICF 也把临在作为教练的一个核心能力，即“能完全有意识地和客户建立自然的关系，并能展现出开放、灵活和信任状态的能力”。为此，ICF 还要求一名专业教练具备以下特质：

- 在教练过程中保持处在临在的、灵活的、与时俱进的状态
- 有直觉感并信任人的内在智慧——“跟从直觉”
- 对未知保持开放、接受风险的态度
- 可以看到多种与客户工作的方法，但能精准选择在目前最有效的
- 有效运用幽默，能创造轻松活跃的气氛
- 可以自信自如地转换视角，并尝试多种行动的可能
- 在工作中精神饱满地展示自信且能较好地进行自我管理，不会陷入客户的情绪甚至被客户的情绪压倒

这就是说，教练在与客户一起工作时，明确表示自己强有力的工作准则和信念非常重要。托马斯·莱昂纳多，作为现代生命教练的奠基人，因提出如下建议而闻名（Thomas Leonard，2002）：

1. 它是完全可以解决的还是不能被解决
2. 风险总是可以降低的
3. 总会有更好的方法
4. 成功是过程的副产品
5. 情绪是我们的老师
6. 隐隐约约的直觉是更高的智力
7. 答案就在某处
8. 自信的状态是可以刻意展现的
9. 问题就是机会
10. 人们总是已经尽力做到最好了，即使看上去不是这样

教练所运用的工作体系可以赋能给客户，令客户自己有所行动、改变、成长，并与教练建立良好的关系，这些是“临在品质”的根基，这种临在品质可以带来“孕育成长”或“促进成长”的关系（Jordan，Walker & Hartling，2004）。客户有所收获和成长不仅因为教练做了什么，还因为教练本人是怎样一个对别人有帮助的人。

“在”的技术

教练中的临在状态是通过练习与之相关的“在”的技术而逐渐发展出来的。教练运用这些技术建立与客户的良好关系，促进客户成长，与此同时，教练也以其最真实的样子展现临在状态。

当教练自我培养出强有力的临在状态，并能安于当下时，他们所呈现出来的平静、自信就能潜移默化地感染到客户。“不要仅仅是做事情，还要安住在那里！”这是佛陀的教诲，他表达的正是要处在临在状态的意思。通过成为临在的典范，表现出对客户能力的充分信任，教练就将会从能干的教练成长为大师级教练。这种大师级的能量状态为客户注入自我效能感，可以让客户成功地实现自己的目标和愿景。

图 3.1 说明了教练临在状态中各种“在”的技术彼此的关联。围绕教练临在的核心是正念，它决定了教练在教练过程中对客户如何展现自己，在展示过程中会运用哪些技术。最外圈的那些“临在”的技术是按照彼此间的相关性和差异性来排列的。

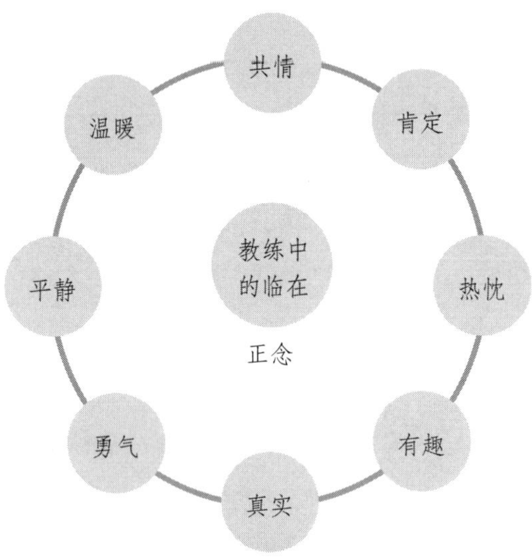

图 3.1 教练的临在技术

“临在”的技术需要多种重要的品质，如正念、共情、温暖、坚定、平静、热忱、轻松、勇气和真实等。之所以用“技术”一词来描述临在时所展现出来的这些品质，是因为这些品质在教练的专业发展课程中，可以被单独挑选出来进行评估和强化。

正念

大师级教练要具备正念的品质，保持对此时此刻发生的所有非评判性的觉察。“当一个人处在正念的状态时，他就是处在积极的临在状态中，这时他对双方的背景和感知都很敏感。正念能力既是能够敏锐地发现新情况的结果，又是促使其改变的必要前提条件。”（Langer & Carson，2006）

以这种方式保持全然的了解和清醒是教练做好每一件事的前提条件。教练如果不能保持正念，就无法有效地支持客户深入，更无法帮助他们实现自己的目标和愿景。不加评判，运用共情、询问和反馈，同时保持给予全然的关注，这是教练的任务。教练展现正念能力需要做到这两点：为时刻保持关注而随时进行自我调节；保持好奇、开放和接纳的状态。

为提高正念能力，一个好的开端就是开始留意身体发出的信号。我们的身体时刻不停地工作着以引起我们的注意：负面情绪和身体感觉提示我们有未被满足的需要，好的情绪和身体感觉则意味着我们的需要被满足了。

身体的智慧就是如何用自我察觉的方式让身体呈现健康及生机勃勃（Gavin & Moore，2010）。为了提高情商和身体智慧，以及发展正念能力，人们可以将大脑的注意力调整至“开放的意识”的状态。“开放的意识”最早是由哈佛大学心理学家谢利·卡森（Shelley Carson）提出的。

虽然在基于价值的行动（VIA）的优势调查问卷中，“正念”没有被列为一个优势，但研究发现，在问卷所包含的优势中，有些与正念紧密相关，按照相关性从高到低的顺序，依次是自我调节力、勇敢、诚信、敏锐、公民感、社会智力（Silberman，2007）。这些相关性为优势的研究和发展提供了令人好奇的线索。例如西尔贝曼（Silberman）曾论述：当处在正念状态时，“也许可以同时培养多种优势”，因为正念状态可以让“吵闹的大脑”安静下来。

共情

在教练情境中，共情被定义为对另一个人经历的尊重和理解，包括他的感受、需要和渴望，它是在教练过程中与客户改变和成长直接相关的核心动力。一个可以巧妙运用共情的教练能理解客户并和他建立连接，但是这种连接的产生绝对不是依靠教练分享自己的经验或是教练被客户迷住。当然了，在教练过程中，教练应该不被客户在对话中激起或拒绝的情绪所绑架。

像正念一样，共情可以让教练收起所有评判、分析、建议、故事，并暂时放弃因为理解客户就打算对客户进行教诲的想法，而只是临在于当下与对方共处。处在共情中的状态是：

- 保持好奇却不强求
- 保持兴趣却不会侵入
- 真正仁慈而不故作和蔼可亲
- 坚持不懈而没有对对方及过程感到任何厌烦

共情是单纯地带着尊重和仁慈去理解和珍重另一个人的经历，它的目的是从客户的角度而不是任何其他角度来理解客户（Joadane et al.，2004）。当客户认识到自己的感受和需要很重要，并且自己正在被教练认真聆听和对待时，新的可能性就会被创造出来。 培育和保持共情需要付出很多努力。出于助人的天性，尽管在教练过程中，教练很容易给出建议、教育、安慰、保证、解释、纠正和解决问题的方法，有时候可能也确实行之有效，但是事实上，这种做法却干扰或偏离了共情。

最后，共情对教练和客户都有好处。有意识地培养非评判性的关注可以在教练关系中帮助双方建立高品质的关系，这种关系有助于客户的自我调整，最终为其带来更好的秩序和健康（Shapire，Carlson，Astin and Freedman 2006）。

教练案例

你认为在如下哪种场景中，温迪可以感受到共情：

场景 1

温迪：我太生气了！因为老板告诉我这周末我要加班 10 个小时。这就意味着我没时间晚间散步，也没法保证自己吃得更健康了。

专家卡尔：我相信一定会有办法让你坚持目标。不要放弃，你已经付出了很多努力并且卓有成效！你如果做不到完全按照原计划坚持晚间散步，也不要抱有干脆放弃散步的心态。你认为改成早上散步如何？

场景 2

温迪：我太生气了！因为老板告诉我这周末我要加班 10 个小时。这就意味着我没时间晚间散步，也没法保证自己吃得更健康了。

教练卡尔：你很气愤，也很失望，因为到现在为止，你一直很自豪自己能把锻炼和饮食计划坚持下来。现在你觉得有挫败感，因为你不得不调整日程，但你还没想出应对的策略，是这样吗？除此之外你还有其他的感受吗？

温暖

温暖和共情是互益互惠的关系。如果没有了温暖，共情的意图将无法实现，因为共情需要真诚，要有发自内心地想与另一个人产生连接的渴望。而义务式的共情往往会让人觉得不真诚。另一方面，如果没有共情，温暖的意图也就无法实现，因为表达温暖的前提是可以意识到对方的感受以及他此时此刻的需要。

温暖来自被心理学家称为的“积极关注”方式。它是一种开启的力量，犹如阳光之于花朵。但是太多和太少的温暖都是不利的，正如过强或过弱的阳光都有害于花朵一样。温暖要被调节得符合当下的情景，最重要的是不仅要适度，还要以恰当的方式表达，这样客户才会感到温暖，才会在教练的过程中逐渐感到被注入了能量。

温暖可以带来更好的连接，它令临在状态具有感染的品质，从而让教练会谈、关系和环境都变得更富有生机。

当教练和客户彼此都感到温暖时，能量水平就会得到提升，新的点子会随之自发产生，洞见活跃起来，新的可能性被创造出来。教练向客户表达真诚的温暖，有助于满足自我决定论所主张的、存在于人类内心深处的基本渴望——与人连接的需要。

肯定

教练给予的肯定所传递出来的，就是对客户的思想、感受和选择的接纳与认可。肯定与附和不同，附和暗示着对客户的思想、感受和选择的一致和同意。而大师级教练对双方以及他人总是能给予肯定，是因为它源自这样一条准则：每个时刻都是完美的。正如一位生物学家所言："每个细胞在每个时刻都把其当下所拥有的资源运用到最好。"人们会不禁疑惑，怎么可能每时每刻的每个情境都是完美的呢？有时明明看上去并不完美啊！每时每刻都是完美的这一说法是基于这样的事实：每个时刻所发生的只能是那个时刻必然要发生的。未来的任何时刻都不可能不通过当下这个时刻发展而来，当下的时刻也不会是此时此刻以外的任何样子，因为过去已经确定了。肯定和接纳的能力与正念及共情能力密切相关。如果我们把每个当下都看作是为我们成长与发展而设定的完美时刻，我们就会拥抱每一个情景，无论这种情景来自何方、走向何处。全然地活在当下会令肯定变得异常容易。

大师级教练在生活中就要有肯定的心态，与客户在一起时更要如此。他们既不会指责自己也不会非难他人，相反，他们总是认可"我好，你也好"的想法（Harris，2004）。所有所谓不健康的思想、言词和行动，其实传达的是对方那些未被满足的需要，只要认识到这一点，就不会再持着这样不对的观点。通过感知思想、言词和行动背后的需要，大师级教练在关系中，无论是对自己、对客户还是对其他人，就都能保持持续的肯定和接纳。

这样的视角可以让教练把负面能量和困难的情景进行正向转换，逐渐将之视为改变和成长的机会。哈佛医学院临床副教授卡罗尔·考夫曼（Carol Kauffman，PhD）分享了一位年轻的亚裔饮食失调女性患者的故事。这位女性前来接受教练，她感到非常沮丧。她的午餐花了 40 美元，吃完后她到某个僻静小巷里把它们全部吐掉，而且她不止一次这样做。当她吐完抬起头，看到不远处在地上坐着一个无家可归的人。她顿时感到非常窘迫和羞愧，心想："上帝呀，这个人甚至都没有 40 美元来买食物，看看我刚刚都做了什么。"听她这么说，考夫曼博士回应道："我们所有人都有一个黑暗的小巷，那一个刚好是你的，但不只是你，我们所有人都有，我们所有人的生命中都有令人羞愧的事情。你不孤单，也不可怕，你也是人。"

没有让客户吞下自己的内疚与羞愧（她认为"我不好"），考夫曼博士反而进行了正面转换并肯定了客户。不管在什么情景中，持续地给予肯定都可以帮助客户避免用糟糕至极的方式回应自己的体验。在我们完全接纳每种情况都是为我们的成长和改变而设的完美时刻这一说法之前，我们是无法过上幸福且富有建设性的生活的。

共情、温暖和肯定结合在一起，是产生大师级教练效果的必要元素。出现大师级教练效果不是因为教练给予了专家式的建议、教导、安慰、解释和纠正，而是因为它只能通过临在的状态和彼此间的连接自然而然发生。

平静

"平静"这个词来自希腊语，其拉丁词根的意思是"燃烧热"或"白天的燥热"，在这样的情况下还可以放松休息就是平静的力量，也是大师级教练可以展现出来的一种品质。这种力量源于我们能对正在展开的生命画卷保持的连接和信任，无论这种连接和信任是基于个人的经验，还是基于对宇宙运作的相信。

"我的笃定超过你的怀疑。"教练之城公司的戴夫·巴克（Dave Buck）说。这不仅仅是教练与客户一起工作时要秉承的信念，也是教练要在生活中展现出来的状态。在烈火中仍能保持平静是一种力量，这力量来自内心始终相信改变永远来得及。这让我们有可能处理紧急事件时一上手就能产生良好效果，因为我们没有在混乱和痛苦中惊慌失措，相反，我们依然能保持敏锐和泰然自若。

有着平静力量的教练在任何时候都可以后退一步，冷静观察自身和客户的混乱情绪，从而创造出一定的自由空间，让自己远离习惯性的无意识反应。避免因焦虑、恐惧等负面情绪而触发的下意识反应，取而代之的是，他们能够及时理智地留意到这些情绪，同时让自己保持临在的状态，对如何应对当下情况进行有效的选择（Shapiro et al.，2006）。

大师级教练在生活中和在工作时的状态是一样的。他们能够做到旁观内在的自我对话，旁观干扰到内心平静的人、事、物及负面体验。在每天的开始之际，在每次教练会谈之前，以及在生活中的很多时刻，他们都能灵活恰当地运用平静的力量，让事情出现转机甚至是更上一层的突破。他们信任自己以及自己正在做的事情。通过保持临在的状态和对将要出现的任何情况保持开放的心态，他们就能够很好地理解万事万物之中的意义、目的和价值。这并不容易，但确实是可以做到的。

热情

这个能量有别于平静，其本质上是乐观和希望。它让人总是期待着最好的结果，事实上它也确实常常会带来最好的结果。它有点儿像孩子们身上常见的能量，当一个孩子正期待着一个特别的活动或假期时（比如去动物园或可以坐飞机），它就充满了兴奋的能量并满怀热情。

在《可能性的艺术》这本书中，洛兹和本赞德写到了“闪亮的眼睛”对决定承诺水平的重要性（Roz and Ben Zander，2002）。无论是看起来还是感觉上，热情都像眼睛在发亮、微笑在发光。虽然生活中随时都可能充满挑战，但大师级教练散发的热情会令谈话更易产生促使客户改变的效果。充满热情的教练一定会把能量带到谈话中。

在每天的每一分钟都散发热情是不太可能的，但大师级教练还是常常会尽可能这么做，这是让教练工作成功的元素之一。人们渴望接近并依赖那富有吸引力的热情能量，热情可以产生自我推动并启动向上的螺旋。在提供教练服务的过程中，热情有益于让双方都保持弹性和自我效能。

提高热情的一个简单方法就是培养感激之心。留意、记住和庆祝发生的好事是强有力的解药，可以消除既往积累的坏事情在心中散发的霉味。明白了这个道理，大师级教练就可以每日修炼感激之心来培养快乐、平衡和自尊。

共情的给予和接受之间是相互促进的，热情也是同样如此。教练越是在生活中做许多能让自己充满热情的事情，就有越多的热情与人分享。保持热情，既能实现自我同情，又能直接且明显地提高教练效果。通常情况下，大师级教练不太可能陷入被情绪淹没、疲惫、压力、耗竭或绝望的状态。但是，如果不做些令你的生活有意义的事情，包括足够时间的休息和复原、与别人分享你的热情，那么，虽然不至于完全丧失热情，一直保持应有的热情也是很困难的。

有趣

正如共情、温暖和肯定密切关联，有趣和热情也是紧密相关的。它们虽是不同的能量，但彼此相互支持。实际上，没有了有趣，热情就不可能保持。有趣可以提升我们的能量和对生活的参与度。

热情的基础是有趣，而有趣的基础是幽默和好奇。当一个人失去了笑的能力，特别是面对生活的嘲弄、失和及逆境时，他几乎不可能还有玩乐的心思。小孩子一天能笑上几百次，而上了年纪的人平均每天只笑 17 次。大师级教练和其他健康的成年人知道如何保持微笑和玩乐（Balick & Lee，2003；Wooten，1996）。

可能这就是大笑俱乐部虽源于印度，但现在已经遍及全球的原因。这些团体，尤其是在早上，在开始阶段的热身练习之后，要练习一系列笑的方式，直到最终情不自禁地流露出咯咯傻笑、轻声笑和大笑。参加者们都反映体验到了焕然一新、放松、恢复活力和更加年轻等感受。

虽然教练是很严肃的事，但不可以一直严肃着做。除非我们能感到并表达出一种轻松的存在状态，否则客户很可能会因害怕教练会谈而不能完成也许原本可以产生的变化。

勇敢和真实

对许多教练而言，可能勇敢与真实才是最具挑战的。“勇敢”这个词常常会让人联想到裁决、冲突和惩罚，但表现得勇敢并不代表就要充满敌意、残酷或威胁。它指的是在当下与客户建立关系、唤醒客户并让客户产生前进的动力和巨大决心。

明白善意和真实之间区别的大师级教练们能够大胆又恰当地表达自己对客户的观察、感受、需要和请求。他们行动坦率，交谈真诚。通过和谐地统合使用自己所有的教练优势，大师级教练可以无惧地进行交谈，他们松动客户的负面信念，搅动客户的内心却不会让客户觉得被冒犯、被指责、被羞辱或受到贬低，也不会激起客户的防御。

以勇敢和真实的方式接近客户可能会异常困难，在最初甚至会令人感到可怕。但是教练把想说的话说出来，对客户的推动力也是巨大的，因为真相总是可以引发共鸣并具感染力。只要教练不是在评估或评判，而是细致地观察，诚实地反馈所感受到的和所看到的，就能让客户对他们是谁、正在面临着什么有更深层而客观的了解，从而获得真实的新发现和新理解。这样以后，客户就可以聚足勇气让自己的需要更加充分地被满足。

托马斯·安森伯格（Thomas Ansembourg）所著的《保持真实：停止示好，开始真实吧》是一本对如何进行勇敢而真实的交谈进行指导的书籍，盖·考林（Guy Corneae）在给该书的序中，对勇敢而真实所产生的动力做了这样的表述：

> 表达自己的真实既是对他人的尊重又是对自己的尊重……建议我们在与他人的对话中直抒胸臆，这样我们可以从中学会重塑自己的表达方式。我们一旦掌握了真实沟通的方法，就会体会到与他人和自己更加真实亲近的喜悦之情，这是一种向他人敞开的喜悦。这种沟通的关键是，我们得放弃以往熟悉的甚至是舒适的、我们很习惯、很享受的混乱不清，取而代之

的是进入一个有选择和自由的世界。（Thomas Ansemburg，2007）

这就是在教练会谈中保持勇敢和真实的关键所在——同样也适用于生活中的对话。教练过程中的勇敢意味着诚实地分享当下的发现、感受、需要和需求。通常，能做到这样深层次地与客户建立关系是需要花时间练习的，但是其结果很值得为之努力。尊重和真实地与客户互动可以促进客户实现想要的改变。

传递教练中的临在状态

教练中的临在状态可以透过多种方式传递出来，包括词语的选择、说话的节奏、身体语言、面部表情和语调等。每位教练都有自己的方式组合这些不同的因素来促成教练成果。大师级教练通常擅长运用声音，无论是面对面教练时还是在电话中。有时他们用兴奋的声音激发客户的能量，而另一些时候则用平缓的声音予以抚慰。无论哪种方法，只要在对的时间用对了声音就都是在传递教练中的临在体验。

沉默也是教练过程中临在体验的一个基本功，它可以表达对客户体验的安慰、尊重和允许。客户的感受、需要和渴望有时需要一些时间才能慢慢浮上来变得清晰。如果教练很适应沉默的话，那么他的临在状态会引发客户更多的深思。

教练临在状态中最普遍适用的一个品质是：在每个当下，都既要弄清楚意图，又要意识到注意力在哪里。虽然一名大师级教练看起来似乎可以轻而易举地、优雅地呈现教练的临在状态，但临在状态从来不是偶然自发产生的，它需要刻意地长期训练。我们成功完成的教练越多，在教练过程中展现的临在能力就越强。

除非教练已经愿意并且做好了准备要训练自己，也真正投入地去练习，否则不会有临在的状态。当教练精疲力竭的时候，他们的能力就不能充分发挥，而当教练精神焕发时，才能也会完全被调动起来。为保持在教练过程中展现良好的临在状态，劳逸结合并留意状态的高低起伏是教练自我管理的重要部分。

一个需要考量的重要因素是教练和客户之间的能量流动。处于临在状态中时，教练和客户互相信赖、彼此默契。这种默契可以经眼睛看到、耳朵听到，一切仿佛是自然而然地流淌出来的。但如果某个人跳出这种状态，事情的进展就不再顺利，这时，教练要尝试其他的方法了。

教练中的临在状态：一曲个人优势（才能）的交响乐

教练会带着自己独特的临在状态品质进入教练关系和会谈中。没有两个教练完全一样，也没有两个教练使用完全一样的工作体系，或以完全一样的方式运用教练技术。教练在帮助客户时所呈现出的临在状态，在很大程度上决定了他如何与客户建立关系、如何推动客户，以及如何运用直觉制造机会和培养客户改变的动力。

对临在状态的一种理解，可以是将之视为一首由个人才能与性格优势组合的具有个人特质的交响乐，这些是对这个教练最重要也是他最能熟练使用的才能和优势。多项研究显示，个人性格优势的发挥程度与教练效果直接相关，也与教练本人无论在工作中还是生活中的快乐程度直接相关。这个理论不仅适用于教练人群，也适用于其他任何人。教练越是能够灵活自如发挥自己的优势，其教练效果就越好。当然，这并不是说个人的优势是产生教练临在状态的唯一因素，但它是一个重要因素。在成为教练的最初阶段，人们觉得有太多技术需要掌握，简直就要被压垮了，这是很常见的现象。因此，对新教练来说，从发现和运用自己的优势做起，进而逐步提升自己的教练临在状态，这是一条入门的捷径。

为了能够充分运用自己的才能和性格优势，教练首先要弄清楚自己的长处是什么。在过去10年间发展起来的积极心理学的重要贡献之一，就是对人的性格优势进行了分类，分类的形式和功能都和《精神疾病诊断与统计手册（第

5 版）》相似。《精神疾病诊断与统计手册（第 5 版）》对应的是精神障碍疾病，优势、才能和美德的联合模型对应的是精神与情感的健康。其中最流行的一种优势模型就是由盖洛普公司（Gallap）发展出来的工作模型——发现你的优势（Rath，2007）。

帕特森和塞利格曼开发了另一个不同的模型，将确认的 24 种人格优势分为 6 组，它们都具备跨文化、跨历史、持续并普遍存在的特点（Paterson and Selinman，2004）。这六组优势分别是智慧、勇气、人本、公正、节制和超然。一个名为“VIA 性格特征优势问卷”的测试问卷可在线进行免费测试并提供测试报告，报告中将测试者的 24 个性格优势从最强到最弱按顺序排列，其中前五个是这个人的“特征优势”，也就是在与他人互动时展现出来最具影响力的个人能力。

如下是这 24 种人格优势以及教练对他们的体会（Petersin and Selingman，2004）。所有这些优势以及教练的体会都很棒，不存在哪些优势的组合最好、最有利于成为大师级教练之说。教练如何理解这些优势对他的各个方面都有影响，无论是对临在状态还是对实际操作，包括教练认为自己是谁、如何在教练中展现自己、能够吸引到什么样的客户以及如何促进客户的改变和提升等。

智慧与知识

这是一组认知方面的优势，是可以掌握和运用所学知识的必要能力。

1. 创造性（原创性，独创性）

以新颖和建设性的方式思考，包括艺术性的思考，但不仅仅局限于此。

教练的体会：“我喜欢和客户一起跳出原有的思维思考，产生新颖、有价值甚至是好玩的做事情的方法。”

2. 好奇心（好玩的，寻求创新，开放式的体验）

对所有正在发生的体验本身感兴趣，探索、挖掘和发现令人着迷的主题与话题。

教练的体会：“我喜欢探索事情的各个方面，特别是最好的状态是什么样的，并以此来拓宽和发展客户的能力。”

3. 开放的心智（判断力，评判性思维）

全方位的思考和考察事情；不会直接跳到结论；能够用证据改变他人片面的想法；公平地权衡所有证据。

教练的描述："我不会直接跳到结论层面，我喜欢全面思考，和客户一起考虑不同的视角，然后从容检视所有方面。"

4 . 热爱学习

掌握新的技巧、主题和知识，无论是自学还是通过正规学习；显然这与好奇心相关，但又远远超过好奇，是一种系统性的扩展和补充个人学识的倾向。

教练的描述："我喜欢学习新东西，也喜欢帮助客户学习到新东西，在温习固有能力和知识的基础上为未来学习掌握新的技巧、新的知识，以进入新领域。"

5. 敏锐（智慧）

可以以一种理解自己和他人的方式看待世界。

教练的描述："我喜欢去理解各种体验，并为这些体验赋予意义和目的，无论对自己还是对客户。"

勇气

面对来自内外的反对，勇于实现目标的情感力量。

6. 勇敢（英勇）

在威胁、挑战、困难或痛苦面前不会畏缩；仗义执言，即使面对反对；行动基于信念，即使这样做并不受欢迎；包含身体上的勇敢，但不局限于此。

教练的描述："我会带着爱直言真相，甚至给客户施加压力，即使这样可能会让他感到很不舒服。"

7. 坚持性（毅力、刻苦）

有始有终；有毅力完成已经开始的行动，即使遇到阻碍也绝不放弃；排除万难；享受完成的喜悦。

教练的描述："我会和客户一起坚持，直到完成目标。没有什么是不可能的，只是有些事情可能需要多花费一点时间。”

8. 诚信（真实、诚实）

说实话或更广义地、表里如一地表达自己，不假装，为自己的感受和行为负责。

教练的描述：“我力图在和客户的所有沟通中都保持真实，特别是当我感觉到对方可能有一些尚不想表达的深层感受、需要和渴望时。”

9. 活力（热情、积极、魄力、精力 ）

积极而精力充沛地生活；不会无精打采地做事；将生命视为一场探险；充满活力并积极主动。

教练的描述：“我热爱生活，积极而充满活力地做每一件事，尤其是对教练工作。生命是我全力以赴和全心投入的一场冒险，我周围的人们总是能被我感染。”

人文精神

包含关怀和支持在内的与人际相关的一组优势。

10. 爱

珍视与他人的亲密关系，特别是彼此间的分享与关怀；喜欢接近他人。

教练的描述：“我喜欢感受人与人之间的紧密，和彼此之间相互的支持。温暖是我的教练过程的显著特征。”

11. 善良（慷慨、关怀、照顾、仁慈、利他、好心肠）

给别人帮忙，为别人做好事，帮助人，关心人。

教练的描述：“我喜欢帮助别人，为他们做好事。我常以特别又关怀的方式提供帮助，令客户深受感动。”

12. 社会智力（情商、人事智力）

可以觉察到自己和他人的动机和感受，知道在不同的社会情境中如何行事；知道如何赢得他人。

教练的描述：“我理解他人，对我来说，引导人们发现自己的感受、需要和渴望（包括那些隐含的）是很容易的。人们说‘带着尊重与人连接’是我在教练中具有的突出特色。”

公正

良好的社会生活中的文明力量。

13. 公民权（社会责任、忠诚、团队协作）

作为成员，与团队良好合作，忠诚于团队，贡献自己的一份力量。

教练的描述：“我的客户总是先到，他们将我视为他们团队中的一员。我喜欢在促进成长的过程中把自己视为盟友的客户。”

14. 公平（社会责任、忠诚、团队协作）

依据平等和公平的原则一视同仁，不因个人的情感而对别人做出有失公允的决定；给每个人同等的机会。

教练的描述：“不是我说了算，而是客户说了算，这一点很重要。我把我自己的想法放在一边，对所有的客户我都努力成为公平的典范。”

15. 领导力

作为团队中的一员，鼓励他人做事，同时让团队内每个成员间都保持良好关系；组织团队活动并看着它们发生。

教练的描述：“在我的工作和生活中，我把自己塑造成为一名领导者，我展现自己对客户的领导力的方式，是鼓励他们成为自己生活的领导者。”

节制

防止过度的一组优势。

16. 宽恕与怜悯

宽恕那些犯过错误的人，给他们第二次机会，不怀有复仇心。

教练的描述：“我接受客户现在的样子就是他现在该有的样子。我从来不评判，也不暗示客户他们错了。相反，我欣赏他们在探索每一种经验中的学习状态。”

17. 谦虚 / 谦逊

让成绩说话，低调。

教练的描述：“虽然在我个人的发展过程中，我践行着知行合一的模式，但我从来不想引人注目或尝试让我自己脱颖而出。我们都是自己人生的学习者。”

18. 谨慎

仔细抉择，不要冒不必要的风险或做日后会后悔的事情。

教练的描述：“我喜欢和客户一起制定一些切实可行的策略。我想让客户成功，这就需要确定目标是具体的、可衡量的、可操作的、可实现和有时间节点的。”

19. 自我调节（自控）

调节自己的感受和行为，自律，可以调整自己的欲望和情绪。

教练的描述：“沉默是我的朋友。我喜欢从容不迫，考虑清楚自己的想法和感受，并且只在对的时间做对的事来帮助客户前行。除开工作，在我的个人生活中我也能做到是自我调整的典范。”

超然

一组与更大的宇宙连接、知晓神圣的意义和目的的能力。

20. 欣赏美和卓越（敬畏、赞叹、高尚）

能够注意到和欣赏生活中所有领域中的美、卓越及精湛的表现，无论是从自然到艺术，还是从数学到科学，乃至每日的生活经验。

教练的体会：“我的客户总是让我感到惊奇。我喜欢欣赏他们的美丽、卓越和能力，无论他们处在旅途的哪个阶段，都有可以值得庆祝和欣赏的地方。”

21. 感恩

能够意识到发生的好事并心存感激，花时间表达感谢。

教练的体会：“我带着感恩进入生活，我的客户学会这一点并常常与我分享。活着、与客户在一起做事情、学习新的方法，而后变得更健康，这是多好的礼物啊。”

22. 希望（乐观、未来导向、期待未来）

期待未来会更好并努力为之奋斗，相信美好的未来指日可待。

教练的体会：“我总是相信客户有能力成为最好的自己，我知道客户内在有个更好的自己，无论那是什么样子，我都想让其完全显现出来。”

23. 幽默（有趣的）

喜欢笑和诙谐，为他人带来欢笑，经常看到事情光明的一面，开玩笑（不一定要以讲笑话的方式）。

教练的体会：“在我的教练会谈中总是不乏欢笑。我喜欢让学习过程变得好玩、愉快同时有意义。我们甚至为一路上所犯的错误而发笑。”

24. 灵性精神（忠诚、目的、虔诚）

对宇宙存在的意义和更高目的怀有坚定的信念；了解我们是宇宙进化这个大蓝图中的一部分；相信生命有各种不同但重要的意义。

教练的体会：“我把我的客户看作是更大蓝图的参与者，甚至是宇宙的意义和目的。我喜欢与客户建立良好的关系并同他们一起见证奇迹的出现。”

把临在技术与优势连接

当教练可以完全仰赖自己的优势时，他们就能够轻松接近并运用那些临在技术。运用这些技术有助于建立稳固的、彼此连接的、真挚的教练关系，较好的一点是个性优势和这些临在技术是相互关联着的：

与正念相关的是：自我调节，勇敢，诚信，敏锐，公民权和社会智力

与共情相关的是：社会智力，自我调节，爱，好奇，开放的心智，敏锐，宽恕和怜悯，以及灵性精神

与温暖相关的是：活力，爱，社会智力，善良，感恩，宽恕和怜悯，

以及谦逊／谦虚

与肯定相关的是：欣赏美与卓越，感恩，善良，希望，创造力和敏锐

与平静相关的是：灵性精神，勇敢、诚信，开放的心智，敏锐，自我调节和谨慎

与热情相关的是：活力，幽默，感恩，好奇，爱学习，勇敢，耐力，欣赏美与卓越

与有趣相关的是：幽默，好奇，创造性，活力，希望，灵性精神和敏锐

与勇气和真实相关的是：诚信，勇敢，社会智力，公平和耐力

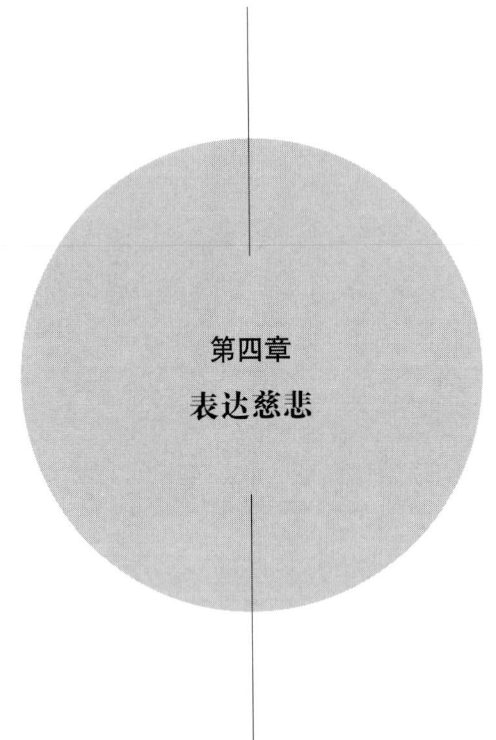

第四章 表达慈悲

我们有多渴望被听到，就以同样的热情去倾听他人，该有多好

要是我们能用像渴望被听到一样的热情去倾听他人，那该多好

——哈里特·勒纳（Harriet Lerner）

目标

读完此章之后，你将能够：

- 描述负面情绪对大脑学习力的影响
- 理解慈悲为什么可以支持自我决定
- 理解共情的定义，并了解它和慈悲之间的关系
- 描述表达共情的工具——非暴力沟通
- 描述非暴力沟通的四个元素：观察、感受、需求和请求

教练如何处理客户的负面情绪

情绪和正负面状态的平衡，对大脑的学习力都有非常大的影响。教练要帮助客户将他们的情绪调整到最有利于学习的状态，从而拥有“条理清楚的心智”。负面情绪会损伤大脑前额叶的功能，减损工作记忆，而工作记忆是大脑进行创造所需的原始材料。因此，负面情绪会降低大脑的学习力和对新知识与技能的吸纳能力，长此以往便会降低好奇心、心智活力和创造性、策略性的思考能力。很多人每天都会体验到一些超负荷的、混乱的负面情绪，因此，教练工作的第一步就是驯服这种糟糕的负面情绪（Hammerless & Moore，2002）。

一项关于医生共情能力的研究显示（Hojat，2011），共情能力评分较高的医生，他们患者的血糖和胆固醇水平明显低于共情分数低的医生的患者。教练的仁慈心对客户负面情绪管理起着重要作用。大多数人，特别是那些患了慢性疾病的人，通常会感到对自己的疾病无能为力。他们的内心存在自我批评的声音，这些声音在说“我做不到”“我不够好”“我失败了”。这样的自我责备是负面情绪的潜在来源，它耗竭了大脑资源，令人难以向前发展。

当教练散发出温暖和耐心并给予共情时，客户就更能走出过去，接受他们自己并感受到自我同情。作为一名健康领域的专业人员，在看到患者不见好转时还保持耐心和同情是很困难的，但是如果教练想帮助客户缓解顽固的负面情绪和负面的自我对话，持续地给予接纳和共情则是必需的。

克里斯汀·内夫是一名研究自我同情的心理学家，也是自我同情运动的发起人之一。他研究了自我同情对处理负面情绪和痛苦的重要性（Kristin Neff，2011）。他认为，对负面情感予以自我同情会引出内心的柔软和体贴，这可以提高大脑学习和改变的能力，而觉得自己失败和害怕失败都不能为学习改变提供有效的内在动力。内夫自我同情法是教练可以采纳的一个不错的方法，首先要全然接纳自己的负面情感，然后全心全意地去感受那些向我们述说类似负面情感的人，最后做出自我体贴的动作，比如是交叉双手放在胸前，保持一会儿。

戈尔曼指出有两种情感反应类型：低速路和高速路（Goleman，2006）。低速路的反应通常是自动发生的，例如：在深夜安静时听到突然发出的响声而心脏狂跳。如果事情发生后，我们对情景进行再评估，然后适时地逐渐释放肾上腺素和皮质醇这些压力激素，这时产生的反应就是高速路反应。这个再评估过程可以抑制杏仁核的过度活跃（内在“糟了”的声音）。当我们进行再评估时，就更容易回想起事情的内容。当我们可以有意识地区分事件本身和我们对它的解释时，就为恰当地再评估打好了基础。再评估过程的关键是把下意识的解释意识化，进而明白自己经常下意识地运用到了哪些相关的解释系统（价值、信念和文化因素），最终带来观点和视角上的正向改变。

教练的一个任务就是帮助客户把再评估变成意识化的持续过程，恰当的再评估对于内部资源的建设是很重要的。再评估并不是要压抑情绪，事实上，压抑通常只会导致更多的负面情绪，从而加重疾病情况。当恐惧影响到大脑功能时，我们对错误就没有什么判断力了，抵抗力也会下降。教练在会谈中通过进行命名和正常化，可以将这种常常无意识的过程意识化，把恐惧和威胁进行命名可以让杏仁核较快平静下来，这样大脑负责解决问题的部分才会活跃起来，然后进行建设性的活动。

弗雷德里克森指出，积极的情绪可以提高注意力、心智开放度、创造力和策略性看待事情的能力（Fredrickson，2009）。当我们获得并维持积极与消极情绪的比例在 3 ： 1 及以上时，我们的调整水平就提升到了能够适应和改变的程度。积极的情绪对大脑在每个当下的学习力是很重要的。

在每次教练会谈中，教练都要为客户创造出一片绿洲，那里充满平静、觉知、专注和积极。教练还可以帮助客户以自我同情的方式处理自己的负面情绪和内在的自我批评，提升积极情感的水平，进而提升产生新洞见和新选择所需要的好奇心和创造力。教练要鼓励客户从各种尝试中学习，即便在结果不尽如人意时，也要请客户对内在负面对话保持好奇，而不是直接认定自己就是失败者。

探究自尊

自尊，就是相信自己作为一个人的重要性和价值，或叫健康的自我尊重，这是人类最重要的基本需要，它驱动我们设立更高的目标和评价自己的标准。但自尊的设定标准必须依据实际情况，积极适度的自尊是一个强有力的建设性资源，可以鞭策我们取得更大的成就。但是当自尊的表现未能达到内在设定的标准时，它就会转变成内在的批评者，转而成为我们负面情绪的主要制造者，对改善和维持健康起到消极作用。

高自尊的好处包括（Baumeiter，Campbell，Krueger & Vohs，2003）：

- 面对困难时有耐心，也更容易表现得有伸缩性
- 更主动积极
- 高自尊的领导者在团队中更愿意表达自己的看法
- 拥有令人感到快乐的关系

低自尊的人比普通人更易于生病或患上与日常压力相关的其他身体疾病（Baumeiter et al.，2003）。此外，低自尊的人更容易从治疗中而非教练中获益，因此，对此类客户应考虑适当转介。

但是，自21世纪中叶以来，不断高涨的鼓励高自尊的运动——这是美国的文化特别强调的一点——所带来的也不尽然都是好事。高自尊可能导致的不良后果包括：

- 自恋，伴随着攻击性
- 更加注重社会攀比
- 夸大了其他人如何看待高自尊人的认知
- 对他人有更多批评
- 更爱冒险，并尝试不利于健康的事情

如果自尊的基础来自与他人社会攀比的需要而非自我价值的真实感，那么就很难避免评判，即很容易给他人贴上标签，如“好”、“坏”、“更好”、“更差”等。此外，当别人在进步时，这些高自尊的人出于竞争的需要常常会不断改变自己的目标。当客户的自尊来自与他人和环境的比较时，他们实现目标的动力更多来自赢过他人的欲望，而非基于自己内在的自主动力。

那些过于关注自我价值和自尊的人往往认为，只有达到某种标准、实现某个目标的人，以及认为必须以某种方式行事才有价值的人，他们所体验到的自尊才是由情景而定的自尊（Ryan & Brown，2003）。这特别不利于他们实现与健康相关的目标，因为这种情况下驱动客户的更多是外在激励，如取悦他人或向他人证明自己的价值，而不是来自自己内在的动力，这两者有本质差别。

当伴随着“我想让你高兴”或“如果我不这样做就会陷入麻烦”这样的想法做出行为时，外在因素就成了驱动改变的原因，其学习力、创造力和绩效表现都会大打折扣。在教练过程中，如果客户的自尊主要来自教练的看法、教练的称赞、目标是否达成以及满足他人期待的压力，那么这些都会损害他的成果并减少真正的热情。

自我同情：如何接纳痛苦和平息内在批评

克里斯汀·内夫的自我同情的流程包括三项：自我友善、理解共同的人性和正念（Kristin Neff，2011）。

自我友善就是承认人类的体验里不可避免地会包括痛苦、心痛、尴尬、失望和失败。我们练习自我友善可以试着这样做：选择温暖和原谅而非生气和自我指责。同时，自我友善可能还需要愿意呈现自己的脆弱，让自己真实的所有方面被看见，包括不完美。

布林·布朗（Brene Brown，2012）指出，羞愧源自严格的自我指责式的评判，这种感觉常常需要被隐藏，同时被隐藏起来的还有脆弱感，然后逐渐成为不为人知的秘密。幸运的是，建立在信任与真实基础上的优质教练关系，可以帮助客户愿意去体验和分享，并伴随着友善地对待自我后而浮现出来的脆弱感。

理解共同的人性意味着感到自己是人类的一部分，而绝非仅仅是孤立的单独个体，理解到关怀自己也是对人类共同人性的一种关怀。当一个人意识到并非只有他体验到这些负面情感时，他就更加容易接纳自己的感情了。

此外，也要认识到自己的选择和环境因素共同塑造了一个人的处境，而且这两种因素同等重要。在考虑如何帮助客户改善生活体验和实现行为转变时，客户生活所在的环境和背景（人物、地点、事件）都要被考虑进去。

自我同情包括开放地体验所有范畴的人类感受，承认和尊重这些感受，而不去压抑、逃避、夸大，或对这些感受进行反复分析思考。正念练习可以帮助人们用非评判的、仅观察者的方式看待我们的思想和感受。

自我同情带来自我决定

自我同情的好处很多，特别是与客户自我决定的需求相关。首先，体验到与其他人的连接感——体验到人与人之间是彼此相连的，有助于满足关系需求这一人类基本需要。当行动的力量出自爱而非恐惧时，我们就更容易感受到自信和安全。要是烦扰人的情绪被驯服了，心情和思绪就都可以平静下来了。客户平静下来后，他的情商才会发挥作用，才会比较容易做出明智的、有利于目标实现的决定。当一个人受到鼓励从而反观自身，根据自己的价值观、需要和动机做决定时，他的自主感就得到了满足。做出了更好的选择则更有可能成功实现目标并体验到掌控感，这样就进入了一个为下一项任务积累自信心和胜任感的良性循环。

非暴力沟通：表达慈悲的沟通模型

多种有效表达仁慈的方法——对客户和对教练双方的仁慈，都可以在马歇尔·卢森堡（Marshall Rosenberg）的非暴力沟通体系中找到。在 20 世纪 60 年代，卢森堡研究和开发了表达共情的方法，这是一个能令人体验到慈悲的重要工具。卢森堡将其称为非暴力沟通，无须花很多时间就可以学到这项沟通方法，但要掌握它可能需要花费一生的时间（Rosenberg，2005，2006）。

表达共情可以让客户开始表达自己，这有助于客户认识到自己的感受和需要，进而在更深的层面了解自己，同时也可以增进教练关系。一旦可以做到这一点，就没有什么可以限制客户进行建设性行动和行为改变了。

共情的定义

共情是带着尊重来理解另一个人的体验，包括他的感觉、需要和渴望的能力。 共情不是为教练工作奠定基础，事实上，它就是教练工作本身。通过对客户经历的尊重、接纳和理解，教练帮助客户拓展意识、开放心智和促进改变。所有教练关系都必须在一个平和的、安全的、没有评判的关系空间中改变才会发生，因为在这样的空间里，人们能没有任何压力地自由和诚实地表达自己的思想、感受、需要和渴望，不必担心被评判和嘲笑。当客户意识到目标和现状之间似乎存在着无法逾越的鸿沟时，共情就变得尤为重要。客户越是感觉到“卡住”了，动弹不得，共情、接受客户的不适对教练而言就越发重要。

虽然教练们都认可与客户之间建立起上述那种可孕育改变发生的关系很重要，但有时面对客户危害自己健康的行为，还要保持平和、安全和不评判的心态是很困难的。特别是当教练已经竭尽全力帮助客户变得更加自我负责、进行行为改变之后，那些不健康行为依旧顽固持续存在时，要做到共情就愈发困难。作为教练，我们容易为了行为的改变给客户施压，但是，需要牢记，这样做会干扰共情的发生甚至引发客户对改变的抗拒。

人们常常把共情与怜悯和同情混淆。在实践中，教练懂得它们之间的区别是很重要的。在教练情境中，同情意味着在情感上认同客户的体验。同情一个人的意思是“我感觉到了你的痛苦”或“我感受到了你的喜悦”。同情一个正在悲伤的人会让我们自己也感受到悲伤。对其他感情的同情——无论这种感情是积极正面的还是消极负面的——都同样是这个意思，因为情感具传染性。

尽管这种“情感的传染性”是动物间产生相互影响的动力（De Waal，2006），共情也有类似的作用，但是，同情缺乏以临在状态为基础的全然客观的聆听。事实上，陷入同情通常会干扰聆听，因为这时我们会更多地把注意力指向我们自己的感受、需要和渴望而不是他人的，这样的后果就是忽略了客户的需要和渴望。这就是为什么表达同情和怜悯有时虽也有帮助，但它不像表达共情那样具有转化的力量。

怜悯无益于教练关系，因为它的意思是只为某人的经历而感到悲哀，通常是为客户所处的恶劣环境而悲哀。例如，我们会怜悯挨饿的儿童或被社会遗弃的人。这种哀伤会引发慈善行为，例如给予资助或表达关切。尽管这是有帮助的，但它的本质基于视这个人为受害者，所以无益于增强他们自身的力量。表达怜悯的人会这么说：“我为你感到遗憾。”这种态度很大程度上会削弱别人的自尊，所以在教练中是不允许的。没有谁喜欢被可怜，无论境遇有多困难。教练应该怀有相信客户有能力从任何经历中学习和成长的信念。怜悯与这种信念背道而驰，有种命中注定的消极暗示。

共情不是对别人感到遗憾，它是对别人为什么成为今天这样的尊重和理解。共情是在情感和认知两个维度上理解客户的经历，带着尊重连接客户，并反馈出客户可能存在的感受、需要和渴望。共情时需要完全的投入和深入的理解。共情中没有任何催促或评判，它提供了一个安全、平静、无对无错的空间，客户在其中可以自由地探索和发展属于他们自己的真相。然而，最典型的情况是同情是不由自主发生的，它像个闯入者从我们心中涌起，时而对咨询有帮助，时而没有。共情则是我们珍视的客人，它的作用是让客户打开自己，迎接意义深远的学习、成长和改变。

当我们在共情时，我们会这样说："我尊重你的痛苦"或"为你的喜悦祝贺"。这样做，是在承认客户的情感，并欣赏他能从中学习的能力和品质。这就要求我们学会并使用表达共情的语言，为表达共情，我们要发展出一种新的语言表达方式。它要求我们有意识地运用情商和直觉。当人们以敌意或破坏性的方式表达他们的痛苦时，我们依然能予以共情，才算是真正具备了共情能力。

用非暴力沟通的方式表达共情

非暴力沟通用如下 4 个元素表达共情（见图 4.1）。

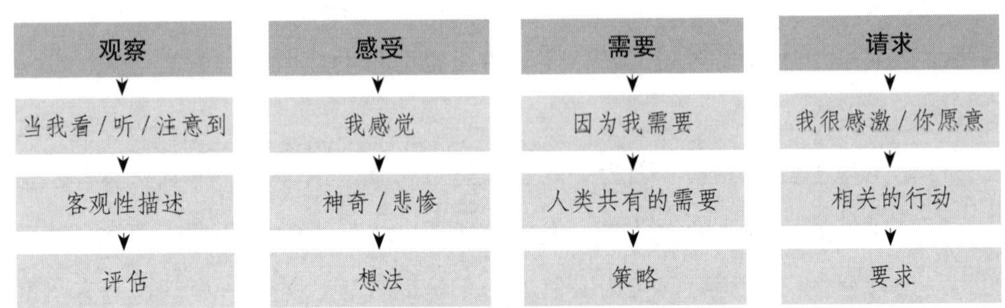

图 4.1 非暴力沟通表达共情的 4 个元素

1. 观察而不是评估。因为在每个特定的时间和地点，我们对五感（看、听、尝、嗅和触）所能感知的描述是不同且带有局限性的，我们要推迟判断、夸张、解释、概括、灾难化、推测或批评的倾向。例如："我上周的锻炼泡汤了"，这是评估；"我上周去健身房一次"，这是观察。

2. 表达感受，而不是思想。很多人习惯于把思想和感受混为一谈，尽管语法正确，但下面这些句子并没有在表达感受："我感觉自己像个失败者""我感觉这根本没用""我觉得我的老板很喜欢控制""我觉得这样不够"。这些都是把思想误认为感受，不利于共情的表达，非暴力沟通称这些为"人造感觉"。

3. 表达需要，而非策略。区分人类共有的需要和满足需要所采取的策略是非暴力沟通的核心。"需求不仅帮助我们活下去，还代表一个人所看重的价值、渴望、需要和偏好，而这些都是为了可以体验到更快乐和有意义的生活。尽管人们的需要及程度因时而异，但在人类的内心深处都有着共同的需要。"例如我们都需要能干、归属感、安全或爱。尽管语法正确，如下句子没有一句表达的是人类共有的需要："我需要你在商店那停一下""我需要你每天健身""我需要负责这个项目"。这些都是满足需要的策略，但这样的说法都没有表达出需要本身。

4. 提出请求，而非要求。一旦我们明确了感受和感受之下的需要，就是求证我们的理解或者同意某个行动的时机。无论哪种情况，非暴力沟通都是用请求的语言，如："你愿意告诉我你听到我说的是什么吗？""关于下周的锻炼，你愿意做什么呢？"重要的是既要尊重这个人的自主权，又要尊重他当下的任何选择。

马歇尔·卢森堡方法的理论基础是认识到人类的感受和需要之间的因果关系（也就是说：当需要得到满足时，人们感觉良好；当需要没能得到满足时，人们感觉糟糕）。这些需要和感受通常在意识之下。除非需要全部被尊重、被认可和被表达，否则改变不会发生。

表 4.1 中列出了具有代表性的需要，但并不仅局限于此（Tschannen-Moran，2012），更多地被列举在格雷戈·肯德里克所写的《非暴力沟通介绍》中（Greg Kendrick，2007）和其他的一些汇总中（Lamb，2002）。重要的不是要记住和能说出这些需要的名字，而是要意识到，应当以平和、安全、没有评判的方式连接到这些感受和需要所产生的价值。无论客户在教练会谈中表现的是积极还是消极，承认他们的感受和需要都可以加深关系，促进教练进程。

表 4.1 描述的是非暴力沟通模型。这个模型既可以用于表达感谢和祝贺

（当需求被满足时），又可以用于寻求理解和共识（当需要未被满足时），并且同等有效，因为原理是一样的。想要表达感受而非想法、表达需要而非策略，熟知大量感受和需要方面的词汇是很有帮助的。

在教练过程中，客户表现出矛盾纠结是改变过程中很普遍的现象，这种表现应当被欢迎和被探索。如果客户的脑子里都是评估、想法、策略和要求，那想要冲破这种矛盾纠结的状态可以说相当困难。牢记如下原则很有益处：每个评估背后都有一个观察，每个想法背后都有一个感受，每种策略背后都有一个需要，每一个要求背后都有一个请求。对隐藏在背后的观察、感受、需要和请求保持好奇心是表达共情的关键之处。温暖的共情是一个不可思议的礼物，可以出乎意料地、充满动力地推动谈话的进展。正如卡尔·罗杰斯（Carl Rogers）曾说过的："共情真是好用得要命"（Rosenberg，2005）。积极健康的行为需要情感动力，而共情是蓄积这种情感资源的关键。

表 4.1　与需要相关的感受

当需要未被满足时	当需要被满足时
敌意 憎恨、对抗、惊骇、反对、冷淡、轻蔑、厌恶、讨厌、蔑视、仇恨、讨厌、可憎、嘲笑、粗暴、报复、恶意	**兴奋** 狂喜、得意扬扬、着迷、活力充沛、头晕目眩、没头没脑、傻乎乎
气愤 激怒、暴怒、愤怒、愤慨、盛怒、大怒、抓狂、义愤、忿懑、生气	**活跃** 活泼、神奇、活跃、热切、精神饱满、热情高涨、生机勃勃、充满乐趣、神采奕奕
烦恼 恼火、怀恨在心、古怪、生气、气馁、不满、不高兴、恼怒、挫败、抱怨、不耐烦、激怒、急躁、恼羞成怒、焦躁、易怒、阴沉、紧张	**鼓舞** 神奇、吃惊、敬畏、炫目、兴高采烈、惊喜、生机勃勃、充满活力、激昂
心烦意乱 不安、惊恐、混乱、惊慌、骚动、忧虑、心神不定、慌乱、坐立不安、担忧、强横、焦躁、不自在、心神不宁、烦恼不安、不安定	**喜悦** 愉快、活泼、欣喜、兴高采烈、狂喜的、高兴、开心、喜气洋洋、快活、欢喜、欣喜若狂、容光焕发、咯咯笑

续表

当需要未被满足时	当需要被满足时
紧张 焦虑、愤愤不平、心急如焚、易激动、坐立不安、疲惫、易怒、紧张不安、神经质、无力招架、压迫感、有压力、心神不宁	**放松** 自在、无忧无虑、舒服、开放
恐惧 惶惑、忧虑、担心、害怕、不祥感、惊恐、迟疑、疑虑、慌张、惊呆、胆小、多疑、可怕、羞怯、恐惧、失去勇气、谨慎、焦虑、保守、敏感、发抖、摇摆不定	**好奇** 冒险、机警、有趣、痴迷、好问、陶醉、入迷、兴奋
易受伤的 小心翼翼、脆弱、警戒、无助、不安全、猜疑、顽抗	**自信** 有力量、自豪、安全、有把握、自我肯定
困惑 矛盾、感到困惑、糊涂、茫然、慌张、瞻前顾后、迷失、迷惑、不知所措、迷惑不解、怀疑、撕扯	**被吸引** 全神贯注、机敏、热情、好奇、专心致志、着迷、出神、投入
尴尬 羞愧、懊恼、悔悟、内疚、不光彩、谦卑、窘迫、懊悔、后悔、难为情	**希望** 期待、有勇气、乐观
渴望 羡慕、嫉妒、怀旧、苦思冥想、不满足、向往	**感恩** 感激、感动、感谢、被打动
劳累 筋疲力尽、枯竭、耗尽、疲惫、虚弱无力、无生气、倦怠、困倦、厌倦、疲惫不堪	**焕然一新** 有精神、恢复活力、重建、精力充沛、恢复健康（精力）、苏醒复活、精神焕发
切断 隔离、疏离、冷淡、无聊、无动于衷、无牵挂、旁观、不感兴趣、保持距离、心不在焉、冷漠、厌倦、疲惫无力、孤单、麻木、远离、无趣、退缩	**深情** 亲密、仁慈、友好、喜爱、同理心、温柔、信任、温暖、光明磊落
伤心 忧郁、抑郁、沮丧、失望、消沉、绝望、气馁、心灰意冷、垂头丧气、无精打采、孤独、阴郁、忧伤、忧心忡忡、无望、悲哀、悲伤、不快	**平静的** 感到是被保佑着、安定、安稳、头脑清晰、成熟、安详、宁静、安静

续表

当需要未被满足时	当需要被满足时
震惊 惊骇、怀疑、惊慌、恐慌、困惑、震惊、惊讶	**放心的** 信任、冷静、志得意满、镇静
痛苦 苦恼、极度痛苦、丧失至亲、极为震惊、心碎欲裂、心痛不已、悲惨、不幸	**满意的** 高兴、开心、满足、满意

共情对教练的作用

教练希望具备共情的能力，很重要的一点是可以觉察到自己的感受和需要。能保持正念状态的教练不仅要在教练关系中有意识地觉察自己的感受和需要，在非教练关系中也要进行这种实践。当教练发现难以运用共情时，很可能是因为自己没有接收到足够的共情。为了能够真正地在教练过程中处在临在状态，自我共情和接收来自他人重要的共情是非常有必要的常规训练，因为如果教练自己有未被满足的需要，就会很容易在教练过程中分心而难以做到进入完全临在的状态。

通过与自己或他人的感受及需要建立并保持深入连接，特别是需求未被满足时的悲伤和对丧失的哀悼，教练就能提高自己的共情能力，为做到真诚的关心开辟道路（Jordan，2004）。一名大师级教练要留意自己情商的发展，情商可以让我们了解自己的感受，理解驱动这些感受需要的是什么。

> 一个人似一间客房
> 每天都有新客造访
>
> 一位是快乐，一位是忧郁，一位是卑劣
> 有些时候意识也来
> 像一位不速之客

欢迎并款待所有客人
即使那是一大群哀伤
他们暴虐地席卷你整个房间
清空你所有的家具
请依然待他们每一位如尊贵的客人
他们也可能一时兴起
让你离开房间

你在门口遇到了阴暗的思想、羞愧、怨恨
他们正在朝你微笑
但，也邀请他们进入房间吧

感激每一位客人的造访
因为每一位访客
都是神性的向导

——鲁米

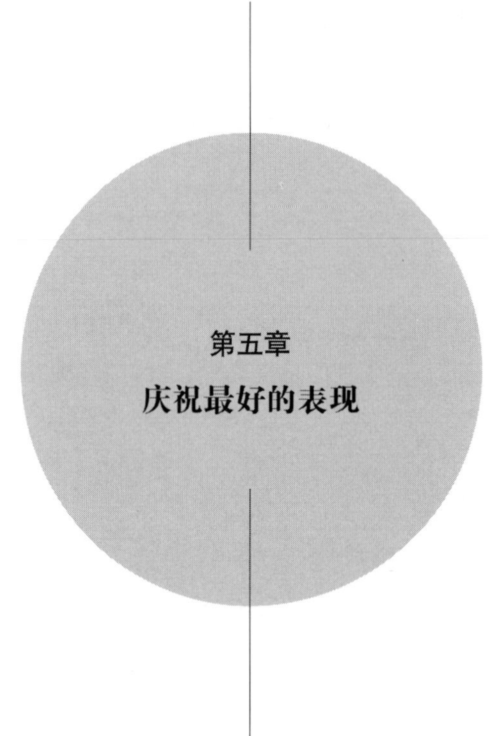

第五章

庆祝最好的表现

你从来不会只给予梦想却没有赋予实现梦想的力量。

——理查德 · 巴赫（Richard Bach）

目标

读过此章之后，你将能够：

- 了解积极心理学的定义
- 了解积极心理学在教练关系中的作用
- 理解欣赏式探询的 5 个基本原则并能对其展开讨论
- 了解欣赏式探询中 5D 循环的每个阶段并可以对其展开讨论
- 理解如何在教练会谈中运用欣赏式探询促进客户发展积极愿景的操作流程

积极心理学

马丁·塞利格曼（Martin Seligman）于 1989 年成为美国心理学会主席，他的愿景就是创建一个新的心理学领域。塞利格曼提出心理学要把研究重点转到这一新领域：如何能让人感到生命的生机勃勃，愿意全然投入到生活之中，完成自我实现，体会到真实有意义的快乐，而不是像以往那样，主要集中在研究人们的困扰和疾病（如神经症、焦虑和抑郁）上。这种视角的转变发展成了现在的积极心理学，并被广泛应用在教练实践中，原因是其知识体系的基础是以事实为依据，且已被证明可以支持行为的改变过程和提升健康水平。这场运动使塞利格曼和他的亲密同事克里斯托弗·皮特森（Christopher Peterson）完成了一项深入且全面的个性和美德优势的探索性研究，即集中注意力研究和了解人类做对了什么，而不是像大多数的心理学那样研究人们做错了什么。

积极心理学原则的根基是优势策略，如乐观、感恩不仅与良好的精神状态正相关，也与良好的身体健康状态密切相关。乐观对健康的有益影响大到可保护机体减少癌症和心血管疾病发生的可能性，小到可以减少患感冒的频率

（Seligman，2011）。并且，积极情绪也与长寿正相关。丹纳、斯诺登峰和弗里森通过研究年轻修女们的日记发现，与那些积极情绪水平较低或负面情绪水平较高的修女相比，日记中呈现更多积极情绪（她们的词是喜悦、感恩）的人活得较长，平均寿命长出十余年（Danner，Snowdon & Friesen，2001）。

慢性压力和伴随的负面情绪已被证明对健康有不良影响，而长期保持积极情绪可以预防疾病，降低发病率和死亡率，有一部分原因是快乐的人更能保持健康的生活习惯。积极和健康像一条双行道，良好的健康状态促进积极情绪的产生，而积极情绪又促进健康，二者螺旋向上。

芭芭拉·弗雷德里克森（Barbara Fredrickson）2009 年出版的《积极性》一书，总结了 25 年来对积极情绪的研究结果。快乐就是在生存的每一刻把注意力放在目标上——每时、每天、每周、每月。有资料显示，有 80% 的人正负面情绪的比例低于最佳比率，这可能就是导致不健康生活方式普遍存在的原因。积极情绪越多，人会越健康，也越具备改变、成长以及从挫折中恢复的能力。积极的人蓬勃向上，觉得自己正处于螺旋上升中，相反，负面情绪比正面情绪多的人仅仅是在活着，甚至是潦倒，而跌入向下的循环中。

积极心理学的新观点

随着积极心理学发展运动的成熟，它的观点也日渐成熟。在早期阶段，积极心理学研究主要聚焦于通过激发积极情绪、提高生活参与度和赋予生活意义来提高人们的快乐感，最终的目的就是为了感觉好。但对快乐运动持批判态度的人们认为，生命中有比快乐和感觉好更重要的东西。例如，格鲁伯、莫斯和塔米尔指出快乐运动是危险的，因为生机勃勃的生命包含积极情绪，另一方面也需要包含消极情绪，换句话说，平衡的情绪才是最重要的（Gruber，Mauss & Tamir，2011）。负面情绪同样起着重要作用，它让我们知道什么是危险的，以及自己或他人有哪些未被满足的需要。

随后，塞利格曼拓展了他最初的构想，引进了 PERMA 健康模型（Seligman，2011），其中包含 5 项内容：

- 积极情绪
- 对生活的参与度
- 人际关系
- 生活的意义
- 成就

弗雷德里克森的研究也不再仅局限于快乐，而更强调让生命富有创造的生机（Fredrickson，2009）。她指出，朝气蓬勃的人不仅感觉好而且干得好，他们有使命感，而且能高度参与到生活当中。积极的人会为别人，也为实现未来最好的可能而全力以赴奉上最好的自己。弗雷德里克森还指出，快乐的最好方式就是通过培养积极的心态让自己富有生机，这样在面对负面情绪时也能很快调整过来。因此，积极的心态是必需的，而非只是锦上添花，它是身心健康必备的要素之一。

教练如何让客户产生积极心态

教练有效的一个重要机制就是帮助客户确定什么能让客户感到生机勃勃、自我认可，什么可以让客户培育、发展和收获更多的积极情绪和实现重要目标，进而培养客户具备并保持积极心态的能力。在教练关系中，上述几个方面形成一个循环，让积极心态以螺旋式向上发展。积极心态是对生活保持弹性和满意的重要机制（Fredrickson，2009）。我们每天都要提醒自己，面对生活中或大或小的挫折时及时调整自己的心态是保持健康的必要因素，绝非可做可不做的事。

教练透过培养改变所需的能力、资源和过程让客户形成积极的习惯。教练过程可以帮助客户确定什么可以让他们感到朝气蓬勃，具备弗雷德里克森所定义的十种最佳积极情绪：

- 鼓舞：将健康与更高的生活目的和意义相连接
- 希望：创造未来愿景，计划通往愿景的每一步，确保它们都是现实可行的，并发展科学家式的实验性心智
- 自豪：展示优势、才能，目标达成时欣赏成功
- 有趣：设定的目标具有挑战性，但不能制造焦虑
- 爱：与教练建立关系，培养信任和亲和的能力，有效利用社会支持
- 敬畏：确定鼓舞人心的榜样和英雄
- 娱乐：笑，一个人时和与人在一起时
- 喜悦：提高自我觉察并享受朝气蓬勃的感觉
- 感恩：感谢生活的赠予，包括困难
- 宁静：停下来回味满足的时刻

欣赏式探询①：一个庆祝最佳表现的工具

欣赏式探询既是一种理念，也是一种用来激励改变、提升健康的具体方法，因为它强调探索和放大一个人或一个情景中最好的一面。欣赏式探询最初始于20世纪80年代，是戴维·库柏里德（David Cooperrider）和凯斯西储大学韦瑟赫德管理学院组织行为学系的同事们为组织团队变革而设计的（Cooperrider & Whitney，2005；Hammond，1998；Whitney and Trosten - Bloom，2003）。然后它被很多学科采纳融合，包括积极心理学、社会学和教练学。

欣赏式探询不强调有什么弱点或问题需要被解决，在这个理念下，客户被鼓励认可自己的优势，创想各种克服困难的可能性。就培养积极情绪的方面而言，欣赏式探询是发现和庆祝最佳表现或可能的最佳表现的一个很有价值的工具。

卡尔·荣格是20世纪的精神分析学家和精神分析学派的创始人，他以欣赏

① 想更多了解此话题，可阅读华夏出版社欣赏式探询系列：《欣赏式探询的威力》、《欣赏式探询团队协作案例集》、《创建欣赏式探询团队》。

的眼光这样描述挑战（Carl Jung，1962）：

> 人生最大的或最重要的问题都伴随着某种无法解决的感觉……它们是永远都不能得到解决的，所以我们只能超越它们……我称之为‘超越’的这种体验可被看作思想意识进入了一个新的层级。某些更高、更好的关注点进入了意识的地平线，透过这个更宽广的视角，那些不能解决的问题已变得不再紧迫了。换个通俗点的说法是，从逻辑的角度上看，问题虽然不能得到解决，但是，在新的更强大的生活趋势面前，它们已经淡出了我们的视野，无须再去解决了。

欣赏式探询的 5 个原则

根据荣格的洞见，欣赏式探询提出了 5 个用于实践的原则（Coo-perrider & Whitney，2005），见图 5.1。

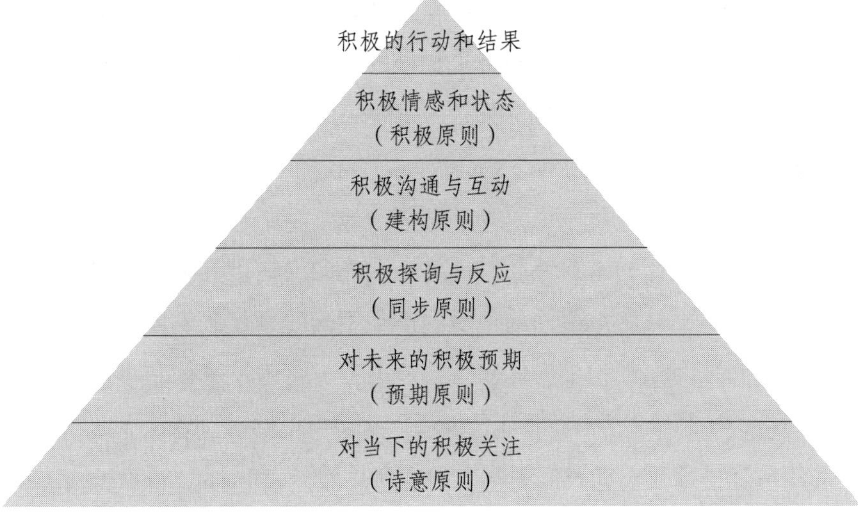

图 5.1　欣赏式探询的 5 个原则带来积极的行动和结果

积极原则

积极的行动和结果的产生源于积极的情感和状态。积极原则确信积极的情感和状态能够打破向下的能量循环，激发改变的渴望，使人有动力采取行动。积极的情感和状态可以拓宽思路、扩展意识、提高能力、增强弹性、消除消极影响、产生新的可能并创造学习和成长的向上循环。通过认可、欣赏和放大优势，人们所收获的远不只是解决了问题，更实现了大胆蜕变。这充分显示了“为什么感觉良好是如此好”，只要行动积极，产生的结果就也是正向的（Fredrickson，2003）。

积极原则相信积极的行动和结果源自积极的情绪和状态可能会带来动力上的不平衡。牛顿运动第一定律表明静止的物体会一直保持静止，运动的物体会一直保持运动，除非力量的平衡被打破。积极原则就是这个定律在人文领域的应用。积极原则认为消极情绪状态与认同、分析、修理和纠正缺点相关，这会导致缺乏改变和向新的方向前进的动力。这种分析根本原因的方式，出现的最好结果也只是纠正了问题；最糟糕的结果则会引起向下的能量循环。

建构原则

积极的情绪状态来自正向的沟通与互动，建构原则确信正向的沟通与互动可以产生积极的情绪状态，从而带来积极的行动和结果。我们通过与他人的交谈和互动创造了自己身处其中的现实。“语言创造了世界”是欣赏式探询的座右铭，也是建构原则特别强调的一点。

建构原则比其他任何一个原则都更清楚地指出了社会和环境背景对创造当下现实以及未来改变的重要性。仅针对一个人的内在世界下功夫和处理内心的自我对话是远远不够的。不同的环境会产生不同的真相和不同的选择，它们甚至让人在不同维度上产生个人体验。罗莎蒙德・斯通・赞德和本杰明・赞德对建构原则是这样总结的：“全部都是创造！我们可以通过创造一个故事或一个有意义的体系来提升我们和我们周围人的生命品质。”（Rosamund Stone Zander and Benjamin Zander，2000）客户与教练在谈话中也可以创造属于他们自己的故事与体系。

同步原则

积极的沟通与互动来自积极的探询和反应。同步原则陈述如下：当我们问积极的问题、说积极的事情、给予正面回应时，探询和反应就是积极的。积极的探询和反应本身就是我们要寻求的改变，它们不仅仅是改变的基础，事实上，它们本身就是改变。积极的探询和反应不只是一个创造积极未来的过程，它们也可以创造积极的当下。通过将探询和反应转向积极的方向，我们就能创造积极的当下，教练和客户之间积极正向的交谈也可以为客户创造一个积极的世界。

教练会谈中的探询和反应具有预言性。按照杰奎琳·巴斯科特·凯尔姆的说法就是“不存在中性提问”（Jacqueline Bascobert Kelm，2005），每个探询都把我们带到某处，甚至把我们带回到最初相信的地方。“保持这种怀疑精神可以转化我们的生命，无条件的积极提问是我们要贯彻到底的最伟大的工具之一。”

预期原则

积极探询和反应来自对未来的积极预期。预期原则相信，当对未来的预期积极时，一切都会向这个方向上发展。对未来的积极预期具有为当下充电的预言性力量。“预言”这个词字面意思就是“向前看”。

预期原则相信，为了给当下注入活力，需要一个具体的积极的未来景象。景象越真实具体，产生的渴望和动力就越强烈。沃伦·本尼斯和伯特·纳努斯指出：“愿景就是在召唤着你的目标。”（Warren Bennis and Burt Nanus，1985）玛格丽特·惠特利把愿景描述为一种力量：它是“一种力量，不是一个地方；它是一种影响力，不是一个目的地”（Margerat Wheatley，1999）。当把“愿景中的景象等同于愿景中的行为”这一理解灌输在当下而激发了人的强烈感情时，它能发挥最大的作用（Wheatley，1999）。预言成了改变的标志和预示。

因为看到了最好的情景是什么，客户就会更具创造性、足智多谋和有韧性地去找寻实现的方法。教练所选择的探询问句和给予的反应是基于对客户未来的展望而流动出来的，对教练至关重要的是相信客户的生命会发生积极改变并一直保持着希望。

诗意原则

对未来的积极预期来自对当下的积极关注。诗意原则相信，一个人越是倾向于关注当下积极的一面，就越对未来抱着积极的期待。仅聚焦于问题会带来更多问题，而聚焦于改变会带来改变。在积极的情绪中，愿景变宽广，随着心智的逐渐开阔，带来更多灵活和和谐及创造性和智慧（Fredrickson，2013a，2013b）。看得见并参与到生命的诗意中是鼓舞人心的。这并不是说问题就此消失了，而是有其他事情变得更重要了。生活的诗意逐渐发展出螺旋上升的积极想象。

作为金字塔的最底层，诗意原则是其他所有原则的基础，它将希望与正念结合，将当下的注意力和未来的愿景结合。用正念的状态发现什么能给生命带来富有、质感、深度、意义和能量，可以唤醒生命中的巨大潜能。生命就好像变成了一首伟大的诗篇，充满希望和意义，向着积极的成长与改变前进。

欣赏式探询的 5-D 循环

欣赏式探询的 5 个原则引发改变的转化过程，既适用于团队也可用于个人。这个过程有多种描述，其中 5-D（定义—发现—梦想—设计—目的地）循环是最普遍且最容易记住的（Watkin & Mohr，2001），见图 5.2。

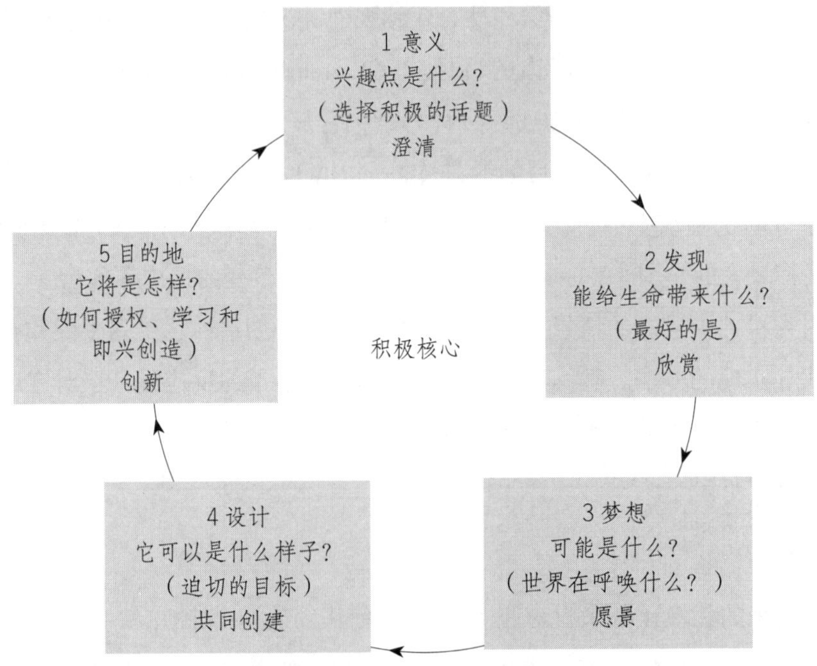

图 5.2　5-D 循环流程帮助和引导客户进入实现目标的转化过程

定义

流程始于客户想学习什么（话题选择）和如何做（方法选择），并确保与客户达成共识。欣赏式探询流程的效果的优劣取决于双方的共识是否清晰、恰当。

有些客户可能没准备好或不愿意，或不能进行这个以优点为导向的转化过程。那我们怎么知道客户是处在这种状况里呢？就是发现客户大多在谈论他们的问题和痛苦。教练可以先表达同情与关怀作为推动谈话的切入点。但如果经过足够长的时间客户还没有进展，那他们可能需要治疗师或咨询师来进行疗愈和帮助处理负面情绪和体验。

教练案例

教练卡尔：很高兴我们又见面了。温迪，今天我们这 30 分钟的会谈，谈什么话题对你来说是最重要的呢？

温迪：好问题！咨询结束时，我想为我下周的假期订好一个饮食计划。

发现

一旦就话题达成共识，下一步就是帮助客户寻找可实现他们渴望结果的好经验，包括过去的和现在的。欣赏式探询的假设是，在每个人的生活场景中，总有一些事情一直运转良好，即使这些事可能被忘记或需要重新挖掘。总之，我们总能找到这些可以赋予生命力的事例、印象或故事来支持学习。

为了促进发现更顺利地进行，欣赏式探询发展出来了欣赏式会谈的工具，教练可以在教练过程中任何需要的时候采纳这些工具。当客户失去信心或被难倒时，这些方法特别有效。

欣赏式探询的操作工具包括四项发现：

1. 好的经验：如果客户带着似乎难以克服的困难进入教练会谈，那么鼓励他们从欣赏的角度，带着好奇与兴趣去看待是非常重要的。一切境遇，无论它们有多困难，都有其独有的美和价值。“请你告诉我，在过去，你成功处理这类问题的经验是什么？”这就是一个把不足转化为资源的例子。这样的信息可以让客户记起他们的生活并不是被一连串需要解决的问题缠身，而是在经历生命的神秘。这样，教练就立即集结起了客户的注意力和所有能量。教练工作很重要，但教练也要有平衡行为改变的严肃性和教练过程里的轻松和幽默，以引发探险的感觉。欣赏式探询的原则及其实践方法都是让教练做到这一点。能努力做到保持积极、预见伟大、转化现实、引发洞见和分享故事（5 原则）的教练，可以让客户从教练过程中体验到的是找出自己最好的一面而不是糟糕的一面。通过定义雄心、发现优势、梦想各种可能的选择、制定策略和交付好的成果（5 项操作）这些过程，教练和客户一起提升能力、振奋精神。问题可能是沉重的，但是欣赏式探询的流程可以让人轻松前进。在欣赏式探询的过程中运用幽默、笑声和玩笑，可以让客户在行为改变的过程中干劲十足。这样一来，成果的范畴、有效性和持续性都将被扩大。

欣赏式探询可以在每一周的教练会谈中都被用到，因为不同的时间里人们总是有新的体验、价值、状况和愿望可以谈。在教练开始时，不是问“自从上次会谈后，事情进展得如何？”，而是用欣赏式探询的方法问更积极、更开放的问题，如“自从上次会谈后，你最好的体验是什么？”或“你最大的收获是什么？”。教练可以变换时间期限或话题的焦点，但不管如何变，都要记住随时保持积极的视角（New & Rich-New，2003）。

教练案例

教练卡尔：请告诉我，你在什么时候可以抵住诱惑选择健康饮食？度假期间也算。

温迪：好的。那是很久以前了，你知道，我得回想一下。那是好几个星期以前，是在我父母令人惊叹的纪念晚会上，我做得很不错。

2. 核心价值：欣赏式探询强调的是富有生命力的经验、核心价值、有生产力的情景和由衷的愿望，这些可以振奋客户的精神，促进客户通过学习做出新的贡献、以新的方式表达自己，这是实现目标的燃料。挑战不仅能让客户兑现承诺，还能让他们超越承诺。当客户学习去尝试、创新和即兴发挥，以便采取更大、更勇敢、更好的行动去实现自己的梦想时，挑战就会随之出现。因此，为了实现目标并收获到满足感，就需要不断学习、沟通和调整。

教练案例

教练卡尔：几周以前，你在忙碌和有压力的情况下，参加了一个有很多诱惑的晚会，并且做了健康的选择，恭喜你！当时是什么原因让你做了那样的选择呢？

温迪：一个很重要的原因是，我很希望那个晚会成为珍贵的记忆——我为它整整计划了一年。我不想未来当我回忆那天的晚会时，想到的是我吃得很不健康。

3. 产生的条件：大师级教练会留意到那些在客户生活中发挥作用的动力，而不是仅仅盯着目标和任务的完成。欣赏式探询会避免碎片式的干预，因为它承认一切都是整体，举例来说，建构原则对教练过程最有影响力的结果显现在自我改善领域。人们不是单靠自己的力量由内而外改变的，还有当我们在与他人的沟通中做出承诺时发生的由外而内的改变。因为关系可以影响自我改善，所以用欣赏式探询打开包括环境、系统、社区、组织、人际网络、运动、关系、流程、政策、实践、结构和资源等话题是非常重要的。

教练案例

教练卡尔：你依靠自我优势，包括自我调节和敏锐的洞察力做了让自己日后会感觉很棒的选择。那天还有其他的什么因素帮到你坚持选择健康饮食吗？

温迪：自从我计划和实际上操办着这个晚会开始，我就没想过要在晚会上吃很多。所以在晚会开始前 2 小时，我让我丈夫带给我一份街角饭店里的烤鸡肉沙拉，它让我一直到后半夜都不觉得饿。

4. 三个愿望："请告诉我你未来的梦想和期待。如果有一盏神灯或一个神承诺让你实现三个愿望，你会许愿什么？"

探讨这个的目的是为了能用一种生动的方式发现客户的成功经验从而来提升客户状态和自我效能感。与这个经验的关联越紧密、越具个人性，对客户改变的动机就越有影响力。

教练案例

教练卡尔：真是很棒的计划！想到你接下来的假期，哪三个愿望能让它成为一段永不后悔的美好记忆呢？

温迪：我想享受食物，慢慢地品尝每一小口，这样，我就不会在一天结束的时候后悔吃下所有东西了。

欣赏式探询的发现阶段可被视为教练谈话中最重要的阶段。 它可以提升客户的自信心，为接下来所有步骤奠定基础。这就是我们强调不要为了设定目标而急于完成这个阶段的原因。同步原则里阐述得很清楚，欣赏式探询不是教练过程的前提，它就是教练工作本身。询问客户当他做得最好时发生了什么，这样的问题不仅具有转化作用，它本身就是一种转化。它不仅仅是改变的基础，它就是我们想寻求的改变。

梦想

一旦客户知道什么是最好的，那我们就有机会鼓励他们想象还有什么可能也是最好的。发现之旅的最后一个阶段就是设立一个基于客户的过去经历又可以拓展客户潜能的梦想。把三个愿望带到可实现的关于未来的激发性话题，因为客户经历了发现这个阶段，他的梦想可以变得很远大。

在造梦过程中，欣赏式探询鼓励运用左右双脑结合的作用。诗意原则运用故事、叙述、比喻和形象这些超越分析的方法而让梦想变得生动。

有几点考虑会影响造梦的过程。第一个是关于召唤：客户感受到的生命召唤是什么？第二个是关于状态：让客户感到兴奋的是什么？ 第三个是关于支持：

能给予客户最重要的支持是什么？

不要忍不住为客户创造令人激动的可能性。“客户会找到答案！客户会找到答案！客户会找到答案！”鼓励客户不用考虑结果，尽管跳出条条框框来思考，创建属于自己的各种可能。当客户连接上自己的创造资源之后，可能需要也可能不需要教练将个人的想法补充到客户的想法中。在任何情况下，教练都要让客户掌握着对梦想、设计和目标的自主选择权。

当梦想转化为向客户召唤的目标时，就预示着客户可以支持和实现最好的自己，也就是可以前进到设计这个阶段了。

教练案例

教练卡尔：你的三个愿望很清楚了。我很好奇，此刻，对你而言，更深入的目标是什么？这个目标又是如何帮你实现更远大的生活目标的？

温迪：天呀，如果我能做到在假期里不留遗憾——因为假期通常是人们忘乎所以、放弃节制的时间，那我就可以做到生活中任何事。

设计

欣赏式探询中的设计阶段就是把客户的当下资源与未来梦想结合起来，从而将梦想落地生花。客户会被请求根据自己的习惯、流程、系统、技术、角色、资源、关系、财务、结构和利益相关者等情况，设定目标和给出建议。当客户把当下的资源与梦想结合起来时会发生什么改变呢？详细地描述这些转变是设计阶段的基础工作。

设计阶段很重要的是尽可能详细和具有个性化。鼓励客户先就能在1~2周内完成的近期目标做出承诺、行动和请求，但这个近期目标既与这个阶段相关，又与改变过程的最后阶段有关。

- 承诺就是客户许诺会对他人的请求予以回应的行动
- 行动就是客户自愿采取的行动
- 请求就是客户为了成功地实施设计而向他人提出请求的行为

教练案例

教练卡尔：听上去你的假期梦想可以帮助你成就更大的生活梦想，那你愿意先从制定假期计划开始吗？

温迪：当然。

教练卡尔：你想做出什么承诺？

目的

为了最终帮助客户实现他们的目标，欣赏式探询既要提升客户的状态，又要提高他们的自我效能。这不只是一个令人感觉良好的过程，更是实现梦想、让梦想成为客户在世界上存在的方式的行动过程。透过发展“欣赏之眼”，客户学会把 5-D 循环流程当作解决问题和创造机会所偏好的方法来实现自己的目标。他们学习持续创新以让自己的表现更好，对生活的满意度更高。

教练中欣赏式探询的价值

欣赏式探询是可以提升客户状态、激励客户、让客户产生改变行动力的重要工具。它始于建构主义一切皆有可能的假设，然后运用一种方法（5-D 循环流程）帮助客户实现改变，这样既提高了自尊又增强了自我效能。积极性和自我效能的提高自然带来梦想、设计和目的这几个阶段的发生。在做得很好的情况下，经过欣赏式探询的发现阶段蓄积起来的能量和增强的改变动力是非常可观的。经过仔细地探索过去和现在，去发现客户的最佳体验、核心价值、生成条件和怦然心动的愿望，可以提高客户向未来前进的准备度、意愿度和能力。“现在是什么情况”和“我们如何行动”是最适合对下一个阶段的提问。欣赏式探询会产生螺旋向上的力量，让客户的行为改变成功地攀升至金字塔顶端，通过反复运用 5-D 循环流程，客户和教练一起创建的梦想和设计甚至可能会超过最初的想象。

欣赏式探询是个很适合开始阶段的工具，特别是在客户对改变的目标还不是特别清楚的时候。欣赏式探询可以煽动渴望的余烬直至其能继续熊熊燃烧，还可以有针对性地结合客户的具体情况帮助他学习和成长。例如，不是去询问客户对自己幸福健康笼统性的最好体验是什么，而是更有针对性地询问客户有关期待的积极愿景（渴望的未来）的最佳体验是什么。这种从积极角度出发的聚焦的学习可以显著地加速改变的进程。

欣赏式探询要求客户混合使用分析性与创造性活动，只是鼓励客户确定和承诺符合 SMART 原则的目标（目标是具体的、可衡量的、可行动的、可实现的和有时间点的）是远远不够的。无论策略设计得多么精心，如果不同时煽动起客户的热情、激发其想象力，仅有分析的过程都会失败。SMART 目标必须是迫切要实现的目标。

为此，欣赏式探询鼓励客户通过畅想、描述和设计他们梦想的未来而使其变得更具有创造力。客户可以使用图片、形象、比喻、艺术、运动、音乐或故事（诗意原则）。梦想越具创造性，就越能振奋精神去改变。客户通常很享受被邀请开足马力创造梦想和设计未来的过程。一旦他们被允许和鼓励进行创造，例如，改变身体位置、画画、陶瓷塑形、站上桌子、唱歌、伸展肌肉、控制呼吸、讲故事、喊叫、肯定、视觉想象等，成果将层出不穷。

人们会习惯性地认为教练过程中使用欣赏式探询带来的成果就只是有了一个具有详细步骤的清晰计划。虽然确实常常有这样一个计划，但它不是唯一的成果，也并不是最终成果。欣赏式探询启动的是用欣赏和创新的方法进入终身学习的过程。5-D 循环流程最后的目的地阶段被描述为不断返回，完成一次又一次永远的循环。当客户学会了如何使用定义—发现—梦想—设计时，他们就掌握了实现自己梦想并成为最好的自己的方式。5-D 循环流程是教练需要掌握的一种工具或技术，也是一种生活的方式。通过与客户分享欣赏式探询，我们也赋予了个人和组织终生向上螺旋发展的力量。

问题解决方法

仔细寻找问题，然后就去发现、分析和解决问题，这是人类心智的特点。

但这并不说明它必然是我们能用的最好或最有效的策略。事实上，盯住问题不放常常引发失望和抗拒，而不是蓄积改变的勇气和准备度。正是这种洞见才发展出欣赏式探询这种另辟蹊径去解决问题的方法，它不是盯着问题进行解决，而是通过注入新的更强的生命力来超越问题。在这个过程中，令人惊讶的发现就是，之前那些将人压垮、令人感到束手无策的问题竟不知不觉就已经失掉其影响力甚至消失殆尽。

当用欣赏式探询的视角与客户一起处理他们面对的挑战时，请牢记如下几点。

"你拥有让自己成功所需的一切"

这是好教练的立场。如果教练潜意识里不相信客户内在的雄心和能力，就会对教练进程产生负面影响。如果教练质疑客户的愿望和能力、不相信客户拥有让他自己成功所需的一切，可能就到了要把该客户转介给其他教练或专业人员的时候了。

"我的笃定大于你的怀疑"

伟大的教练怀着这样的信念，但他又懂得最好不要直接和客户争论这一点。当我们企图说服客户他们可以做到时，反而可能会激发客户的怀疑和抵抗。当客户卡住时，我们应该只是保持和他在一起，直到客户清楚自己想走向哪里、如何到达和如何持续激励自己，这样做可以激发客户的自信并促进前进的行动。伟大教练在与人沟通时往往带着平静的自信，客户可以从中学习，同时也培养出这样的自信。

"带着爱说出真相"

如果爱的定义中包含“相互关心”，那么将这一点带到教练关系中对教练而言就是很重要的，尤其是在遇到挑战时。诚实地反馈教练所观察到的而避免陷入辩论的陷阱对教练来说也很重要。如果明明存在问题而客户却没有意识到，这时候客户需要听的可能是教练带着爱说出的真相。改变的动力不会来自天真或幻觉中的自我嘉许。对于不愿参与的客户，反馈这些观察可以推动客户对自己诚实、跟进承诺、付出努力和推动改变的进展。回到 5–D 循环流程是另一种可采取的鼓励客户前行的方法。

“运用欣赏式探询处理客户的自我破坏”

避免与那些没有实现预期目标或接连好几周没有兑现承诺的客户进行“较量”，取而代之的是运用 5–D 循环流程确保目标对客户来说有吸引力，同时将难易程度控制在客户的能力之内。出于“这对客户有好处”而制定目标和做出承诺，代表着客户“应该”做一些事，然而这目标或承诺必然会随着时间的推移而失败，因为这样的目标是客户为“取悦教练”而定的。制定能够增强客户能力的目标必须包含适宜性和基于客户能力的策略，这样的目标才会有激励作用并产生效果。如果使用了这些策略也没有引发抵抗，但教练仍无法协助客户前行，那也许是因为客户所遇挑战的深度是教练所不能解决的。在这种情况下，就要将该客户转介给治疗专家。

“同时辅导客户和环境”

同时为客户创造一个对其达成目标、兑现承诺有帮助的环境也是很有必要的。基于优势的教练方法不会脱离客户环境的影响而单独发挥作用。实际上，欣赏式探询的设计阶段就是要明确系统的重要性，包括搞清楚各种不同的内 / 外部、个人的 / 集体的动力。在 5–D 循环的设计阶段，教练的主要工作就是确保客户没有忽略或遗漏系统中的任何环节。例如：客户可能需要学习新的技术，改善他的环境以减少不良诱因，或获得社会支持。朋友、同事和亲戚可以提供情感支持、实际支持、陪伴或倾听，这些支持举例如下：

- 和某人一起锻炼
- 每天打电话或一周打几次提醒
- 向某人定期报告进展
- 和某些人一起进餐，支持他完成健康饮食选择

- 分享目标、饮食日记和健身计划
- 和朋友或配偶一起去健身房
- 锻炼时配偶可以帮着照看孩子

"保持积极状态"

再一次声明，选择性地特别留意问题是人类的天性，而且在通常情况下，我们更偏好负面的事情。我们习惯扫描周围环境，寻找坏情况，哪怕坏事只发生过一次（Hanson，2009）。这就是为什么新闻头条总是聚焦于悲剧、种族主义和丑闻来吸引人们的眼球。

教练的起点是共情，对压垮客户的恐惧和焦虑的力量表示理解。教练可以创建一个安全的教练环境，让客户在其中可以放松，而无须为要探测环境中的危险和其他负面事情而分心。恐惧也可以是个机会，告诉客户关于大脑的科学，使其理解人类大脑线路就是被设计为会本能地害怕，即使负面感受的比例远远不足以构成威胁。

欣赏式探询的 5-D 循环会把聚光灯从负面移到过去、现在和未来积极正向的方面。当客户又转入对过去或现在失败的分析上去时，教练要温柔但坚定地把他们带回到积极的视角。承认问题，同时邀请他们从不同角度看待问题。为帮助客户将视角脱离传统的解决问题方式，有两个可能的问题可以问："这对你成长的积极作用是什么？""你还可以如何描述这种情景？"当教练经常使用积极的视角时，最终客户也会跟着转变过来。

通过运用欣赏式探询访谈工具，很可能激起客户对自己生命中励志的和有活力的经验的兴趣。

这是"试对学习"，而不是"试错学习"

欣赏式探询方法暗示的是"试对学习"，而非"试错学习"。这个过程与人类普遍适用的学会走路的经验极为类似，婴儿在观察了人类直立走路几个月后才开始最初的尝试。正是这些榜样的作用激发了幼儿对行走的渴望和雄心，因此当发育到一定程度时，人们开始鼓励他尝试。他们让幼儿站直、扶住他们的双手、学习向前移动。大人会张开双臂，一边诱哄着他一边鼓励着他，直到小家伙勇敢地迈出没有大人搀扶的第一步。

没有人教幼儿如何一步一步地走路，他们也不需要有人给他们解释原理。经过一个循序渐进的过程和不断试对，他们自己已经知道了怎么走。走过最初几步之后，幼儿必然会跌倒，但这不会引来批评和谴责，因为没有人认为这是失败。相反，人们会为幼儿加油，继续鼓励他们反复尝试，直到最终学会。

可以让客户放松，不担心失败而尝试各种策略，这不仅是欣赏式探询也是教练过程中的必要工作。其中一种做法就是运用5-D循环进行头脑风暴，激发各种选择的可能性。之所以要激发多种可能性，部分原因是不知道哪种会有效，只有通过时间、尝试及试对后才会知道。

在教练会谈中进行相互的经验分享也是个很棒的方式，可以丰富“试对学习”。这样的做法可以引导客户发现和辨认出对自己有价值的地方并学为己用，就像幼儿在观察大人走路一样。当我们听到别人的故事时，我们自己的雄心也很可能被激发，因而会聚集更多的想有所改变的动力。

认可成功

当客户遇到阻碍或进步的速度不像他们期望的那样时，他们就很容易忽略进步。教练要不断提醒他们记住已有的进步，无论进步的大小。例如：“三个月以前，你还不能走一英里”，或“在我们开始教练之前，你甚至都没留意饭馆里的菜是高热量的；而现在你对这种事情已经很有意识了，你的身体也习惯于更清淡的食物了。这就是很大的进步！”记住，大师级教练在每一次的教练谈话中都要恰当地嘉许客户。

使用欣赏式探询转化教练关系

因为教练是一个促进客户学习，进而为其带来发展的过程，因此，寻求客户的反馈对教练来说是重要的。很多客户需要得到教练的允许才能诚实地说出他们的教练体验和对教练的期待。欣赏式探询的方法可被用来鼓励诚实分享并从积极的角度予以反馈。例如，在教练过程中，可以定期询问如下问题：

- 经过这段时间的教练，你最好的体验是什么？
- 在我身上，你认为对你来说学到的最有价值的东西是什么？
- 什么对你达成目标和继续前行最有帮助？
- 如果就我们的教练关系，有个神可以帮你实现三个愿望，它们会是什么？

以这种欣赏的角度请求反馈，是完全不同于从批评的角度去看的。透过着眼于正面信息、充满生机的体验、价值、生成条件和愿望，教练和客户双方都被赋予了保持诚实的力量，通过探索和放大优势而更有动力改变，并让教练关系尽可能地更具建设性和愉悦性。

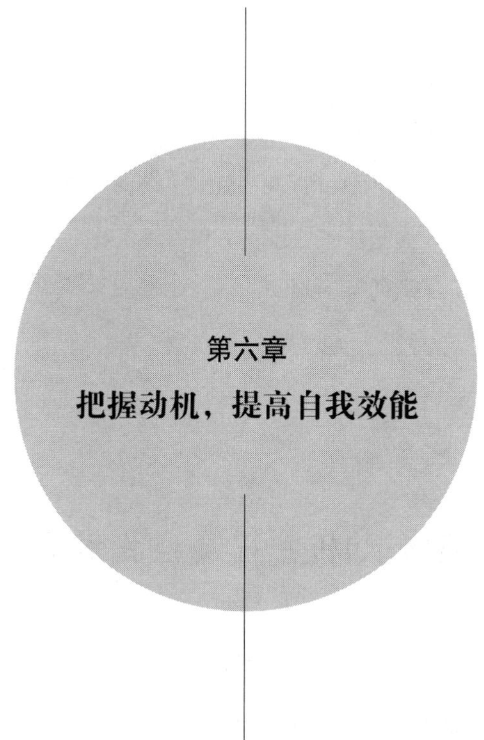

第六章
把握动机，提高自我效能

"无论你认为自己可以做到还是不可以，你都是对的。"

——亨利·福特（Henry Ford）

目标

读过此章后，你将能够：

- 描述受控动机和自主动机的不同之处
- 了解动机性访谈的定义及其在教练过程中的运用
- 说出主要的动机性访谈工具，包括可以描述各种反应性倾听技术和用来激发改变意愿的测量方法
- 定义和讨论自我效能的 4 种资源

把握动机，提高自我效能

该手册开篇就简单描述了什么是教练：教练是一种促进成长的关系，在这种关系中，通过明确愿景、设定目标和承担责任来激发客户改变的动机、提高改变能力并促进改变过程的完成；最理想的情况是这种关系可以带来持续的永久改变。本章内容聚焦于阐释促进改变发生的两个关键因素——“激发动机”和“提高改变的能力”。

你可能记得，在第一章第二部分的教练心理学中，我们讲到了教练的四个作用机制。其中两个关键机制好似一双翅膀，彼此缺一不可，它们是自我激励（“我想做”）和自我效能（“我相信我可以做到”）。我们在前面已经剖析了这两种机制的工作原理是如何根植于自我决定理论的。在本章，我们要探讨另外一些有科学依据的应用结构、理论依据和模型作为补充工具，帮助教练掌握在教练过程中如何针对客户的动机和自我效能做工作的方法，最终帮助客户实现改变。根据对自我决定理论的进一步理解，我们提炼出了动机性访谈的四个原则。

本章还会探讨社会认知理论所界定的四种自我效能的资源。其他涉及内容还包括关于生活的目的和意义的一些早期研究、非暴力沟通、欣赏式探询和流理论。在下一章会讲到关于变化阶段的跨理论模型，还会明确其他与动机和自我效能相关的变化过程。

动机被调动起来意味着什么

动机是一种力量，它能驱使我们：

- 为实现目标采取切实行动
- 为实现目标而聚焦于养成一种新习惯或学习一项新技能
- 持续保持新习惯和新技能
- 对目标的达成感到欣喜和满足

但不是所有类型的动机都会产生相同的效果，也不是所有揭示动机的策略都可以增强客户对改变的渴望和承诺。

受控动机

动机可能是来自外部良好意愿的刺激，让客户做出重要行为改变。外源性动机可以在客户心里起作用，它是通过施压、强烈地鼓动甚至要求客户顺从来达到改变的目的的。“应该”“必须”和“不得不”这些词暗示的就是与自尊相关的外源性标准和期待。“我是好人还是坏人取决于我做了什么。”这是一种形式的内心顺从，不过还是与真正发自内心的对结果的渴望不同。

教练案例

受控动机

教练卡尔：好吧，温迪，我很担心你还在抽烟这件事。在过去的几个月里，你在健康方面的行为取得了非常大的进步，但是抽烟的习惯你一直没有改变，而它对你的健康状况至关重要。我相信，如果在这方面也能有所改善的话，你一定会对自己感觉更好并会引以为傲。我很确定你可以做到。还有，你注意到你们的新员工奖励方案了吗？如果你能加入“无烟”活动并坚持 3 个月，就可以得到价值 50 美金的“礼品卡”。如果我们在实现这个目标的同时可以获得奖励，岂不很好吗？

温迪：好吧，我想我可以试一下。

当客户为了外源性动机而做出行为改变时，驱使他们的动力通常是讨好另一个人或得到他人的认同和尊敬，还可能是他们对做不到的后果感到害怕。简言之，长期的行为改变不能依靠于逼迫、摆事实讲道理和激起恐惧（Deutchman，2007）。很多患者，例如心脏病患者，如果要做出生活方式的改变，通常需要多种措施。

不幸的是，虽然外源性动力可以带来顺从，但是也会在根本上导致不能满足人对自主的需求。然而，在更深层的内心，我们更愿意跟从自己的意愿去做出改变而不是满足他人的期待。当一个人的行为是为了满足别人的愿望时，他们的自主感就受到了危害。对自主感的需要是如此强烈，以至于可能会拒绝和反叛专家给出的健康建议，而他们这样仅仅就是为了保护自己的自主感。青少年的家长们对这一点了解得非常清楚，而且我们一生都会抵抗别人告诉我们怎么做。从“令人讨厌的 2 岁”到耄耋之年，我们都会尽可能久地争取独立和自主。

爱德华・德西是自我决定论的共同创始人，他认为，尽管采用引诱、强制或使用钱财等方式都有可能让人改变不良行为，但刺激一旦消失，不良行为就会反弹，甚至更甚（Edward Deci，2013）。这意味着专家建议和员工奖赏都是外源性动机，外源性动机不会产生内源性动力，最终会引发抵抗和失败，结果招致在没有外源性刺激的情况下更不愿投入改变。

自主性动机

教练如何不使用强迫、讲事实摆道理、恐吓和老式的啦啦队方式就能支持到客户，使他释放他的内在动力呢？最佳答案就是要连接上客户的自主动机。

自主动机就是满怀意愿、兴趣和选择权而行动。当人们的动力源自内在时，他们自己掌控着选择权，可以依据自己发现的益处、重要性、更好或更深的价值观而行事（Deci，2013）。

达驰曼引用的是加利福尼亚大学旧金山分校的医学教授、预防医学研究所的共同创办人迪安·欧尼斯（Dean Ornish）博士的研究（Deutschman，2007）。欧尼斯也认可包含心理、情感和灵性因素在内的高品质改变动机是很重要的（Ornish，2002）。他在对心梗患者的研究中发现，这些患者依从医生指令的时间仅仅持续发病后的几周，且都是恐惧所致（Ornish，2002）。

但是，时间一久，情况有了好转，患者不再想到死亡，否定心理就又回来了，于是他们就不自觉地又回到不健康的生活方式了。所以欧尼斯另辟蹊径，不再用“死亡恐惧”这个动力推动患者，而是支持他们从新的视角切入，聚焦于如何“活得喜悦”以及如何让生命产生价值（Ornish，2002）。经过一段时间的观察研究，他发现，喜悦比恐惧具有更强大的动力。

当改变的动力是来自内在时，客户体验到的是快乐——它是好玩的、有挑战性的、有趣的。这种动机可以是着眼于当下，带着影响此时此刻的性质，如在一天结束时做出健康选择感觉多么好啊！或者是着眼于未来的，客户知道改变会带来更好的未来，为让世界更美好而振奋自己，感觉正在成为他“最好的自己”，认识到保持积极行为会带来更大益处。

根据德西的研究，体会到高度自主的人获益是巨大的（Deci，2013）。这些收益包括：

- 新的积极行为可以持续得更久
- 他们更有创造性和灵活性

- 绩效改善
- 改变过程中体会到更多快乐
- 人们不仅身体更好，人际关系也改善了

正如德西和瑞安教给我们的，自主性是人类的核心需要。我们不喜欢别人告诉我们该做什么，所以当客户是自由地进行自主选择时，他们往往会做得更好（Deci & Ryan，2002）。因为当人们出于自主而行动时，他们是在为自己的健康负起责任。美国医疗体系的设置就是由上而下，权威说了算，患者处于被动位置，而医疗服务提供者们是掌控者，决定着该做什么、给怎样的建议或教育。这很大程度上就剥夺了患者为自己负责和挖掘内在动力的机会。从激发自主性出发的教练模型有助于改变目前医疗体系中的动力现状。

当意识到对自主的需要有多重要时，好的结果就会产生了。例如，德西对戒烟行为的研究发现，戒烟结果与医生支持患者自主性的程度有关（Deci，2003）。通过满足患者基本的心理学需要，那些自主性得到医护人员更多支持的患者更认为自己有能力戒掉烟瘾，产生的结果也就更好了。

教练案例

自主性动机

教练卡尔：温迪，今天你想谈什么？在我们前几次的谈话中，你提到过几个目标——希望有更多休息，想戒烟。今天，你是想谈这两个目标中的任何一个呢，还是想说些别的？

温迪：嗯，我已经拖了好几个月，都没开始戒烟。我知道保险条例对我老板的限制很严，我如果再继续吸烟的话会对他影响很大。

教练卡尔：所以情况是，一方面你老板希望所有员工戒烟，另一方面，你也有权选择戒还是不戒。这是你今天想谈的事情吗，还是有更重要的事要谈？

温迪：戒烟对我来说确实很重要，只是太难戒了。坦白讲，我受不了别人告诉我该做什么。

教练卡尔：事情不由你掌控是会令你沮丧。那么我们来看看由你来掌控的方式是什么。戒烟对你的重要性是什么？

在谈话过程中，教练要保持专注的聆听，以开放的、正念的和好奇的心态予以反映，而不是说教和指示，因为后者会激起客户的抵抗甚至防御。当客户第一次由衷地感受到改变的渴望时，他们常常会被震惊到——那与体重秤上的数字无关，他们心里真正渴望的是更健康，因为这样才可以活得更好，活出自己最想要的生活状态。

动机性访谈：一个可以引发动机和提高自我效能的模型

动机性访谈是在过去30年间发展起来的一种咨询方法，最初只是用于治疗酒瘾。动机性访谈就是协助客户产生自主性动机，鼓励客户为改变找到属于自己的理由。它可以引发客户改变的谈话，同时又能避免因为客户拒绝被告诉如何做而产生的对改变的阻抗心理。

在教练过程中，客户越是自己决定改变（引发改变的谈话），他们就越有可能发生真正永久的改变。相反，越是教练决定要改变，客户对改变潜在的抵抗就越多，改变的动力就相对越弱。

动机性访谈致力于提高对改变的自主动力，所需过程如下，是由罗尼克和米勒这两位动机性访谈的创始人发展起来的（Miller & Rollnick，2012）：

1. 导进阶段：主要与客户发展出促进成长和建设的关系，在这一阶段要帮助客户产生自主性动机

2. 聚焦阶段：帮助客户澄清他们的价值观和目标

3. 唤出阶段：帮助客户建立与他自己的自主性动机和驱动力的连接

4. 计划阶段：制订计划，促进客户自我效能的提高

动机性访谈明确指出，要避免由上而下的专家式方法，赞成并协助客户就改变什么、为什么要改变和如何改变以及是否要改变自己做出最有利于自己的选择（Pantalon et al.，2013）。以下我们就讨论动机性访谈的四个阶段，以及其他一些有助于理解和运用这些阶段的理论及模型。

动机性访谈原则一：导进阶段

动机性访谈要确保促进改变的谈话在一段平静、安全、没有评判的关系中进行。在这样的关系中，客户会感到安全而愿意诚实地与教练分享他们的想法、感受、需要和渴望，而无须担心被评判、被嘲笑和有任何压力。这样的关系尤为重要，特别是当客户处在“不改变和改变各有好处”这样一个似乎无解的冲突中时，客户越是觉得“卡”着了而无法向前移动，教练表达共情、理解并接纳其不适就越发重要。而此时，教练越是贴标签、评估、说教和要求，客户就越是远离教练。

动机性访谈认为，诸如催促、唠叨、刺激、施压和坚持等这些迫使客户改变的努力常常会起相反的作用，因为这样做等于是在鼓励客户谈论阻抗而非改变，这不仅妨碍了客户的主控权，也不利于教练工作的进展。努力运用共情，放下想催促客户的企图，有助于让教练意识到，客户的一些不健康的习惯（如吸烟）是在表达其未被满足的需要。在这些未被满足的需要没有被完全尊重、了解、表达和接纳之前，改变是不可能发生的。

应对抵抗

动机性访谈认为，客户在谈论对改变的抵抗时，更多地会归因为教练的方法不好，而不是自己的意愿度不足。“应对抵抗”就是一种表示支持客户自主性的方法，实际上，客户抵抗的不是改变，而是被改变。马歇尔·卢森堡把这种造成抵抗产生的互动方式描述为远离了生命力的沟通，他提出如下会制造抵抗并干扰共情的表达沟通方式（Rosenberg，2005）：

- 道德判断
- 诊断性标签
- 敌人的形象
- 内疚陷阱
- 强求
- 否定责任和选择的权利
- 奖励或惩罚
- 比较

霍利·汉弗里指出，无论你的意图是否是建设性的，下列沟通方式也会干扰共情的表达，因为这些方式更多的是表达怜悯和同情，而不是共情（Holley Humphrey，2002）。

- 建议："我认为你应该……""你要是不这样做会……"
- 教育："如果你只是……就可能会把这个变为好事。"
- 安抚："这不是你的错，你已经尽力了。"
- 攀比："这不算什么。来听听发生在我身上的事……"
- 讲故事："这让我想起了……"
- 打断："高兴起来，别再伤心了。"
- 质问："这是什么时候发生的？"
- 同情："噢，你太可怜了。"
- 解释："我是应该打电话的，但是……"
- 纠正："事情不是这样的。"

所有这些沟通方式都会增加抵抗的可能性，而运用共情、询问和反映这些技术可以增加谈论改变的可能。共情可以在教练和客户之间建立起一段安全又令人关注的关系，打开通往新的可能性的大门，让改变更容易发生。不是与客户争论或斗争，而是予以共情，寻找合适的机会转变谈话的方向，以建设性方式化解阻抗。

学会应对阻抗是大师级教练必须掌握的一项技术。如果教练对抗客户的阻抗，反而会进一步增加阻抗，让客户更不愿意改变。当教练感觉到自己意欲"条件反射"般地直面客户的阻抗时，例如用争论、诊断、修理或任何其他增加阻抗的沟通方式时，做个深呼吸对此刻的教练来说是很重要的。用自我同情接纳自己对客户改变的需要，然后，尊重地询问客户内在的感觉、需要和渴望是什么。我们越是能收起评判、解释、假设、评估和自己的主张，越是对客户潜在的感受、需要和渴望怀有好奇，就越有机会发展出能赋予生命力的关系，促进改变的完成。

下列视角的转变可能有助于教练处理阻抗：

- 从认为客户在抗拒转变为认为客户在渴望被理解。教练越是强迫客户或让客户依从，客户就越抵抗；相反，教练越是尊重地理解客户的体验，客户反而会更敞开心扉，采取行动改变。
- 从权威式的专家分析转变为激发客户的信心。教练越是声称自己知道什么对客户最好，就越有可能激起客户的阻抗；相反，教练越是相信客户的学习能力，客户就越自信。
- 从重原因转变到重能力。教练越是深挖原因，就越是容易挖出更多麻烦；相反，教练越是和客户共同协作、探索改变所需的能力，就越能让客户参与到改变的过程中。
- 从对抗到平衡。教练越是努力地用说服的方式反对客户对改变的矛盾心理，客户的反作用力就越大。教练越是带着理解的心态，通过接纳客户不改变也有好处的心理来平衡客户的犹豫不决，就越能引发客户谈论并产生改变。

一旦建立了共情关系，动机性访谈鼓励教练运用开放性问题、反映性聆听以及各种测评方法，让客户意识到他目前的行为欲实现的目标及价值之间的差距。教练不应该直接对客户指出这种差距，因为有可能被认为是一种判断。相反，要帮助客户让他们自己意识到这种差距。只有当他们看到这种差距时，他们才会经历新的感受，才会意识到自己有了新的需要和渴望。带着共情和好奇探索客户对改变的矛盾心理，可以帮助客户变得更开放，更有动力去进行改变。

询问开放性问题

结合运用教练的其他工具，动机性访谈可以充分发挥开放性问句的价值和影响力。记得吗？在欣赏式探询的发现阶段，所有问题（有关最佳体验、核心价值、产生条件和由衷的渴望）都是开放式问题。这些问题可以让客户积极参与到教练谈话中来，探索自己行为的正面和负面影响。

以下是一些可激发谈话改变的开放式问题（Miller & Rollnick，2002）：

- 对渴望未来出现的行为，你曾有过的最好体验是什么？
- 对目前的行为，你的顾虑是什么？
- 在生活中，你追求的价值是什么？
- 你期待新的行为能为自己的将来带来哪些益处？
- 目前的行为在将来会带来哪些麻烦？
- 在日常生活中你想做哪些改变？

当客户讲自己的事、表达他们自己的体验时，显而易见的矛盾犹豫心理可能会令人无所适从。如果发生了这种情况，那此时教练能提供给客户最好的帮助是对客户犹豫不决的理由表达共情和接纳。

因为开放式问句是鼓励客户加工处理自己的体验，说得比教练更多，理想情况下，在一场教练会谈中，教练询问的开放式问句应多于封闭式问题。

反映性陈述

反映性聆听的陈述所起的作用，就像一面镜子一样，能让客户以新的方式看待自己，既可以激发出更多改变的动力，又可以提高改变的能力。及时的、挑战性的反映性回应（对未满足需求的共情，对可以提高动力和信心的话题的放大）是动机性访谈模型的核心。动机性访谈使用反映性、聆听性的陈述多于任何其他类型的提问，这是因为提问容易激活左脑主导的思考功能，而反映性陈述触及的是情感和需求。另外，一连串的问题可能会让客户感到被质询，因此须控制好尺度。在一次教练谈话中，反映性陈述和提问之间的理想比例是2 ∶ 1，这是大师级教练的经验之谈。

共情性反映，或“共情性猜测”，是在非暴力沟通中用到的名称，对于表达共情特别有价值。“当我们正在思考人们说的话却只听到能用我们的思维和理论去解释的部分时，我们就只是正在看着说话的人——而不是正在与他们在一起。”（Rosenburg，2005）和客户真正“在一起”的关键是透过聆听他们正在表达的感受，聆听他们已被和未被满足的需求，完全地以临在状态与客户“在一起”。

动机性访谈原则二：聚焦阶段

动机性访谈的第二个原则是集中探询客户所说的价值和目标与他们目前行为之间的差距。在这个阶段中，教练会谈中所聚焦的内容比一般的一次典型的教练会谈的话题范畴要窄些，因为在一次典型的教练会谈中，还会涉及客户与教练协作决定该次教练谈话的主题和议程。而在这个阶段中，可以直接聚焦于客户当下的行为与他们所期待的价值和目标之间的差距。在数项选择中，先从第一项开始与客户探讨，或由客户决定先探讨哪一项是最好的，两种做法都适宜。

展示差距

探索决策的平衡性，即针对目前某种特定的改变，它带来的益处是什么，付出的代价是什么，这可以帮助客户认清自己是否已经做好改变的准备、是否愿意改变以及是否有能力改变。开放式提问及反映性聆听能够帮助客户全面彻底地了解围绕改变的利弊是什么、不改变的好处和代价又是什么。这种平衡决策的方式帮助客户更充分地领会自己改变或不改变的内在自主性的动机是什么（不改变的代价和改变的好处），以及应对改变的信心来自何处（找到可以保留不改变的好处和可能应对改变的代价的方法）。既是医生又是动机性访谈专家的理查德·波特罗使用量化的评分系统（见表6.1），配合着平衡决策对话来促进谈论改变和增强改变的动机。教练可以在教练会谈中使用这个工具（Botelho，2004）。

教练也可以帮助客户一次只聚焦于一栏（如只聚焦于找出所有支持保持原样也就是不改变的理由），或根据客户的选择运用被称为对立思考的技术，即先是一个不改变的理由，然后是一个改变的理由，这样来来回回以此往复（Oettingen and Gollwitzer，2010）。

表6.1　呈现差距的工具

对不变的反应	对改变的反应
1. 不变的好处是什么？（尽可能多地列出）	2. 你对不改变的担忧是什么（尽可能多地列出）
3. 你对改变的担忧是什么？（尽可能多地列出）	4. 改变带来的好处是什么（尽可能多地列出）
列出了所有可能之后，开始剖析对不变和改变的想法和感受。剖析的方法是为问题打分。“0~10分，我对所有这些理由在思想上总体认同度是几分？”探讨感受时，同样是以打分的方式回答。“我对这些理由在感受层面的认同度是几分？”最后，看看两边的答案，回答这个问题。“0~10分，我对改变的准备度是几分（动力）？”“0~10分，我对保持不变的准备度是几分？”（阻抗）	
想法的分数______ 感受的分数______ 阻抗分数______	想法的分数______ 感受的分数______ 动力分数______

1	2	3	4	5	6	7	8	9	10
无	低			中等					很高

客户先是被问到改变和不改变各自的好处和顾虑。一旦生成了这些条目，客户就要根据他们的想法和感受都从 0~10 打分（10 分最高，0 为最低）。在看过自己对想法和感受的分数之后，客户就将再被邀请针对阻抗和动力水平给出综合评分。

运用内容反映和情绪反映呈现差距

动机性访谈执行师为展现客户渴望的未来和当前情况之间的差距，而用的四种强有力的回应方式分别是：简单式反映、放大式反映、双面式反映和视角转换式反映。其中每一种都可以与非暴力沟通的共情性反映一起使用，来设法了解客户的感受和需求。

简单式反映

这种反映就像照平面镜。简单式反映就是用自己的语言，不带夸大、解释和扭曲成分进行释义或再陈述客户说的话。这种简单式反映很可能发挥令人惊奇的作用。

教练案例

温迪：我没有时间锻炼，我的朋友和我爱人也都没有时间锻炼。

教练卡尔的简单式反映：似乎你、你的朋友和爱人都没有时间锻炼？

温迪：是的，只有一个朋友例外，他热爱跑步。我不知道他是怎么做到的！

教练卡尔的共情性反映：当你说你有个朋友热爱跑步时，听上去你对他和这件事印象深刻。你也许还好奇，疑惑他是如何调整出时间的？

放大性式反映

这种反映就像照凸透镜。它会放大或缩小客户所讲的话，为的是引发他们对谈话方向的不同意并表达出个人想法。通过放大和缩小客户想法的反映，既放大了情感也放大了结论，客户可能很快就以新的洞见和理由进行回应。为了避免操纵，教练仅在为客户的目标服务时才可使用这样的陈述。为了避免嘲讽或显得高人一等，教练应该选用中性词汇。

教练案例

温迪：我没有时间锻炼，我的朋友和我爱人也都没有时间锻炼。

教练卡尔的放大式反映：我听到你说你不知道在与你关系近的人中，谁有时间锻炼，这让你觉得自己也不可能把锻炼列入日程。

温迪：对，我不是不可能，只是没时间，一旦有时间，我就会锻炼的。但是我知道有一些人是习惯规律性锻炼的，也许我也可以找出方法。

教练卡尔：听上去好像你有了一些好奇心，想到如果有更多时间可以进行规律性锻炼，或向他人取经，你觉得振奋一些了。

双面式反映

这种反映就像照三棱镜，它同时呈现多个侧面。通过鼓励客户看到事情的各个不同方面，也许是比较当下阻抗性的说法和之前愿意改变的说法，客户会得到新的觉察并做出不同的决定，如是否会改变以及打算如何进行改变。

教练案例

温迪：我没有时间锻炼，我的朋友和我爱人也都没有时间锻炼。

教练卡尔的双面式反映：我听到你说你没有时间锻炼，你的朋友和爱人也都没有时间锻炼。之前我还听你说过锻炼让你感觉不错，规律性的锻炼对你保持精力和健康都有益处。

温迪：这就是问题。我想锻炼，而且它让我感觉良好，但是它会占用大量我与朋友和家人相处的时光。如果我有方法让两者兼得，也许我就可以坚持锻炼了。

教练卡尔：听上去你好像不太有信心，因为你觉得很难找出可以同时满足你锻炼和与朋友在一起两个需要的方法。那么，你觉得这个问题值得我们设法想出一个方法吗？

视角转换式反映

这种反映就像是在看潜望镜。它让我们的注意力从引发阻抗的话题移开，然后转向另一领域，一旦在这个领域内谈论改变，引发阻抗的话题就会被重新考虑，从而更有机会成功。

教练使用简单反映和共情反映时，要记住：我们只是猜测这样做将会激发讨论改变，并且对潜在于客户的语言、身体语言和语音语调中的感受和需求也是猜测的，这一点很重要。无论猜得准确与否，最关键的是把我们想产生改变讨论的意图与诚实和共情整合起来，这样的企图会在客户那里产生接纳、意识和移动。因为这种反映通常能让强烈的感受和需要浮出水面，保持共情的语言一直到客户听到和承认是很重要的。

教练案例

温迪：我没有时间锻炼，我的朋友和我爱人也都没有时间锻炼。

教练卡尔的视角转换式反映：几乎难有时间锻炼，这听上去很有挑战性。我正在想着你已经开始了与伙伴一起的舞蹈课呢。你做得真是太棒了，我记得你说过你喜欢那些课程。

温迪：是的，那是我这段时间以来做得最好的一个决定了。星期四晚上我再也不会坐在电视机前，而是和大家一起做些活动，那种感觉太棒了！我们甚至可能再多加一晚。

教练卡尔：听起来你对与伙伴们在一起跳舞这件事感到很开心，因为它既满足了你身体的需要，又满足了你对人际关系的需要。

动机性访谈原则三：唤出阶段

动机性访谈的第三个阶段重点是帮助客户发现改变的理由。鼓励客户去探索发自他们内心的、驱动行为改变的理由是什么，特别是那些关乎未来的理由，这样有助于创造渴望改变的需求。正如鲁米说的，“你所寻找的也正在寻找你”。

教练案例

温迪：戒烟对我真的很重要，只是戒烟太难了。坦白地讲，我受不了那些不抽烟的人告诉我该如何做。

教练卡尔：当你还不能找到最好的戒烟方法时，你感到很沮丧。那让我们先看一看哪些可以由你来掌控。戒烟对你的重要性是什么？

温迪：嗯，可以让我老板不再唠叨我。

教练卡尔：听上去是个不错的结果。我好奇是否还有其他甚至更重要的好处，或者你还会看到哪些立刻就有的好处？

温迪：可能会提高我的睡眠质量，烦人的咳嗽也会好起来。

教练卡尔：还有其他的吗？

温迪：我的同事应该也不再视我为瘟疫。

教练卡尔：听上去他们这样做令你感觉受伤。那是怎样的情景？

温迪：我有时感觉自己被排除在外了。比如，午餐时间他们都去吃饭而我需要出去抽烟，我错过了和同事们开心交谈的时光。

教练卡尔：你真的不想错过与他们建立关系的机会，你希望自己是其中的一员。

温迪：是的，就是这样。

教练卡尔：除了工作场合，在你生活的其他方面，如果你戒烟了会变得怎样？

意义在动机中的作用

意义感和目的感可以是改变的重要基础和理由。询问意义是心理健康和人类蓬勃发展的关键，其中包括战胜逆境。就本质而言，人类是意义导向的，我们内心一直渴望了解这个我们生活在其中的世界，并想从中找寻到值得为之奉献的价值（Frankl，2006）。

保罗·黄研究发现，对生活抱有的意义感、目的感和掌控感的程度是预测心理和身体是否健康的良好指标（Paul Wong，1987）。黄的结论是意义对于疗愈、恢复以及乐观精神和身心健康是必要的。波伊尔（Boyle）等做的一项有趣的关于意义的新研究发现，那些还保留生活有意义感认知的老年痴呆（阿尔茨海默病）患者，相较于没有此意识的患者，更少受到大脑病变斑块的影响。在生理水平上，他们大脑疾病的严重程度是接近的，“目的感”防止了疾病引发的全面认知下降。

教练要帮助客户检查在渴望改变的背后潜藏着的更大的生活意义和目的，探索在过去的经历中学到的教训和当下做出哪些改变可令生活更好和有意义，以及未来为更伟大的事业自己可能会做出的贡献。

用评分的方式检查动力

动机性访谈所用的对准备度和信心度打分是一个很好的检查改变动力程度的工具（见图 6.2）。

这些分数能让客户客观清楚地了解自己的想法，并对难以进行改变的部分就改变的准备度、意愿度和能力予以定量评估。为激发其改变的意愿，动机性访谈还让客户就改变的重要性打分。

教练可能会问：“从 0~10 分，如果你现在就改变______，对你的重要性是几分？”

让客户为这三项打分之后，很重要的一步是继续让客户思考如下问题：“什么可以让你不选低分呢？”“什么可以让你给出更高的分呢？”诸如这样的开放式问句，再结合着反映性聆听，就可以激发客户更有效地谈论改变，支持行为的改变。

为激发改变的意愿打分。动机性访谈邀请客户为现在就改变对他的重要性打分。教练可能问："从 0~10 分，如果你现在就改变_______，对你的重要性是几分？"

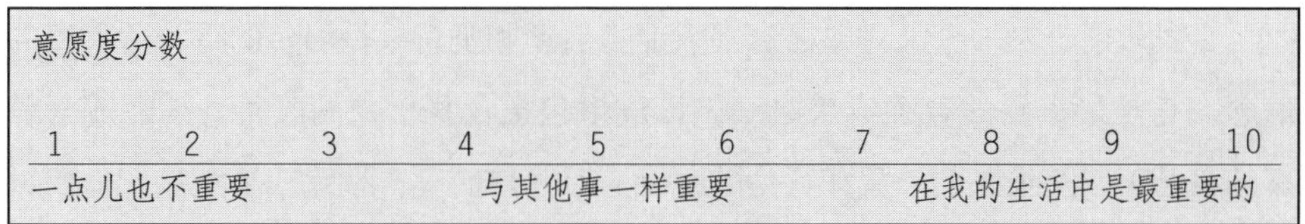

为改变的能力打分。动机性访谈邀请客户为现在就改变客户的自信心打分。教练可能问："从 0~10 分，如果你现在就改变_______，你的自信心是几分？"

信心分数

1 2 3 4 5 6 7 8 9 10

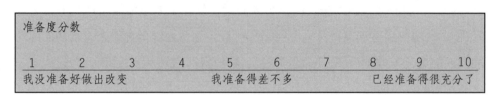

我不认为可以做到　　50% 概率做到　　我肯定可以做到

探讨完重要性和信心度的分数之后，很有帮助的一个做法就是直接询问客户他对立即做出改变的准备度如何。教练可能问："从 0~10 分，如果你现在就做出改变，你当下的准备度是几分？"

准备度分数

1 2 3 4 5 6 7 8 9 10

我没准备好做出改变　　我准备得差不多　　已经准备得很充分了

图 6.2　为准备度和信心度打分

动机性访谈原则四：计划阶段

动机性访谈的计划阶段会涉及多个提高自我效能行动方案的协调。在进一步讨论动机性访谈计划阶段之前，我们先探讨一个更广义的话题——自我效能。

自我效能

自我效能，是一个人对自己有多大能力启动和坚持某种渴望的行为所秉持的信念，它是最重要的教练成果之一，该成果包括自我形象的改善（正在成为最好的自己）以及永久的心智和行为的改善。对客户而言，教练成果意味着他们可以实现并维持最初他们来接受教练时所设想的目标，获得自信，相信自己在将来有能力实现新的目标并在遇到困难时可以成功应对。换言之，客户是来学习如何学习和改变的，以便在未来的生活中他们可以灵活运用在教练关系中学到的理念和方法，在今后进行自我指导、自我激励，以自信的方式继续进行新的改变。

社会认知理论

有助于理解自我效能的一个最主要的理论是社会认知理论。1986 年，阿尔伯特·班杜拉的《思想和行为的社会基础：社会认知理论》出版，标志着社会认知理论的正式诞生。简单来说就是，社会认知理论认为，人的行为是由三种彼此相互影响的动力因素决定的：个人因素（如一个人对他能做什么的信念和感受）、环境因素（如支持性人际网络和榜样）和行为因素（如个人既往的体验和完成的情况）。之所以将其命名为社会认知理论，是因为它强调认知过程对信念和行为的调节能力。

心理学家米哈里·契克森米哈赖相信，当一个人经历这样的体验，即任务的挑战高度和完成它所需能力的高度几乎趋同时，这个人的自我效能就会提高（Mihaly Csikszentmihalyi，2003）。反之，如果一个人要做的事情与他的能力不匹配时，自我效能会下降或焦虑会增加。

上述三个因素（个人、环境和行为）都会对自我效能产生影响，所以大师级教练就是在这三个因素相互协调上下功夫。班杜拉指出，注意增加自我效能的四个资源是很重要的，这四种资源是生理 / 情感状态、言语性说服、替代性经验和胜任的体验（Bandura，1994，1997）。结合其他知识，包括自我决定论、跨理论改变模型、欣赏式探询、非暴力沟通、动机性访谈和积极心理学（包括积极情绪理论、流理论和优势理论），班杜拉的理论用统一的框架整合了这些不同但又有重叠部分的理论，进而也丰富了教练工具箱。

生理 / 情感状态——培育良性压力、最小化痛苦

没有什么比一个人的身体和感受更具个人性的了，这两者都可以影响自我效能。这就是协助客户在生理和情感上都要变得适应改变，而不是恐吓其进行改变如此重要的原因。简单说就是人们对改变的感觉影响着自我效能。例如，如果他们在执行任务时心里慌乱或喉咙发干，他们的自我效能就低；反之，当他们在执行任务时放松又自信，他们的自我效能就会提高。这好像是显而易见的，因果关系是相互影响的：生理状态会影响自我效能，自我效能的强弱也可以影响生理和心理状态。教练的工作就是引出两者。

如果压力被定义为刺激，那么痛苦就代表了要么刺激得太强烈要么程度太轻了。正如前面提到的，前者带来焦虑而后者带来无聊，两者都是不舒服的。极端情况下，它们都会对健康产生负面影响。

良性压力，如其字面上的意思是“好的压力”，即其强度在可控范畴内。我们发现自己可以履行承诺，但又没被其压垮；我们既往的经验完全用得上，但又不觉得无聊。这是在教练会谈中要寻找的可“击中”客户的最佳范畴。在教练会谈中，做到对客户的挑战大到足以激发他们的心智和感受，同时又让客户感到自己被充分地肯定和接纳，避免痛苦（Rosenburg；2005）；在教练会谈期间，要做到能让客户积极主动地去实现目标和愿景。

对客户生理和情感状态给予尊重和理解性的关注，有助于教练和客户一起发现这个最佳压力点。例如：在会谈期间，教练可以采用共情性反映引发出客户当下的感受和需要，让客户与自己的感受和需要建立连接，当考虑用各种动作引导客户与自己的生理和情绪状态建立连接时，教练也可以采用邀请客户一起改变身体姿势、调整呼吸节律、活动双手、走一走、追踪迷宫、盯住一个物体、画画、听音乐等方式或其他做法。

这些方法也适用于教练调整自己的身心状态，因为教练常常会镜像反应客

户的感受和需要。在教练过程中，随着谈话的进展，教练越是时时刻刻都能理性地觉察到自己的感觉和感受，他们的提问和干预越是能够正中目标。

让客户在教练会谈期间留意自己的生理和情感状态同样重要，这有助于客户保持进步。经历改变时，帮助客户留意和理解自己情感状态的变化，有助于客户发现什么是可以为自己充电的，什么是消耗自己的。当客户做更多为自己充电的事时，自我效能就会改善；反之，当客户做更多消耗自己的事时，自我效能就会降低。教练帮助客户把义务感放在一边，也不鼓励他们按照应该的想法而不是用自己的感觉和感受，来判断重要性和是否想要做出自主选择。当决定的掌控权由外在因素转向增加内心声音时，客户会更有活力、有动力，也更愿意改变。

言语性说服——激发谈论改变

很多外在因素影响自我效能，其中最重要的两个是：我们周围的人都对我们说什么（言语性说服）和我们周围的人都在做什么（替代性经验）。言语性说服不是说必定要带上“专家的帽子”告诉客户应该做什么，这样做既会制造抵抗也会制造不满。但是，带着接纳的态度引导客户发现自己能做什么就是完全不一样的做法了。这种做法可以提高客户的生命力，当客户自己发现之后就会行动，启动改变和保持他们所渴望的行为。

但是，如果教练越是说服客户应该如何做，就越会引发其越多的抵抗，从而会降低改变的准备度。为了说服客户的同时不会激起客户的抵抗，教练在沟通中要传递自己对客户实现其目标和愿景的能力有信心。当这份信心是建立在客户优势能力的基础上且由衷而真诚地表达出来的时候，它就有助于促进客户自我效能的提高。尽管这需要时间，以及基于多种不同的环境情境而进行的大量言语互动，最终客户的惰性还是可以被克服的。简单说，教练对客户的信任最终变成了客户自己对自己的信任。

教练的工作不仅仅是用平衡决策的方法来评估改变带来的益处和付出的代价，更是要帮助客户获得这样的信念：他们拥有着改变所需要的能力，以及一旦他们开始改变，生活会以令人不可思议的方式支持他们。正如我们前文已经提到过的，教练之城公司的戴夫·巴克是这样描述教练的说服工作的："我的笃定大于你的怀疑。"这种说服涉及一个人的各个面向，包括认知、情感、生理和灵性层面等。它取决于教练的信誉、成果和教练关系的品质。

班杜拉警告教练不要使用不真实、不现实的说服，因为对不现实的行为进行"啦啦队"式的鼓动会破坏客户改变的进展，很可能会让教练白费力气（Bandura，1997）。班杜拉认为，言语性说服必须是恰如其分地反映出对改变的跨理论模型中的各个阶段以及契克森米哈赖流理论的根本洞见。大师级教练与客户共舞，帮助其设定符合其所处阶段的恰当挑战，还要确定应对该挑战随着时间的进展所需要学习的相关技能。如果可以做到这些，教练关系就会有着无限期的生产力和推动力，因为总会有新的挑战需要克服，有新的技能需要学习。欣赏式探询提供了非常有力的框架和流程来协助客户，并相信他们拥有完成自己想要的改变所需要的资源。通过唤醒他们的最佳体验，探索他们的核心价值、优势能力以及产生改变所需要的条件和内心诚挚的渴望，教练赋予了客户力量去梦想、设计和实现自己的目标。

当客户出现阻抗时，跨理论改变模型、非暴力沟通和动机性访谈都是非常有价值的工具。阻抗可能来源于教练对客户准备度不准确的评估、设定的挑战与客户能力的不匹配或难以应对的内外部阻碍等。产生阻抗的原因也可能是教练用了专家式的方式告诉客户他们"需要""应该"或"不得不"做什么才能达到目标。动机性访谈运用多种方法避免引发阻抗，包括共情、沉默、关注、开放式提问和反映式聆听。这些方法可以帮助客户从不愿意谈论改变到愿意谈论改变，因此增加了客户对自我效能的觉察。

班杜拉指出，我们用语言让另一个人感到沮丧比让他们振奋起来要容易得多（Bandura，1994）。在不恰当的时间说不恰当的话就很可能损害客户的信心，产生令人失望的结果。专家式的方式会令客户感到压力和被恐吓，而不是让他们觉得被赋予力量和被点燃。聆听、保持沉默要比因企图推动客户前行而说错话要好得多。

替代性经验——观察相似的榜样

世界上的第一个商业蹦极于1988年出现在新西兰皇后镇（Queentown）的卡瓦劳河桥（Kawarau Bridge）。43米的落差每年吸引着数千名游客络绎不绝地前来参观。这些参观的人发现，观察别人对是否要绑上绳子这一决策过程很有吸引力。当人们到达时，他们通常会先去观看台，一个高一些，另一个低一些，他们看着不同性别、不同年龄的人拴上安全带，然后从桥上纵身跃入峡谷。随着每一跳的成功，他们就更加感兴趣、更加开放、更自信。他们逐渐发展出这样的信念："我也可以做到。"他们自我效能的提高是通过观察其他人行为的这种替代性经验促成的。

这种经验就涉及另外一个与自我效能有关的重要因素——环境因素。越是多次见证有人正在做着自己想做的事情，他们就越有可能自己也行动起来并保持这种行为（Deutschman，2007）。

分享经验是另一个促进自我效能的替代性经验。教练可以鼓励客户讲述他们所知道的与他们想实现的目标相关的成功故事，也可以告诉客户自己的故事或自己的其他客户的成功经历。客户与教练越是一起分享更多积极的改变，就会在教练会谈中带入越多的替代性学习——也就能更好地促进自我效能的改善。

更好的做法是鼓励客户发现他们自己的替代性学习经验，这比直接告诉他们要好，但是这二者可以在教练过程中共同使用。当教练在谈话中告诉得太多时，在对方看来这可能有吹嘘之嫌（瞧，我多牛），或者有要求和压力的意味（所有这些人都做到了，你难道不行）。但是，当讲述在教练过程中被慎重而明智地使用时，它是可以带来状态改变的强有力的工具。

如果客户不能想到自己的替代性经验，教练可以鼓励他们做调研和考察。想想蹦极那个例子中的比喻，教练协助客户找到自己的观察平台，然后在那里观察别人是如何做到他们想做的事情的。当这样做的时候，客户很可能就提高了自我效能。客户心中成功的案例越多，他们就有越多的他人故事分享给教练和其他人，也就越有可能把自己也看作可以成功实现自己心愿的人。

当客户描述的是与自己相似的人的成功经验时，这个信念就更真实了。彼此的相似性越大，替代性经验对自我效能的影响就越大。之所以虽然有着相似的替代性经验，但有些人决定从卡瓦劳河大桥纵身跃下而另一些人还拒绝如此，可能部分原因是这些拒绝的人与那些蹦下来的人的身份认同程度上存在差异。

胜任的体验——持续，坚韧不拔的努力

社会认知理论的第四个因素，行为因素，既是对自我效能最有力的影响因素，又是自我效能的结果。我们的实际成就比任何其他因素都更能鼓励我们自己持续不断地努力。如同古语说的："一事成功，万事亨通。"相反，"一事不成，事事不成"。因为了解这种动力，大师级教练会协助客户首先实现快速制胜，然后在接下来的每周里都帮助客户保持在这条成功的路上。正向的结果带来更高的自我效能，负面结果则降低自我效能。这就是为什么精通的体验在促进自我效能方面既是因也是果。

教练和其他领域是一样的，觉得胜任的教练与客户的和谐共舞往往比感觉没有把握的教练做得更好。技艺精湛的教练其成果就更好，因而吸引来更多客户，这两者都有助于提高教练自己的自我效能感。比起向下的循环，大师级教练更容易经历向上的良性螺旋。为了提高客户胜任体验的频率、强度和品质，大师级教练会分析客户正处于改变的哪个阶段，然后引领他们逐步实现符合变化的阶段，这是吸引人的也是可管理的递进性目标。

动机性访谈的"计划阶段"强调的是现实的、包含考虑了阻碍和挑战在内的周全缜密的全盘计划。为了增加对目标的承诺性和实现的可能性，教练和客户要一起做到：

1. 梦想并视觉化渴望的未来
2. 探讨客户意图中的动力和意义
3. 设定具体的、可衡量的和有意义的行动步骤
4. 检查客户的信心水平，如有必要，调整行动步骤以增强信心
5. 准备预案

6. 想象成功情景及其带来的积极正向的结果

7. 肯定客户的承诺、优势和能力

正如契克森米哈赖观察到的，步子太大和太小都会损害自我效能，因为这样要么引起焦虑要么让人觉得无聊（Csikszentmihalyi，2003）。这就是流理论的研究成果和改善自我效能的关键点。比起效能低的人，拥有更高自我效能的人会有更多的流体验，因为高效能的人知道如何设定可能且恰当的目标，如何设计能力刚好在可达范畴内的项目。

大师级教练帮助客户将他们实现目标的经历转化为学习体验。协助客户在生活中像科学家做实验一样发扬尝试精神，这样可以让客户放开尝试新的方法，并从挫败中快速恢复。在科学中没有失败，只有学习经验的积累。科学是“学习赢”而不是“学习失败”。收集资料和修改假设直至发现什么是有效的和适合的，体会到胜任也要经过同样的过程。如果有些事情没效果，我们就运用资料，设计新的实验直到发现什么是有效的。

如在欣赏式探询中，教练的信念是我们永远可以找到有效的方法。重要的是教练要帮助客户从其优势出发，找到重要的、有趣的、愉悦的和适合当下阶段的方法。实验方式本身是没有多少价值的，理想情况是将这个实验过程与客户更大更积极的愿景、他们的价值以及向往的未来关联起来。同时它还必须基于客户的既往现实，包括客户已经知道什么和已经做到了什么的事实。大师级教练能够让客户在这些条件下对目标和项目进行换框思考，他们是在客户改变过程中制造意义、学习和快乐的大师。

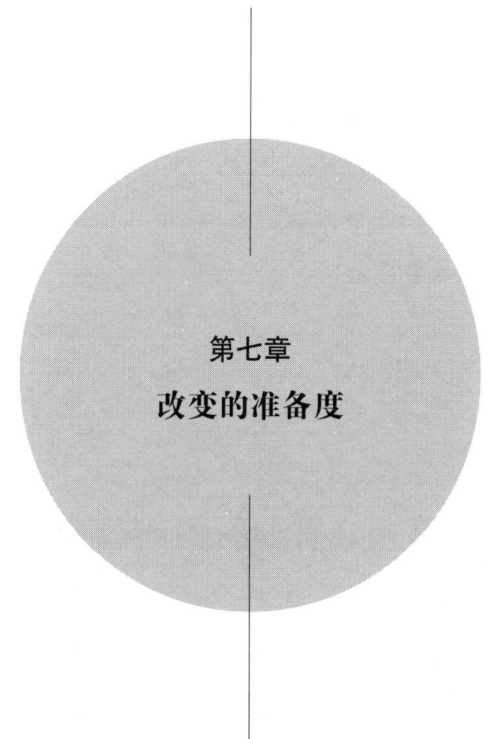

第七章 改变的准备度

成长并非一成不变地一直向上、向前发展。相反，它是一个曲曲折折的过程，进三步，退两步，在下一次跳跃之前可能只是原地绕圈或停步不前。

——桃乐希·科克维尔·布里格斯（Dorothy Corkville Briggs）

目标

读过此章之后，你将能够：

- 描述跨理论改变模型
- 定义改变过程的 5 个阶段
- 描述各个改变阶段所需的教练能力
- 定义操作性条件反射和平衡决策法
- 描述“铸造持久改变模型”

简介心智和行为的改变

教练最重要的任务就是促进客户自己决定改变、成长和提高效能。在健康领域内，教练和客户都特别关注心智和行为向着更健康的水平转变。

幸运的是，关于心智和行为改变的前提和过程，我们已经有很棒的理论依据和广泛的研究成果可被运用到教练中。其中最重要的一个工具就是来自心理学领域的跨理论改变模型，其包含的许多原则、技术和流程构成了健康教练的实践基础。本章将会描述受跨理论改变模型启发的持久改变金字塔模型，它展示了在教练工作框架中关键的认知、行为和关系的改变过程。

跨理论改变模型

跨理论改变模型是由詹姆斯·普罗察斯卡（James Prochaska）博士和他的同事研究发展起来的，他的研究历时数十年，通过对多种范畴广泛的健康行为转变的评估和衡量得出结论。所涉及的健康行为改变包含戒烟、适应性锻炼和乳房的定期检查等。这个模型对影响健康领域内的个人改变起到了设计图的作用，是健康教练和其他领域的教练很乐意使用的一个工具。(Prochaska, Norcross and DiClemente, 1994)

跨理论改变模型帮助教练理解新的行为可以在何时、如何形成和保持，以及客户为什么会挣扎、失败或放弃。

客户决定寻求教练的帮助可能是因为他们已经认识到自己的需要，想要开始并保持住新的健康行为，而且他们也承诺做到。在如今，养成健康行为习惯对人们来说是个巨大的挑战，因为每天应对生活中大量的要求和压力，已经几乎耗尽了人们可用于改变的资源。如果改变很容易，客户就不会寻求教练的帮助，或许他们自己就能开始改变并保持住他们需要和想要的新行为。

研究发现，自我改变是一个阶段性的过程，一个人在新的行为出现以前要经历这样几个阶段：不打算改变某个行为、想改变这个行为、计划改变和实际着手改变。

使用技巧来鼓励改变反而很可能会阻碍改变的发生。举例来说，还没有下决心改变的人没有足够的准备度去为新行为付出努力。通过施压设定目标和太早地开始新行为，反而会引发他们的抵抗或干脆决定从中撤出。

为了避免这种挫折，很有价值的做法就是在教练关系的开始阶段就帮助客户考虑，在健康的每一个领域甚至亚领域内，客户正处在改变的哪个阶段。在通常情况下，在不同的健康领域，针对不同的行为改变，客户会处于不同的改变阶段。他们可能准备好了吃更健康的早餐，却还没准备好晚餐时多吃蔬菜；他们可能准备好了经常散步，但还不想参加力量训练；他们可能对自我同情练习感兴趣，但不愿意进行冥想。总的来说，通常在开始阶段，客户对处理压力、营养和锻炼更感兴趣。

一旦清楚地了解到针对健康的某个领域或某个行为，客户正处在改变的哪个阶段，教练就可以运用针对这个阶段最有效的方法来促进改变。针对每个阶段使用特定技术可以帮助客户更快地实现目标，也可以为行为的持久保持奠定坚实的基础。

改变的阶段以及针对各个阶段有效的教练技术

普罗察斯卡（Prochaska）和同事告诉我们，人们的各个改变阶段都是可预期和可识别的（Prochaska，Norcross & DiClemente，1994）。改变过程始于前意向阶段（即没有考虑要改变）经过中间几个阶段然后到最后的维持阶段（即新的行为已形成并保持）。人们在每个阶段的特征表现都是非常不同且可识别的。

这 5 个阶段是：

1. 前意向阶段（不准备改变）
2. 意向阶段（考虑改变）
3. 准备阶段（准备采取行动）
4. 行动阶段（采取行动）
5. 维持阶段（保持住正向的行为）

重要的不是一个客户一个阶段，而是这个客户在某个特定的健康领域（如平衡营养或锻炼身体）、某个特定的行为处在哪个阶段。

前意向阶段："我不想"或"我不能"

当一个人还不想去做某个更健康的行为时，通常是因为他还没有解决前意向期内的两件事。他们属于那些说"我不想"或"我不能"的客户。那些说"我不想"的客户对改变不感兴趣，因为他们不认为自己有问题，但是家人和朋友可能会觉得他们有问题，也可能会唠叨他们。而他们自己不认为或拒绝承认他们需要改变，或再精准一些，他们可能拒绝的是被别人改变而不是自己主动改变。而那些说"我不能"的人是愿意改变但不相信改变会发生。虽然出于不同的原因，但这两类人都没有在这个特定领域内做出改变的打算。

对那些"我不想"的客户，需要与他们沟通的信息是，理解他们还愿意处在这个阶段，欣赏他们的自主权和对选择的控制权。重要的是不要让他们觉得被评判或自己不够好，教练应该带着真诚去求证其不健康行为背后的正面意图，这些行为满足了客户的什么需要，以及如何帮助客户应对生活的要求。

那些说“我不能”的客户意识到了有一些问题要解决，所以他们需要做些改变，但是他们认为改变太麻烦且太困难。在过去，他们可能尝试过改变，但一次又一次地皆以失败告终。他们可能已经准确地知道了困难是什么。他们需要的帮助是以积极正向和一切皆有可能的视角来看待困难，这样他们就能够从中学习而不是被负面情绪淹没，也不会被过去的失败及当下困难导致的信心不足打垮。

大部分客户至少会在一个领域（健身、体重、营养、压力、精神状态或生理健康）处在意向阶段或准备阶段，教练可以支持客户在 3~6 个月内让改变进入到维持阶段（一周又一周持续做一个或更多新的行为）。许多客户正应对着生活中巨大的压力，这些压力耗竭了他做出改变所需的能力。在这种情况下，在着手新的健康行为之前，适合教练和客户一起处理的领域可能是压力管理。教练也可以在刚开始的阶段，把尚处在前意向阶段的领域滞后处理。当客户在某个方面取得了进步，并对改变自己和成长有了信心后，他可能就准备好进入另一个之前准备度很低的领域了。

为了可以完成改变的目标，处在意向前期的客户首先需要体会到真实的共情和无条件的接纳，教练可以表达对客户情绪和需要的理解及尊重。教练承认与接纳客户还不打算改变某个行为的想法，这个前提是建立信任关系和为将来带来可能性的关键。如果教练在客户还没有准备好改变的时候就鼓励他改变，可能会打压客户的自主性。反之，不带评判和恐惧，而是更深层次理解客户，就起到了支持客户做出自我决定的积极作用。

教练案例

教练卡尔：你好，温迪，我是卡尔教练。我难以置信，保险公司会代表你老板给你打电话。你上个月做体检时，你说自己每天吸几包烟。我在考虑我们是否可以聊聊如何支持你戒烟？

温迪：嗯，我想到了可能会有人给我打电话。这年头，你知道的，吸烟的人就像二等公民。我猜你会跟我说我必须得戒烟了，否则我会失去保险或被罚款。

教练卡尔：听上去你很不开心，觉得沮丧，因为你觉得自己吸烟而被像二等公民对待。

温迪：是的，我觉得自己要躲着人，并为此感到很尴尬。我讨厌受到批评。

教练卡尔：我可以想象你希望别人能够接受你想吸烟的需要和渴望。

温迪：就是这样。我希望他们不要管我就好，让我可以安静地抽烟。在我疯狂的生活里，这是唯一令我感到平静的时刻。真不知道如果戒了，我以后该如何应对这一切。

教练卡尔：我能理解抽烟帮你缓释了很多压力，烟民是唯一剩下的可以休息五分钟和做个深呼吸的人了（边说边笑）。我听出你现在还不想谈减少吸烟或戒烟的方法。

温迪：是的，你理解得对，我希望别人也可以这样想。也许有一天我会考虑戒烟，但肯定不是现在。

教练卡尔：我很理解吸烟对你目前的帮助。有没有其他你已经准备好要改变的，而我也可以帮到你的？（第 179 页待续）

客户可以和教练一起，把阻碍归类：那些真实存在的、太大太具有挑战性的和需要暂时滞后的归为一类；那些其实是借口、可以转换思维方式以新的积极视角去看待的归为一类；那些如果激发了内在动机便有力量行动的归为一类。把明显有很大阻碍的任务从短期目标中剔除，就可以减少客户对任何改变的抵抗。客户可能需要一段时间才会认识到这些阻碍是可以被解决的。不必让客户说服教练这些阻碍是不可逾越的，教练的这种接纳就是在向客户表示教练是和客户联系在一起的。当客户准备就绪并且愿意和教练一起努力时，就是去引导客户发现强大而积极的内在动机并确定其准备改变行为的时候了。当客户真的意识到自己的内在动机时，例如戒烟是为给孩子树立榜样，他们不仅会更有动力戒烟，而且在其他健康行为方面的改善也会更有动力。其他的健康行为可能是散步、瑜伽、吃更多水果和蔬菜，或对生活中较大的压力因素进行管理，比如照顾一位生病的家庭成员。

意向阶段："我可能"

意向阶段的另一种叫法是"我可能"阶段。在这个阶段内，客户正在考虑是否要改变不健康的行为，或培养新的健康行为习惯，或打算在接下来的六个月内有所行动。比起那些对特定行为还处在前意向阶段的人，他们更加知道改变能给自己带来的好处，他们对自己目前的健康状况更不满意，但仍然存有怀疑而会延迟改变。

客户会对改变表现出很多矛盾心理，觉得改变很难甚至根本无法实现。人们常常会长时间地停留在意向阶段，可被视为长期意向者，因为他们想象不出自己还可以有其他不同的做法，或他们根本不知道如何改变。他们还在权衡改变的好处和要为之付出的努力哪个更多，而在他们心里，改变的理由和不改变的理由几乎势均力敌。因此，对这些客户而言，只有当改变的理由大于不变的理由时，改变才可能会发生。

当改变开始启动时，那些想着" 我可能"的人可能愿意探讨过去关于改变的最佳经验，探讨改变将带来的特别好处。通过聚焦于他们过去的成就、价值和愿景，他们可能更加重视对自己未来健康状况的改善。对于这些客户而言，就是要协助他们在所寻求的改变、所秉持的价值以及对未来的希望之间建立联系。在这样一个更大的背景下制订行为改变计划，能让改变更具意义性和重要性。如果客户还没有充分确定改变的个人化强烈动机，也包括新的支持性关系、新的改变理由，那么教练可以适当帮助他们思考这些。让他们的所欲所想（ 而不是不想要什么）形成清晰的愿景是非常有必要的。

这些客户不仅要检视放弃旧习惯、建立新习惯可以获得的好处，也要检视这么做可能付出的代价。确定哪些阻碍是目前不可逾越的，而哪些是可以被克服的，要将困难正常化而不是灾难化。几乎每个人至少在生活的一个领域内是被困难卡住的。对于意向阶段的客户，可以先支持他们确定和完成较小的、现实调研性的和思考性的目标，以提高他们的动力和信心，这样可以赋能给客户，让他们对自己实现改变的能力更有信心。

当客户认识到自己的优势并对改变带来的新可能性感到兴奋时，就可以从意向阶段向下一阶段迈进了。仅仅只是探讨这些可能性就足以帮客户进入下一个阶段。提高客户对渴望改变的迫切意识，让他们接触那些曾经成功地完成了其他相似改变的人是策略的关键。

当时机恰当时，教练可以询问客户是否愿意听自己分享对某个行为的科学研究所揭示的益处。教练还可以协助客户并和他一同探讨改变的好处，然后将它们进行归类，这些都可以成为积极的甚至强有力的改变动机。

在意向阶段，适合该阶段的目标是心智的转换，通过阅读、思考、交谈、聆听、发现和决定等方式完成思维方式的转变，通常在这个阶段还不会涉及转变某个行为的具体行动。有时，客户可能会根据耐克的口号“就这么干吧”进行一些小的行为改变，如 5 分钟的散步、10 分钟的瑜伽体式或每天吃一个苹果，同时也在整理自己对改变的矛盾心理。一系列小的成功而不是大的承诺也可以提高自我效能和意愿度。

教练案例（续）

温迪：所以，你真的不会强迫我进行改变？

教练卡尔：我不会强迫你，改变或不改变都由你自己决定。我会在你考虑好准备戒烟这件事时支持你，也许还可以帮你完成一些可能更容易的改变。

温迪：那就好，我对戒烟不感兴趣，因为吸烟可以帮我在充满压力的工作日里保持平静。

教练卡尔：我理解吸烟可以帮你度过‘压力山大’的日子。

温迪：因为一个紧急项目，我已经连续数月超时工作了，几乎没有时间运动，哪怕仅仅是在家里锻炼一下。真的，我觉得我现在没有一项生活方式是健康的。

教练卡尔：对你来说这是一段艰难的日子，你没有办法照顾好自己，你也没有时间锻炼。

温迪：其实我本来就不是个爱锻炼的人。

教练卡尔：所以锻炼对你来说很难？

温迪：也许不是，我正在考虑是否可以在跑步机或什么东西上走走，这也许会帮我释放掉一些压力。这大概会是一个减压的方法，但是，我也不确定。正如前面我说过的，我以前从来不锻炼。

准备阶段："我将会"

准备阶段也就是"我将会"阶段。在准备阶段时，纠结的感觉大部分都消失了，客户的动力随之增强，就会打算在接下来的一个月里采取一些行动。这些客户有一个或更多个强烈的动机，他们知道了阻碍是什么，也想到了一些可能使用的办法来增添成功的希望。如果为克服这些阻碍要考虑的任务和策略尚未完成，那么客户就还停留在意向阶段。

在准备阶段，客户尝试了各种可能的解决方案，放弃无效的办法并想出新的。在这个阶段，教练的任务就是帮助客户制订具体的计划。举例来说：客户要写下他们承诺要做之事的正式宣言，包括做什么、何时做和如何做在内的具体细节。此外，客户和教练一起进行头脑风暴，还要确定许多可能需要的小步骤，而且这些必须是现实中可实现的。

如果客户表现出了纠结、阻抗或对失败的恐惧，那么探讨有关挑战以及可以克服挑战的新方法就是很重要的。但是，教练必须小心，不要因直接告诉客户他们要做什么而增加了额外的阻抗，可以通过邀请客户共同创想策略和解决方案的方式来表达对客户能力和恐惧的尊重。当客户已经开始行动时教练才讨论客户想出的解决方案是不妥的，要在客户开始行动之前就制订好多种可能的策略。

教练案例（续）

教练卡尔：多和我说一说锻炼对你的吸引力。

温迪：我丈夫在九个月前开始跑步，我很惊奇他的身体和状态有了那么大的变化，这简直让我都有些嫉妒了。此外，我注意到自己在办公室坐了一天之后的感觉真的糟透了。

教练卡尔：你认为锻炼可能有助于改善你的状态，并会让你在一天的久坐之后感觉好一些。那你都想到有哪些可能的锻炼方式呢？

温迪：我想在跑步机上锻炼，可现在是春天，我更愿意在室外锻炼。距离我工作地点一个街区的地方有个不错的公园，但是，诚实地讲，我不认为在工作时间我可以去那里。所以我在想，是不是在丈夫跑步时我可以散步？

教练卡尔：听起来你想了几种选择但都不行，只有一个可能行得通。在你丈夫跑步时你散步，这个主意你认为哪里吸引你？

温迪：他可以鼓励我坚持。他还可能因为帮助了我而感到高兴，因为他担心我吸烟。

行动阶段："我是"

在接下来的阶段，可能持续六个月或更长时间，客户就该进入实践阶段了，可能是建设一段新的关系、培养新的行为和形成新的习惯。这个行动的阶段也被称为"我是"阶段。

在这个阶段，客户必须集中努力，练习培养新的行为并调整自己的生活方式。客户会确定 1~2 个他们想培养的新行为并持续练习，一周又一周，一个月又一个月，直到达到预期的水平。例如：客户可能要做更多的心肺功能锻炼，如每周 3~4 次、每次 15~60 分钟中到高强度的锻炼，或是他要达到与医生约定的某些特定的营养指标，客户努力的目标可能也会是在"压力山大"的生活中学会减压。

当客户处在某个行为的"我是"阶段时，他们通过牢记自己的优势和价值来帮助自己持续地努力是非常重要的。对他们来说同样重要的是让自己建立一些社会关系，与那些和自己有着共同兴趣和目标的人发展新的关系。能得到的支持越多，效果就越好。

教练案例（续）

一个月以后

教练卡尔：上次会谈已经过去一个月了，我都等不及要联系你了。请告诉我在上次会谈中我们定的目标进展如何？

温迪：很高兴我们又见面了，我想我从开始到现在都做得相当不错。在过去的三周里，我每周至少散步 2 次，每次 1 个小时。

教练卡尔：哇，的确是个很棒的开始！当我们定目标时，你的目标是 30 分钟，而你现在做到的是 1 个小时。是什么让你超越了目标？

温迪：第一，我发现晚上我俩都锻炼之后，老公和我的情绪状态都相当不错，我们笑得更多了。此外，还记得我告诉过你我的工作压力很大吗？其实工作压力还是那样大，没有什么变化，但我发现晚上散步能帮助我释放一些压力。

教练卡尔：听到这些真是太好了。在这个过程中你用了哪些策略让自己坚持散步的？

温迪：我已经习惯了这些日子在我散步之前不安排任何事情，我还让自己记住散步的感觉有多好。

教练卡尔：恭喜你取得了进步，而且坚持得非常好！寒冷的冬天要来了，我在想你如何考虑在冬天也可以坚持散步？

通过可达成的小步骤逐渐改变，客户可以早些感受到成功。重要的是，要提早预想到有困难的情景，并鼓励客户预想多种应对策略，不要等到情况发生时再想办法去应对。

教练应该预估客户在行为改变过程中可能的反复并为之做好准备，帮助客户认识到这些反复仅是暂时的困难，要把它看作学习的机会而不是失败。对目标“要么成功要么失败”的信念会导致内疚、自责的情绪，以致最终放弃。客户甚至可以从一种安全的、计划好的反复中获益。例如，有一天可以不锻炼或有一餐可以随意吃，用这种掌控中的情景来帮助客户建立新的信念、认知和心理弹性。

因为在这一过程中退回到准备阶段的风险很高，所以讨论如何从挫折中学习并将之视为可贵的学习资源非常重要。客户可能会在建立新行为的过程中反复一次，或者一周甚至更长的时间停止所承诺的新行为。这种情况提供给我们一个机会，去探索客户对这种情景的反应、对失去控制的认知以及社会关系对他们的帮助或阻碍。教练可以支持客户对这些有挑战性的情形进行探索，并从中学习如何着眼将来。协助客户发展与那些可以分享兴趣和目标的人的关系是非常重要的，支持性的环境和环境中榜样的力量可以帮助客户在转变的行动阶段更容易取得进展。

维持阶段："我还是"

当客户某个行为的转变进入了维持阶段时，就意味着他是在“我还是”的阶段了。当新的行为已经成为习惯，是自动性动作的时候，就表明他已经进入了维持阶段，而且这个阶段通常出现在行为开始转变的 6 个月以后。客户现在有信心维持新的行为，他们对新行为习惯的信心通常在十分制的 8~9 分。在这个阶段，客户的自我效能不仅高而且可以自我加强。

但是，客户进展到维持阶段，并不意味着不再需要努力就可以维持新行为或者预防反复（也不一定意味着不再需要教练了）。在维持阶段，客户会有另外一些不同的风险，包括感到索然无味，或缓慢地回归到旧有的不太健康的行为等。

反复（也就是客户暂时又回到旧行为），如早在行动阶段一样，也可能出现在维持阶段。如果这种情况发生，教练常常需要支持客户再树立新的目标和再聚焦。能帮助他们的做法可能包括再次确定与目标相关的新任务、采用新的锻炼形式、尝试相关的新方法或去帮助那些才刚刚开始的人，在维持阶段做这些事比尚在行动阶段会容易些，因为客户已经体会过了新的行为方式带来的益处。

这个阶段的反复不会明显消除已经获得的健康益处，客户常常能够比较容易和快速地调整回来。客户处在维持阶段的一个特征是学会调整。

在改变的任何阶段，反复都可能是更棘手的。当新行为广泛地被放弃时，反复会导致已有的健康获益减少甚至消失。为了不再反复，很重要的是需要对客户的优势、价值、资源、愿景、目标和动机进行再次沟通、修正和连接。除了和客户一起探索能学到的经验教训，还要再次回过头来，重新从准备和行动阶段开始进行不带评判的倾听、询问和反映。客户越是清楚地记得并可以再次连接上自己的能力、运用自己的优势，他们就越能发展自己的自我效能，并再次获得自我控制感。

图 7.1 说明了改变的 5 个阶段，你可以看到反复和再反复是改变进程中正常的过程。

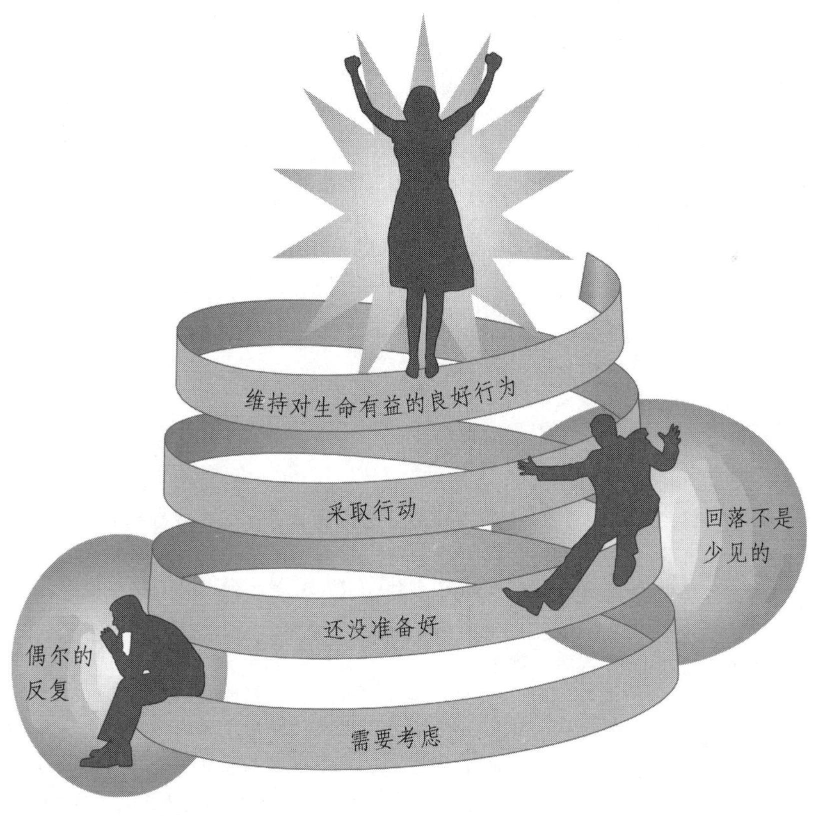

图 7.1　改变的 5 个阶段

表 7.1 参照国际教练联合会的教练能力模型，汇总了针对每个改变阶段的策略（International Coach Federation，2015）

表 7.1 行为改变的教练技术

客户所处阶段	使用的技术	解释
前意向阶段 我不想	倾听 仁慈 正念 探询 反映性回应 自主权 换框（转换视角） 分享 头脑风暴 欣赏式探询 动机性访谈	我们都曾经这样，客户需要知道我们理解他们的需要、情感和情境。这时不可以有评判，而需要进行共情。仁慈字面上的意思是“苦着你的苦”。接纳停留在这个阶段的人，而不是说服他们应该怎么办，这样才有助于建立信任和亲密的关系，而这是改变发生的促酶。 在这个阶段，需要支持他们对当下状况的接纳。
前意向阶段 我不能	倾听 仁慈 正念 探询 反映性回应 肯定 换框（转换视角） 分享 自我效能 将挑战分类 欣赏式探询 动机性访谈	在这个阶段，要增强客户克服困难的信心。我们还可以帮助客户将困难梳理分类。 每一位处于前意向阶段的人，提到改变的前景时，不仅需要理由，也需要看到希望。
意向阶段 我可能	倾听 仁慈 正念 探询 反映性回应 肯定 换框（转换视角） 分享 自我效能 头脑风暴 欣赏式探询 动机性访谈	处在意向阶段时，客户需要意识到并能持续地感受到自己的优势、核心价值和改变的自主动机。确定自己的优势、价值和动机能有助于客户完善对教练过程的理解，并帮助他们更清晰地知道自己要什么以及为什么。 处在意向阶段的人需要找到强烈的动力，也需要预估可能会遇到的挑战以及可能的应对策略。完成这三项思考任务后就可以进展到接下来的准备阶段了。分享与改变相关的各种可能的信息、故事和好处对促进客户的改变有着不可估量的价值。

续表

客户所处阶段	使用的技术	解释
准备阶段 我将会	倾听 仁慈 正念 探询 反映性回应 肯定 头脑风暴 欣赏式探询 实验 承诺 验证 时间表 责任	一旦客户有了强烈的动机，了解了阻碍，并找到了可能的解决方案，就是教练和客户一起讨论行动计划的时候了。这时可以通过强有力的问题探询客户积极的内在核心自我。尽管我们经常想教给客户一些成功的窍门，但我们还是要协助他们去发现、设计和尝试他们自己的策略，这样客户才会更有可能坚持下来。
行动阶段 我是	倾听 探询 反映性回应 自我效能 正常化 矫正 再造 环境 设计	在行动阶段，教练可以成为为客户加油和欢呼的庆功人。当客户开始出发时——他需要教练的信任、鼓励和笃信他们可以坚持在这条路上。在这个阶段，我们就好像是在支持客户和挑战客户之间走钢丝。客户需要得到鼓励，但太多支持，就把客户当小孩了；如果太多挑战，又有可能压垮他们。为了能够保持激励，我们需要给予恰当的鼓励和紧张度。 当客户遇到困难时，教练帮助客户分析，并制订防止退步的计划。
维持阶段 我还是	倾听 探询 反映性回应 支持 鼓舞 榜样 创造性 即兴 自主动机	如果说培养一个新的简单的习惯需要 21 天，那么改变生活方式可能需要 21 个月。在这个过程中，客户可能对自己有一些令人兴奋的新发现。他们还可能遇到困难、挫折，或觉得无聊和气馁。帮助客户成为他人的榜样是激励客户保持动力的好方法之一。 保持灵活和创新，教练可以协助客户保持承诺的兑现。这是过程管理和承担责任的一部分，对有些客户而言，如果没有实验性和即兴的调整，他们可能因任务太重而很难完成。

改变的过程

普罗察斯塔（Prochasta）认识到有些人已经做好改变的准备，另一些人还没有，而对不同改变准备度的人所用的策略也是不一样的。经过对各种心理治疗模型的研究，普罗察斯塔和他的同事结合跨理论改变模型确定了针对不同改变阶段最有效的策略（Prochasta，Norcross & DiClemente，1994）。他和卡洛·狄克莱门特（Carlo DiClemente）一起界定了10个阶段，以描述人们在改变中实际经历了什么，其中5个涉及认知改变，另外5个是行为改变。

认知过程包括范围广泛的反思性学习过程，在这个过程中，人们对自己针对某个特定健康行为改变的想法、感受和渴望进行梳理。完成这些常常要用几个月甚至几年的时间，过程包括：

1. 获得信息：找出做某个行为能带来的所有好处（例如医学上的和生活上的）。

2. 在情感层面有所触动：某个行为给身体和生活带来的好处触动了客户的内心，从而使其产生了改变的内驱力。

3. 考虑到自己行为对他人的影响：例如想到孩子们可以从父母好的行为中学习。

4. 自我形象：在愿景、价值观和行为之间建立联系并使它们协调一致，从而提高个人的完整性和内外一致性。

5. 社会规范：和与自己心智相投且也正在为这个行为努力的人建立关系，并与之交谈（例如加入一个可提供支持或有针对性的兴趣小组）。

行为过程包含范围广泛的行动导向的学习过程，在这个过程中，客户会尝试新的健康行为并筛选采纳其中有效果的行为，这些过程包括：

1. 做出承诺：例如精准地写下要做的具体是什么行为，以及什么时候做。

2. 利用提示：例如在环境中设计提示来提醒自己做计划好的事。

3. 使用替代：用新的行为替代旧的行为（例如用胡萝卜棒或麦秆替代香烟）。

4. 社会支持：从家庭成员或朋友那里获得某种形式的支持。这需要客户仔细想一想让这些人具体做什么可以支持到自己，然后请他们给予自己这种支持。

5. 奖励：设立奖励机制，一旦目标完成，给予自己相应的奖励。

支持客户通过改变的各个阶段

在围绕着客户的优势能力和价值和客户建立起信任与和谐的关系后，很重要的一点是鼓励客户确认对影响自己健康的问题想做出改变的意愿度有多强。单这样做就可以让客户参与到对话当中，因为可以问他们为什么确认是在这个阶段、是什么让他们成为这个样子、他们首先想聚焦于哪些行为、目标是什么。这也有助于支持客户增强他们的胜任感和对改变的自主感。

支持自我效能

使用跨理论改变模型的目标之一就是提升客户的自我效能，并使之相信自己可以在渴望的领域做出改变。自我效能描述的是在信念和行动之间的循环关系：你越是相信自己能做某事，你就越有可能做成那件事；你做某事越成功，你就越相信自己可以再完成那件事。

反之也成立，你越是相信自己不能做某事，你就越不可能做成它；你尝试不成功的次数越多，你越不可能再做那件事。换言之，如一句谚语所言“一事成功百事顺”。因此，设定恰当的目标（符合客户所处的改变阶段和能力的目标）是很重要的。设定不恰当目标的潜在后果就是客户可能会退步，甚至可能是一系列的退步。这就是为什么准确判断客户所处阶段和改变的意愿度是如此重要（无论你的客户处在“我可能”还是“我将会”的阶段）。换句话说，为在某些行为方面还处在意愿阶段的客户设定最后阶段的目标是很有风险的。事实上，更恰当的目标是一个思考上的目标，也就是鼓励他自主探索动机和困难。

当客户经历了困难和退步之后，教练可以将这些经历转化为学习体验。

操作性条件反射

另一种让客户参与到改变过程特别是行为过程中的方法，是聚焦于行为及其结果之间的关系。操作性条件反射，或称通过正负强化进行学习，这是一种学习方式，也是一个自发的行为，要么被结果强化，要么被结果负强化。

成功的强化治疗要先找寻可能触发不想要行为的先行条件。例如：不吃早餐导致午餐吃得太多，然后产生内疚心理，进而可能引发易怒，而这种易怒可能导致一整天都放弃了良好的饮食习惯，最终结果可能会是晚餐后再吃一些冰淇淋。当一连串行为链被确定后，协助客户先改变行为链上靠前的行为而不是后面的行为，因为这样带来的改变和获益较大。

教练案例（接第 167 页）

温迪：我没完成周末戒烟的目标。

教练卡尔：我知道这对你很具有挑战性，听上去你有些失望。

温迪：有种挫败感，生我自己的气，因为我知道我可以做得更好。

教练卡尔：如果你想达到这个目标——我知道你可以，让我们先回过头来看看我们从中可以学到什么，在你承诺周末戒烟之后，哪些因素让你又决定吸烟了呢？

温迪：我十分清楚发生了什么，我外出办事，整天都在车子里，我都没停下来吃午餐。在我意识到之前，我已经在车里抽上烟了。

教练卡尔：能不能让我知道得更清楚一些，这样的情景怎么就让你吸烟了呢？

温迪：首先，一旦我饿了，我就丧失意志力了，只想往嘴里放些什么。

教练卡尔：有意思。那可能有一些触发因素是我们需要提前了解的。

温迪：是的，比如我在饿的时候绝对做不出好的决定。

教练卡尔：这真是个有意思的观察。那么在日后你打算如何应用你从这件事中学到的这点？

处理引发某个行为的先行条件要比处理行为的结果容易得多。这样的先行条件有可能是：去健身房的车程很长、令人不舒服的健身环境、路途路过最爱的冰淇淋店、经历了特别有压力的一天或负面的自我对话等。例如，“压力山大”的工作日或“我招架不住了，什么事我都做不到”这样的自我对话，都可能导致晚餐时大吃大喝。帮助这样的客户，一个方法是，除了制订针对饮食的目标之外，也要设定针对一天或在晚餐前的减压目标。

评估改变的意愿度

如下评估改变意愿度的方法（见表 7.2）可用来对客户想改变的行为进行优先排序，同时也要评估其对实施改变的能力有多大信心。

表 7.2　评估改变的意愿度

研究表明，自我改变是一个要经历数个阶段的过程。我们从没考虑过改变，转变到开始考虑是否要改变，再到计划如何进行改变，然后在我们真正开始改变之前还要试探改变实施的具体方法。考虑要改变某个行为或去做某个新行为时，问自己如下问题：

1. 我想改变这个行为的真正理由是什么？ 这个改变对我的重要性是什么（收益或益处）？
2. 不应该改变这个行为的理由是什么？ 什么阻碍我改变（困难或弊端）？
3. 改变，利大于弊吗？
4. 为改变这个行为和克服困难，我要付出什么？我的策略是什么？
5. 我真的能做到吗？

为了能够顺利通过改变的各个阶段，如果你相信自己有能力改变且改变的利大于弊，而且有克服困难很现实的策略，那是最好不过的。行为科学家发现，依据准备度，行为转变的过程可分为 5 个阶段：

1. 前意向阶段（在接下来的 6 个月内，我不想改变或我没有能力改变）
2. 意向阶段（我可能会在 6 个月内有进行改变的行动）
3. 准备阶段（我会在 6 个月内行动）
4. 行动阶段（我现在就行动）
5. 维持阶段（我已经持续改变至少 6 个月了）

与多种方法可以帮助客户从没打算改变过渡到想改变、计划改变、实施改变直至维持住改变的阶段。确定改变的准备度有助于教练帮助客户让改变顺利发生。如下问题可以帮助你和教练做出恰当的决定。这些问题的答案可以指导教练谈话的方向，帮助客户通过完成各个阶段的改变最终实现自己的目标。

续表

1. 我的目标或我想首先改变的行为是： 2. 我想先实现这个目标或改变这个行为的原因是： 3. 我可以依赖和应用的年龄优势、天资、价值和资源有： 4. 在改变该行为的过程中，我会遇到的主要挑战是： 5. 为让我能够继续前进，克服该挑战需要的策略是： 6. 为实现这一改变，在上周我付出的努力是： 7. 与此行为改变有关的下周目标是： 8. 我目前对改变的准备度是（在最符合你当前情况的描述上画圈）： ● 我不想改 ● 我没有能力改 ● 我可能会改 ● 我会改 ● 我正在改 ● 我还在改着

客户自己是否使用改变阶段的正式名称不重要，更好的方式可能是让客户就某个重点要改变的行为简单地选出最贴近自己目前状况的描述：

- 我不想改
- 我没有能力改
- 我可能会改
- 我会改
- 我正在改
- 我还在改

一旦客户熟悉了改变过程中的各个阶段，教练会谈就可以跟随如下模式进行了：

- 探索客户的优势、核心价值以及想要改变的主要动机和原因。
- 共同确定客户所处的改变阶段，以及一个或更多恰当的认知上的和行为上的目标。
- 共同设计可以促进实现认知或行为目标、提高自我效能的策略。

- 在合适的时候，与客户讨论可能会阻碍行为改变的各种挑战，激发其思考可能实行的解决方案。
- 引发客户对所要采取的行动的承诺或对提前要付出的努力的承诺。
- 再次确认客户改变的准备度和打算继续进步的意愿度。

决策平衡

让客户参与到改变过程中，特别是认知的改变，一个有效的办法是鼓励他们评估某个行为改变或不改变的利弊。这就是决策平衡，这种权衡通过对如下方面进行充分的分析考虑而提高改变的成功概率（Janis and Mann，1977）：

- 对自己的益处或收获，对他人的好处，别人赞成的理由，自己赞成的理由
- 对自己的弊端或损失，对他人的损失，别人不赞成的理由，自己不赞成的理由

教练案例

温迪：为了保持健康，我想戒烟，这样就能减小我将来患病的概率。

教练卡尔：请多告诉我一些，在你的想象里，它是发生在“将来”而不是现在。

温迪：我有三个外孙，我真的很爱他们，我想多和他们在一起。

教练卡尔：你想改变，很重要的理由之一是想要多享受与外孙们在一起的时光。

温迪：是的，我现在就想戒烟的另一个理由是，因为我抽烟，所以我的孩子不想让外孙们来我家，可是我想给外孙们烘焙饼干，和外孙们一起做游戏。

利益、收益和动力是健康行为能带来的好处，也就是客户做出这些健康行为时会收获的好处。通过询问，教练可以帮助客户从一般化的、非特异性的收益发展为个人化的、有针对性的、积极的动机。

弊端、阻碍和挑战让新习惯的培养变得很困难。通过让客户把这些困难分类，教练可以帮助客户发现有些困难是很大的，只能靠时间解决，而有些可以通过增强动机和足够的利益而克服。例如，年轻的他在自己第一份高管工作中为了追求成就，每天工作 14 小时，没有一丝空余的时间进行规律的锻炼，直到一位很有吸引力且规律健身的年轻女性加入了他的公司。然后他发现，自己可以找出一些时间去健身房了，因为他想有机会去了解她。有些困难是可以被足够强的动机克服的。

尽管这看上去似乎是反直觉的，但是研究发现，对有些人而言，收益必须大过弊端才可以真的开始改变并坚持到新习惯形成。这意味着，对那些尚处在改变早期阶段、还没打算行动的客户而言，发现其个人化的、显著的、有针对性的和积极正面的收益或动机，以及诚实地梳理出弊端是非常重要的。

当客户正在考虑改变某个行为时，教练可以询问如下问题：

1. 是什么让你想尝试新行为而改掉这个旧行为呢？（好处是什么？）

2. 你不应该尝试新行为的理由有哪些？（弊端是什么？）

3. 为这种行为的改变你要付出什么？（克服困难的策略是什么？）

在改变过程的早期阶段，认知的改变是关键所在。通过帮助这个阶段的客户清晰表达出强烈的、个人化的、具体的和积极的动机，以及帮助客户发现改变可能会遇到的阻碍，一起讨论出可能实行 / 有用的解决方案或应对措施，教练就可以帮助客户做好行动的准备。

如果客户尚处在“我不能”阶段，并且把注意力完全放在了困难和所有他们不能做出改变的理由上，那么我们就要承认他们能够充分意识到这些阻碍的价值。对处在改变早期阶段的人，如果有三个任务，分别是找出动机、了解阻碍和想出应对策略，那么这个处在“我不能”阶段的人已经完成了这三个任务中的一个了，即他已经精准地意识到了阻碍。而教练的工作就是帮助客户完成另外两项任务。

持久变化模型

根据跨理论改变模型中的认知和行为过程，以及以证据为基础的行为心理学和积极心理学原则，同时根据在教练过程中对教练的培训和考试的、应用中的经验，好教练公司创建了一个用图形表达的模型来说明教练流程，这个模型就是铸造持久的改变的过程。这个行为改变的金字塔为怎样促进心智、行为、自我意识和自我形象的持续改变提供了指导。

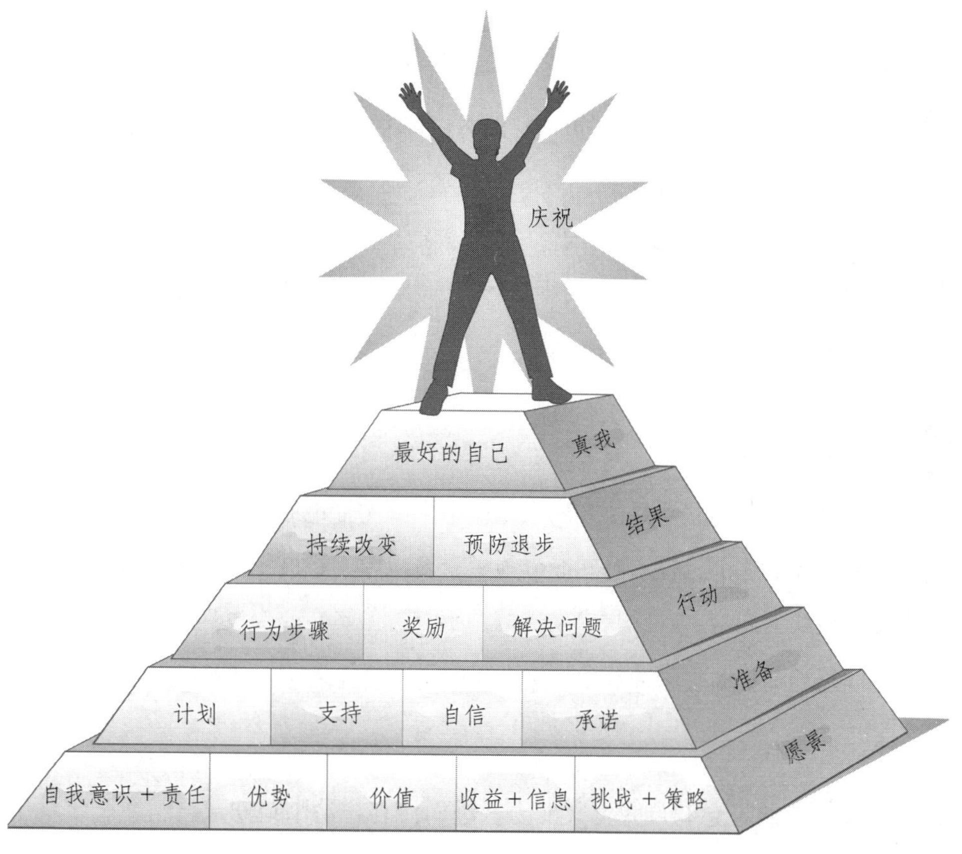

金字塔的底座是改变的愿景和最高目的。首先，客户的决定主导着一切。然后，他们定义什么是最好的自己——在生活中什么对他们最重要，他们为之奋斗的是什么。同样重要的还有确定哪些技巧和知识可以帮助他们实现最好的自己，帮助他们发掘自己的能力优势和适用于自己的处理挑战的策略。往上一层要处理的是如何把愿景转化为现实可行的计划，包括行为目标、支持性的团队以及如何增强自信，然后进行正式承诺。第三层描述的是完成的过程（具体行为目标），定目标的关键是在开始不久就要有目标的达成并在途中不断对目标进行微调。第四层是保持住新行为的方法。最高点是“最好的自己”，这就是客户热切渴望的和通过改变的过程要实现的。

改变不是一个线性过程，从低端直线式地直接到达金字塔的顶端。相反，客户会在这 5 层上上下下地循环，有时甚至需要几年的时间。当他们没有出现持续性改变时，重要的原因是漏掉某个模块没做工作或工作做得不到位。教练和客户一起按照结构组装上这些模块，可以帮助客户获得持久改变而成为最好的自己。

持续改变金字塔可用于任何领域：健康、健身、工作与生活中。可以为了某个单一行为的改变（如每周三次 30 分钟散步）或一组彼此相关的行为（如包括每天吃 5 种水果与蔬菜，一周 5 天营养均衡的早餐和一周 5 天健康的小吃）使用这个金字塔。

愿景层

金字塔底端的愿景层是改变的根基。不要太匆忙地通过这个层次。在移动至准备层和行动层之前，投入时间充分地探索客户内心积极正面的核心需求——愿景层各个模块的内容，是深具启发性的，很有价值。在改变过程中，教练还要不断再次回到和强化愿景层的各个模块，以振奋精神和持续激励客户。

自我意识和责任

发展客户的正念和自我觉察能力，进而使客户清晰地知道自己在金字塔中各个模块的情况是一个无时无刻都存在的主题。主导改变和为改变负起个人责任就是在呼吁行动、自主和自我决定。当人们准备好了、愿意并能够做出改变的行为时，他们就会在特定时间出于特定原因而选择进行特定改变。

优势能力

如果客户确知自己在过往其他生活领域中被证实了的优势及能力并能感受到这些优势，那么改变的过程就更容易获得成功。从现在有效的地方出发是教练方法的关键。

价值

这个模块是这层的中心，因为它代表着改变所具有的较高目的和深远意义。一个人的价值一旦被清晰地表达出来并纳入愿景之中，就可以让人在面对大大小小的挑战时依然前行。人们重视和珍视的改变带来的益处是非常个人化的、范畴广泛的，且会随着时间改变。这些价值包括成为别人的榜样、获得心灵的平静、看上去更好看更年轻、生活得更加平衡和锻炼自我控制能力更强。为了发现客户的价值，可以问他们想成为什么样的人、为什么想成为这样的人。当然，人们不可能一夜之间就成为他们想成为的人，但是可以开始做他们想成为的人愿意做的事情。以“假如你是……”的方式行动就是个不错的方法。教练和客户讨论的核心是允许客户以自己的价值观生活，特别是当为了照顾好自己需要对别人说“不”的时候。教练可以协助客户认识到，设定好界限来顾好自己是在工作和生活中成为最好的自己的坚实基础。

收益和信息

人们必须确认探索持续改变可衍生出来的一系列潜在收益，并将之排序，产生情感上的共鸣。在必要的时候针对新行为提供适时的教育和信息，让客户保持尝试的兴趣也很重要。

挑战和策略

探讨和确定主要的挑战是一个持续过程，这些挑战可以是优先次序方面的竞争、缺少时间、缺少自信和不改变的好处等。加深对挑战的认识既有害又有益，对处在改变早期阶段的人来说，这是一项很重要的、针对他们的信念和感受所进行的工作。

先围绕着对挑战的想法和感受进行工作，然后分析出迎接挑战的策略及针对这些策略的想法和感受。有些客户会对挑战好像从视野中暂时淡出了而带来的新利益感到非常兴奋，而另一些客户则想发展出针对性的较为长期的策略来应对挑战，特别是那些过去有着很长的反复失败经历的人。无论哪种情况，大师级教练都要致力于提升客户对自己具备取得成功的能力的信心。最核心的是，教练要让客户既对自己的能力产生信心，又要意识到有效的策略需要具有现实性。

准备度的水平

自信

在起步之前和改变进行的途中，对有能力成功保持中到高度的信心是非常重要的。如果客户的信心少于 7 分（10 分是最高分），教练就要做更多的工作将信心提升至 7 或 8 分。行为改变最重要的目标之一是自我效能的改变，一个人必须相信自己，即使在面临挑战时也有能力开始并能保持住自己渴望的新行为。

承诺

当客户向另外一个人——家庭成员、朋友、同事、医生或教练——以口头和书面的形式承诺要培养一个新习惯时，他成功的可能性就可以提高。

支持

做出改变是一项很艰巨的任务，在这个过程中得到来自家人、朋友或同事的支持很重要，这些人可以帮助我们穿越改变过程的各个阶段，持续坚持和提供积极的反馈。对客户而言，请求支持，把需要的支持具体化，并解释清楚哪些支持是有效的、哪些无效是很有帮助的。当客户就其自主选定的目标得到支持时，他就可以意识和体会到更多的成功感。

计划

翔实是关键。制订和不断更新一个详细的计划，包括时间表、需要的准备工作、清晰定义的行为目标（做什么、何时做和如何做）。对计划执行情况的跟进也必不可少，如用日志、日记记下饮食、锻炼和放松的情况等。

行动层

行为步骤

选择和微调某个具体的、可实现的、具有挑战性的行为目标，并对这个目标进行承诺，都是在“做”这个阶段中很重要的事情。承诺在三个月左右掌握一项新行为，并保持这项新行为 3~6 个月，实现更高的自我效能，都是好的改变目标。在改变过程中，行为目标必须是具体和可衡量的，举例来说，可以用“我每周散步 4 天，每天 30 分钟，中等强度”代替“我要多锻炼”。“用三个月的时间培养一个新行为”这个目标应该以循序渐进的方式分至每周每天，用可管理的步骤进行。有些周可能比其他周进步更大。一个好的起点可以是“散步 4 天，每天 10 分钟”或“散步 2 天，每天 20 分钟”。

解决问题

尽管困难和应对策略在改变基础阶段的愿景层已经处理过了，客户还是会在实现目标的路上不可避免地遇到挑战和挫折。教练可以通过帮助客户转换视角而把这些时刻看作学习的机会，然后协助客户穿越这些障碍。一些包括头脑风暴在内的有效解决问题的过程可以迅速提高自我意识，增加坚持下去的渴望，并做到及时修正，这个解决过程可能涉及运用头脑风暴、尝试新的策略，甚至重新调整行为目标本身。解决问题的窍门是把问题正常化、把新的尝试视为礼物而不是烦恼，否则问题将难以解决，甚至可能引发灾难化想法而导致向下的循环。

奖励

为强化客户的动机和信息认知，让客户体验到快速的“胜利”、享受外来的奖励和基于自己的内在价值进行行为转变而得到欣赏的体验是很重要的，这样，客户通常会开始体会到更好的感觉，觉得更强壮、更轻盈或更有活力。例如，当他们开始进行更多的锻炼、吃得更健康、更加放松、更多地投入到生活中或有更多玩乐时，他们需要保持正念的觉察，享受和庆祝这些回报，进而在改变的过程中更完全地投入和保持。

结果层

持续改变

当客户获得成功时，他为实现目标所付出的努力以及一路上克服困难的努力便获得了巨大的回报。关键是要将外部奖励转化为内在的动力和满足，这就是大师级教练的工作。

预防退步

即使一个人已经完全掌握了一项新行为，也仍然有退步的潜在可能。转变发生了，当环境和动机改变时，新的困难也就随之出现了。当客户已经达到维持阶段时，教练需要帮助客户在思想和感受的层面制订预防退步的策略。

最好的自己

改变形成后，可获得的最好的益处就是扩展了自我感。通常，最好的自己被超负荷的身体或情感压力淹没了，在经历了改变甚至在改变的过程中，最好的自己才会被展示出来。教练要鼓励客户花时间留意、拥抱和享受最好的自己并为自己庆祝。

根据跨理论改变模型对改变进行教练的一般性建议

矛盾心态，就是两种冲突的感受共存着、在权衡决策时利弊不相上下的一种情况，这是妨碍客户下决心进行改变的主要因素。感受到矛盾纠结是很常见的，也是人类很正常的心智状态。若要帮助客户顺利渡过这种情况，就要引导客户接纳他们的矛盾心态，而不是与这种心态战斗。它在某种程度上可能总是存在着，这是没问题的。不是一定要矛盾心态被完全解决后客户才能开始改变或改变才能成功的。例如，有些人对起早锻炼这一项目标可能永远存在着矛盾心理，但是他们也会一直坚持下去，因为内心体验到的奖励让他们觉得值得这样做。

矛盾心理只有在会损害客户的承诺时才是问题。如果只是简单地质疑一下自己的承诺，或只是暂时性地犹豫一下，都可以是带有积极意义的体验。提高对内在积极价值的自我意识、偏离轨道时调整目标的设定和预防旧行为的复发是处理矛盾心理强有力的工具。

客户可能会在教练项目的开始阶段低估个人教练的力量。在教练的帮助下，他们实现了自己之前认为不可能的改变。随着改变的发生，他们的自信心就会增强，改变的意愿也会扩展到健康的其他领域，甚至扩展到生活的其他领域。

在生活中，一个领域内产生的改变可以激发其他领域内的改变。教练会发现，当客户在自己准备好改变的领域内发生的改变越来越成功后，新增加的自我效能可能让他们有力量在更困难的领域中让尚处在意向阶段的改变有所进展。

帮助客户持续连接自己积极正面的内在核心，特别是让他们感受到自己所拥有的优势、天资、所看重的价值以及学习和成长的资源，这有助于他们对行为改变的前景充满希望和信心。提醒客户改变可能是一件令人不舒服的事，在最初阶段也可能很困难。但当人们迈出他们的舒适圈且有意识地寻求改变时，这种感受就很正常了。

让客户接纳在改变的早期退步是很普遍的现象，这就是当他们开始改变时需要大量的鼓励与支持的原因。如果客户正在与改变搏斗，教练可以告诉客户，他们的体验是改变进程中一个重要的部分，让他们不要担忧，也让他们知道他们正在做的事情对很多人来说都是困难的，而不只是对他一个人。这也是个很好的时机，可以提醒客户记起截止到目前他们已经取得的进步——比如找了个教练！大多数人会低估自己改变的能力，也缺少促进改变的过程和工具。教练从来不会无视客户积极的核心自我，来帮助他们提高自信水平。大师级教练关键的信念原则就是“你可以做到”。

教练通过让客户向内看，聚焦于为自己改变而不是为了其他任何人，来帮助客户发展内在动机而少看外在动力。如果客户的动机源于外在（例如“我这样做是为了我的爱人／孩子／老板”等），就很可能会摇摆不定，然后导致内疚、挫败、气愤，而且常常会半途而废。当客户可以诚实地说“我这样做是它让我感觉更好，我对自己感觉更好”的时候，他就有了内在动力。出于内疚或自尊的“我应该这样做”，通常是不会有生产力的，因为它来自内在的批评者，这个声音令人感到疲惫。客户应该致力于自己内在且积极的动机，而非外在的压力和要求。

常见矛盾心态的来源包括：

- 我不是真的想做这个（我没有一个足够好的理由去改变）
- 我没有能力做到这个
- 我从来没有做过这个
- 我没有时间做
- 我不能开始
- 这太难了
- 我将不能……（和朋友喝啤酒、享受聚会、和家里人一起吃饭等等）

在教练谈话结束时，教练应该考虑：“这个客户真的在我认为的阶段吗？还是已经回到了先前的阶段？我应该帮助他们设定认知上的目标而非行为目标吗？”当教练和客户不同频时，话语间的动力就消失了，留下的是失去连接的感觉。

如果客户在 3~4 周后对于选定的目标还没有取得明显进步，并且不是因为目标不现实的话，那么就是诚实地询问客户对目标的承诺是否当真的时候了。客户可能想改变方法，甚至改变目标。例如：客户也许可以从另外不同的方法中受益，如拜访营养学家、个人训练师或心理治疗师，或接受一个指定的更具结构性的教育课程。客户通常视这样诚实的问题如唤醒铃一样，因为这令他们可以重新调整自己的承诺。

当客户起主导作用并为自己的健康、改变的过程和连接自己的动机负责时，突破性的进展才会产生。这才可以释放出客户的内在资源来克服改变路途中的障碍。

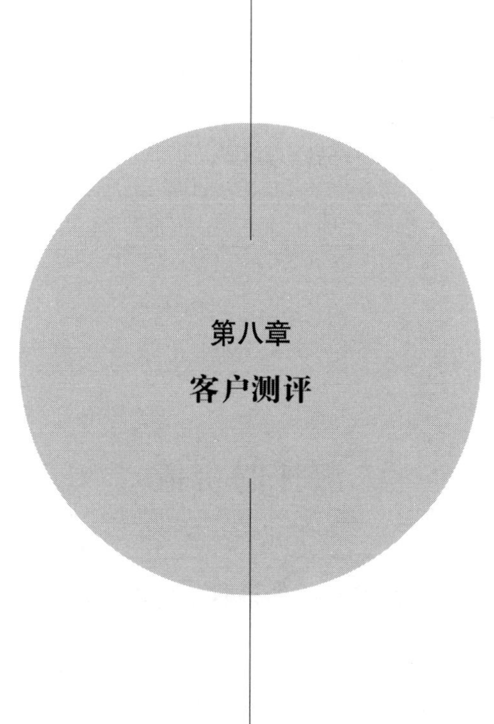

第八章 客户测评

“告诉别人你的梦想需要很大勇气。”

——尔玛·邦贝克（Erma Bombeck）

目标

阅读过此章，你将能够：

- 确定测评对教练关系的价值
- 确定和客户一起使用的测评
- 复审一个健康测评的样本
- 确定身体和精神健康有问题的地方
- 准备和支持第一次教练会谈

测评的价值

客户测评在教练工具箱里是一件很有价值的工具，可以给教练关系提供诸多益处。

在公司环境里，高管和企业教练可能会用测评来评估行为、情商（EI）或人格类型，其他领域的教练可能采用各种不同的关于生活或健康是否平衡的测评。一个常见的例子就是“生活平衡轮”，主要关注自我同情和生活的平衡。对性格优势和才能的评估为教练谈话提供了很好的新方向。很多教练和临床人员看重正向率（Positivity Ratio），比率越高，为改变提供的资源就越多，所以提高比率也是有价值的目标。

测评可以刺激反省和自我意识。测评在教练关系的开始阶段很有帮助，因为它不仅可以给教练提供很多信息，还可以帮助客户获得自我意识、洞见和对教练项目需要优先次序的判断。 测评对教练来说也很有效率，因为在这之前的教练没有时间来收集很多信息，即便收集，对客户来说也更像审讯。

让客户完成评估还可以有如下好处：

1. 信任与和谐：当与一个新客户建立信任关系时，在线的或纸面形式的评估可以为客户第一次诚实地说出他的情况提供一个安全空间。

2. 尊重个人偏好：对于内向的客户来说，在沟通自己的事情时，写的方式会让他感到更舒服，至少与那些外向的人比起来，在一开始时是这样的。

3. 书面语言：让客户有机会在定量和定性两方面看到自己健康状态的概况会对他有很大的影响力。同样的理由，以书面语言写下目标也很重要。

4. 发现差距：测评可以帮助客户看清自己现在哪里，以及哪些差距让自己没有出现理想的行为和结果。

测评中的问题会涉及如优先次序、需求、价值感、准备度和困难等，客户回答这些问题是一个思考的过程，这样就可以促进自我发现、提高自我意识。通过激发这种有意识的发现，甚至在第一次教练谈话之前，测评就已经启动了教练过程。 人们可以更加清楚地意识到他们是谁、从哪里开始、他们心中的健康都包含什么以及未来想走向哪里。ICF 很严谨地分析确定了“创造觉察”是教练的核心能力，因为在实现目标的路上，意识总是先于行动（International Coach Federation，2014）。

进步有赖于客户加深对那些可能的认知，而这个过程中可能会遇到抵抗。但他们必须自己为自己做，测评是开始对话的绝佳根据。通过聆听、询问和反映，教练可以拓展客户的意识，在协助客户攀越持续改变模型的过程中，再让意识得到进一步扩展。最好的情况是，永久扩展的意识产生向上的循环，令学习、成长和发展持续发生。当教练可以与医疗保健、企业健康或提升健康项目整合在一起时，通过评估跟进健康行为和生化检查指标的变化对衡量项目结果是很重要的。健康风险评估（HRA），例如在 vectorwellness.com 网页上提供的一个评估是被广泛论证有效的工具，是保健计划和雇主们用来做健康和生活方式评估及改变准备度的工具。另外，这些测评也许可以确定精神或生理方面存在的危险信号。

测评对健康领域里的教练是无价的，因为它们可以：

- 提供客户目前的总体状况，包括对身体健康、习惯的生活方式、优势、生活满意度和对改变的准备度等。
- 是一个更好地了解和领会客户生活背景的较快捷的方法。对那些有着明显健康问题（如肥胖、高血压、背部损伤或癌症）的客户，与那些有着强烈动机、身材健美的客户所要问教练的问题是很不一样的。

- 提供对一些情景的了解，如主要损失或最近的诊断。
- 对客户的优势和健康习惯、健康风险和有挑战区域提供早期线索。
- 确认与身体健康问题相关的危险因素（如医疗照顾上的不足、损伤或锻炼的禁忌等）以及精神健康相关的问题（抑郁或其他精神健康的问题），这些对是否需要转诊很重要，甚至是至关重要。

使用测评的注意事项

虽然与最好的教练技术恰当地结合时，测评非常有价值，但依然存在潜在危险，我们在这里做如下剖析。

协作的空间少了些，专家的味道多了些

如果教练没有经过很好的培训，以欣赏的方式和客户回顾或总结他们的测评，那么这样的测评就会很容易让客户觉得他们的那些行为或结果是“错的”，因为它容易让教练掉入老习惯的陷阱，即寻找那些需要修理的地方，然后披上专家的外衣立即对其进行修理。例如，当教练发现某个生物学指标需要更高或更低时，就让健康教练进入“修理”模式，而为客户列出所有的“危险”和“应该”。尽管对健康和其他方面有意识的担忧是很重要的，但大师级教练应该把测评作为深入沟通的渠道，而不是应该改变的判决书。

评估而不是共情

当一项测评显示客户的健康状况或生活中的一些选择令人担忧时，人们就很容易可怜客户或对他表示同情。当教练对客户选择这样一种特别的行为表示疑惑时，例如吸烟、饮食过度或工作过度，客户也可能会感到失败。不要做这种评价，要做的是把评估作为提供接纳和表示共情的机会。这样对测评结果的回顾和围绕它展开的对话，就可以为教练与客户之间的信任奠定基础，而这个基础也是建立促进成长关系的基础。

测评是由人完成的

最后，做测评的人可能是心不在焉的，或是在最后一分钟匆忙完成，或是回答问题时为了取悦教练、给教练留下好印象而不做真实回答。因此，测评不总是准确的，也不会告诉你客户的全部信息。因此，教练会谈中通过反映、探询和聆听才可让测评变得有生命力。

在教练关系中，看重对客户的关怀总是比注重客户是否顺从更重要，而这样做的目的不仅仅是让客户感觉好。关怀可以带来更多的行为改变（Jack，Boyatzis，Khawaja，Passarelli and Leckie，2013）。虽然基于顺从的对话可以激活交感神经系统（当人感到生气时会激活的神经网络），但教练对话要激活的是副交感神经，这是可以解决问题、产生想象和以更宽广的视角看事情的神经系网络。

测评和自主性

最重要的是，当结合着教练过程使用时，测评可以作为发现客户动机的工具，以显示什么对他们是最重要的以及这些重要事项的优先次序。测评也可以是一个很棒的方法，一个能让客户感觉到是自己在掌握着过程、有能力取得进步以及可以在改变过程中与充满仁慈的教练形成伙伴关系的方法。

对教练过程的评估

评估教练过程的测评有很多，无论是在教练关系开始之初还是在过程中，都可以使用这些测评来帮助客户拓展更大的自我意识以及愿景和目标。以下目录列出了不同领域内的教练觉得在与他们的客户工作时有帮助的测评类型或测评方法。

1. 健康的六个维度：比尔·赫特勒博士是美国国家健康研究所的创始人之一，他发展出来的健康六个维度模型（见图 8.1）把健康定义为：一个人对自己更有觉知并为未来走向更成功而在贡献、关系、价值、自我同情和自我决定等方面做出恰当适用的选择的一个积极主动的过程（Dr. Bill Hettler，1976）。

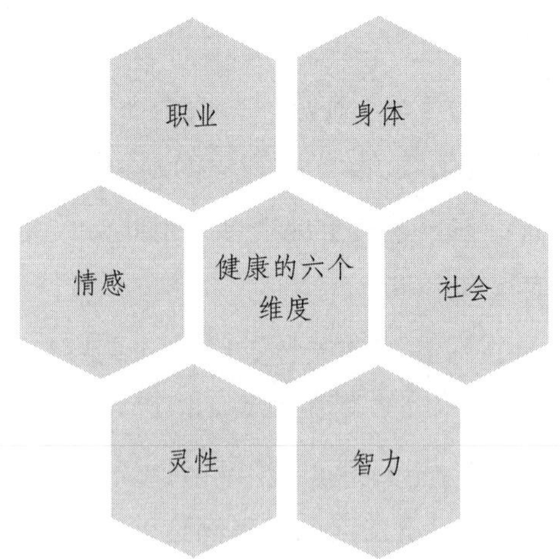

图 8.1 健康的六个维度

2. 生命之轮：这是因互动式教练而被普遍运用的概念模型（见图 8.2），由客户在各个生活领域以十分制就自己的满意度打分。轮子的中央是 0 分，最外周为 10 分（Co-active Coaching，Kimsey-House，Sandahl and Whteworth，2011）。

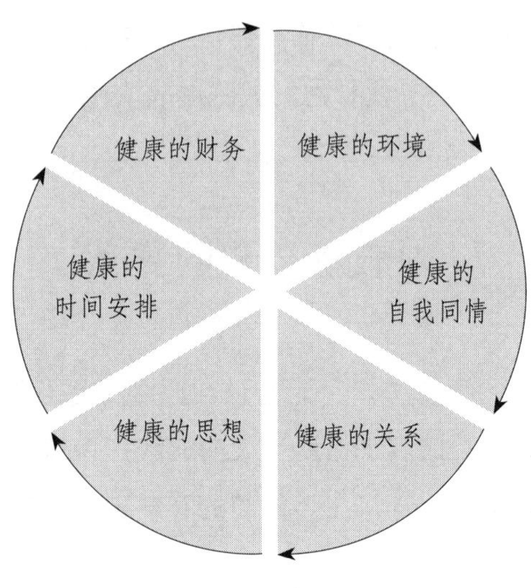

图 8.2 生命之轮

3. 基于价值的行动（VIA）显著优势问卷：这是一个由 240 个问题构成的测评（Paterson and Seligman，2004）。测评是免费的，它测量的是 24 组人格优势，测评报告显示为这些优势的次序。这个网站也有其他数种与乐观和精神健康相关的测试。我已经在第三章“教练过程中的临在”中探讨过这 24 种性格优势。

4. 生命库存质量：这是一个简短但综合性很强的测评，它的评估包含优势和问题在内的 16 个生命领域，如爱、工作、健康和娱乐等情况概览。这个内容的测评名称是皮尔逊测评（Frisch，1994）。

5. DISC：测试的是个体在环境中或某种特定情境中的行为模式，包括主导、影响、稳定和顺从四种行为风格。DISC 主要受人的行为风格和偏好的影响（Clarke，1976）

6. 迈尔 – 布里格斯类型指标（Myer Briggs Type Indicator，MBTI）：应用最广泛也是受到高度重视的一项人格类型测试，它显示的是一个人在四个维度上的偏好，即外向—内向、感觉—直觉、理智—情感和判断—知觉（Myer & Briggs，1975）。在苏珊娜 · 布鲁尔（Suzanne Brue，2008）的《健康的 8 种颜色》一书中，她基于对这些偏好的理解提出了 8 种类型，客户可以最清楚地了解适合自己个性的健身方式。根据这些了解，客户能够有针对性地选择最适合他们的健身形式、互动方式和环境。

7. 正向率（Positivity Ratio）：根据的是芭芭拉 · 弗雷德里克森博士（Dr. Barbara Fredrickson）的研究，分数显示的是在过去的一天里一个人的情绪构成以及呈现的正向率，即正向情绪和负向情绪的比率。

8. 自我同情值：根据克里斯廷 · 涅夫对同情的定义（自我善待，人类共有的感受和正念），通过这个测评可以洞见一个人善待自己的程度（Kristin Neffs，2011）。

9. 正念状态注意力意识值（MAAS）：由布朗和雷恩（Brown and Ryan，2003）验证，检查的是一个人的意识对当下发生事情的开放度和接受度。

10. 正念的 5 个面相：这是另一个测量正念的评估，涉及有觉知的观察、描述和行动、非评判性的内在体验和非反应性的内在体验（Baer，Smith，Hopkins，Krisetemeyer and Toney，2006）。

11. 健康评估简单测评：由好教练公司开发的一个简短问卷，主要聚焦于健康的基础状态（Moore，2011），见图 8.3。

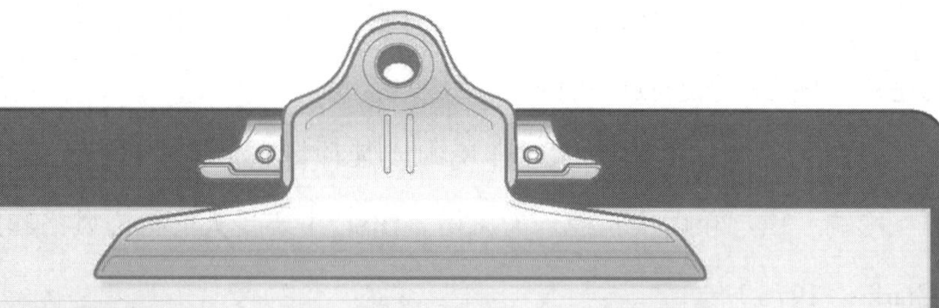

健康评估简单测评

就算基因控制着我们的部分健康，我们也掌控着至少 50% 的健康和生活质量，你是怎样把握自己的身心健康、生活和工作的呢？请对如下 25 个问题按照 1~4 打分（“几乎不”为 1 分，“大多数时间”为 4 分）。

1= 几乎不；2= 偶尔；3= 有时；4= 大多数时间。

精神

——1 我完全地临在，全神贯注地投入当下我正从事的活动、任务、会议和 / 或对话

——2 当面临压力和阻碍时，我对自己说：“我可以处理。”

——3 我相信我可以完成任何我想做到的事情

——4 当上瘾的欲望升起时，我会努力克服它们，并在必要时去寻求帮助

——5 当我的正面和负面情绪突然升起时，我完全按照这些情绪行事

——6 我培养并享受与过去相关的正面感受

——7 通过品尝生命中的每一个小快乐，我十分享受当下的时光

——8 对于未来，我是充满希望和抱乐观态度的

——9 我可以很快从挫折中恢复过来

身体

——1 我为身体摄入高品质的能量（健康的食物和饮品）

——2 我每周至少健身三天，让身体充满活力

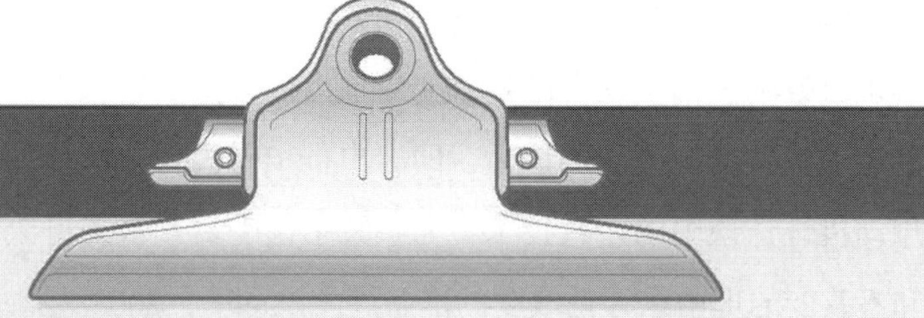

——3 我从早到晚都能保持精力充沛

——4 我可以把自己的体重控制得很好

——5 大部分时间我晚上睡得很好

——6 我体检、接受医学建议，并合理管理我的健康问题和生物指标

——7 我认真聆听自己身体的信号，并按照它提示的需要行动

生活和工作

——1 我让自己的生活具有意义和目标感

——2 在大多数时间，我可以用到自己的优势

——3 我经常感恩

——4 我为人们做好事，尽管有些并非是他们要求我做的

——5 我与我生命中重要的人常保持联系，他们是我的重要支持系统

——6 我计划和管控自己的财务状况，而不是被财务状况管控

——7 我花时间为自己充电，包括娱乐

——8 我视挫折为学习的机会

——9 我知识丰富，并且总对如何更加健康的最新发现保持好奇

评分

75－100 分：大师级身心健康状态 — 启发、支持和鼓励他人的楷模。

65－74 分：身心健康状态良好 — 正在向着大师级身心健康的状态发展

55－64 分：把握身心健康状态的新手 — 尚需向着良好的身心健康状态发展

55 分以下：欠缺身心健康方面的训练— 需要身心健康教练的支持和帮助。

图 8.3　健康评估简单测评

12. 决策平衡：正如在前面章节中介绍过的，动机性访谈是一种激发客户的自主动机、鼓励他们发现自己要改变的理由的方法。它包含专业的促进改变的谈话和避免触发抵抗改变的谈话，即客户抗拒做被告知应该如何做的事情。通过使用动机性访谈中的一些技术，如决策平衡工具，教练可以和客户一起探讨改变和不改变的理由来评估改变的准备度（Botelho，2008）。教练也可以邀请客户用 0~10 分对改变的准备度、意愿度和胜任度打分。

13. 跨理论改变模型：该模型的 5 个阶段能够帮助教练了解一个有助于健康的新行为如何以及何时可以被采纳和维持，为什么客户会挣扎、失败或停止（Prochaska，Norcross，and DiClemente，1994）。评估客户针对某个特定行为处在改变的哪个阶段对于制订恰当的改变策略是重要的。

身心健康测评

根据密歇根大学促健康研究的带头者迪・埃丁顿的发展理念，好教练公司开发了一个综合性的身心健康测评方法（PhD Dee Edington，2008）。埃丁顿也是健康风险评估行业标准的制定者之一。这个测评是线上的，旨在提高客户的自我意识并为教练们提供真实的基本信息。作为一个综合性的测评，它涉及身心健康所涵盖的方方面面。

1. 精力水平：全天精力水平，包括能提高精力的事情和使之耗竭的因素

2. 生活满意度：目的感、喜悦、感恩、工作满意度以及个人关系的满意度

3. 精神和情绪的状态：应对技巧、弹性、睡眠模式、压力水平、情绪状态、社会活动和社会支持、个人失败

4. 体重管理：体脂指数、身高、体重和腰围

5. 身体活动与锻炼：锻炼身体的频率和方式

6. 营养：吃如下食物的频率：健康便餐、全谷物、水果与蔬菜、水、软饮料、含酒精的饮品和反式脂肪酸

7. 健康：血压、血脂、心率、与医生的关系、与性别相关的健康事项、生病的频率、用药情况、吸烟以及个人和家族病史

客户会发现，以这样一个广阔的视角来看待自己的健康是特别有价值的，并且承认精力水平、生活满意度和精神 / 情绪状态是除了“传统”因素（即体重和营养）之外影响健康的关键因素。

发现动机

健康测评可以提供一些关于客户的初始信息。

1. 优先次序：可以设计一个测评来评估或让客户标出最重要的方面。举例来说，按 0~10 分打分（10 分是最重要），客户可能指出在这次教练项目中改善生活满意度是最重要的，为 10 分，改善营养习惯是中等重要的，5 分（平均水平）。

2. 信心：同样，测评还包括让客户指出他们相信自己有哪些能力和优势有利于改变。这些信息能让教练设计何时是更恰当的机会来发展客户的自我效能，所用的方法是与客户一起探讨适用于他个人、环境和行为的各种因素。

3. 改变的准备度：这个测评的好处是能让客户意识到自己的不同方面所处的改变阶段。当让客户完成整个改变过程时，要注意改变的 5 个不同阶段（前意向阶段、意向阶段、准备阶段、行动阶段和维持阶段）需要不同的策略。知道客户的准备度在哪个阶段，对客户设定与改变阶段相匹配并能提高自我效能的目标是很重要的。

探讨测评的结果

以下描述的是以欣赏的方式回顾和探讨客户测评的原则。尽管这些原则是为了回顾健康和身心状态而发展出来的，但它们同样也适用于探讨其他的测评。

1. 以开放性的心态看待结果：在第一次教练会谈之前，花些时间认真回顾客户的全部测评。回顾的目的不是进行评估，而是带着好奇心来看待客户的反应，并谨记测评给出的只是部分信息。开放心态的好奇心让教练在回顾测评时

能问出更好的问题、运用直觉和感觉了解到客户未说出的更多信息、挑战自己对客户的假设是否成立、基于优势的视角欣赏客户、对新信息保持更加开放、在第一次教练会谈中就可以转换客户的能量状态。

2. 寻求成功：我们常常会禁不住在回顾测评时找问题和需要“修理”的地方，但我们从欣赏式探询和积极心理学原则中可以领悟到，“我们注意什么，什么就成长”和“我们的第一个问题是决定性的”。因此，如果教练在回顾客户信息时聚焦在“错”的地方，回顾测评时就更容易带着这种倾向进入教练关系。如果始于这样的假设——所有的客户都能运用自己的能力和优势进行积极的改变，那么将能使教练更好地支持客户建设他们的自我效能。

3. 留意客户的觉醒：回顾客户测评的下一个任务是寻找客户有情绪反应的领域，无论这些情绪反应是积极的还是消极的。寻找那些客户投注能量的地方，比如他对改变的优先次序，以及他认为的每个健康方面的重要性。教练要做的就是寻找客户的自主动机，即客户表现出兴趣并愿意成长和改变，而不是教练相信客户应该感兴趣的地方。

4. 考虑改变的阶段：如果测评包含了指示客户所处改变阶段的内容，要考虑这可能会对教练项目和客户需求产生的影响。记住在改变的早期阶段，认知和情绪目标是优先的，而改变后期阶段的重点才是计划和行为目标。

5. 质疑差距：由于设计上的安排或客户的错误或不完整的答案，测评有时会让教练质疑客户对问题的回应不一致。例如，一个客户可能把改善营养列为“最优先事项”，但同时在改变的准备度上又为这项给出低分。在这种情况下，教练要记录下来并准备好在教练会谈中恰当地询问这种信息上的不一致性。

6. 记下顾虑点：视情况而定，一项测评有时应该包括客户提到任何精神和身体疾病方面的检查。要对是否存在健康禁忌有意识，比如健康风险因素、损伤或其他健康问题，在进行某种规律性锻炼之前有可能需要医生的允许。如果客户把锻炼列为教练项目的一部分，那么教练可以提供给客户一份征询医生意见表，让客户交给他的医生。教练可以自己制作这种文件，邀请客户的医生推荐可以进行哪些运动或声明有哪些限制和禁忌。

有些机构（如美国运动医学院）可提供关于是否需要医学体检合格证和参加锻炼的指南（ACSM，2013），也就是美国运动医学院的锻炼测试和处方指南。关于营养的指南可在营养与饮食研究所、疾病控制与预防中心（CDC）的健康生活网站和 www.nutritionfacts.org 上找到。在这些领域没有受过认可的教育和经历的教练应该将有需要的客户转介给专家或有专家资源的机构。

教练案例

温迪：我有糖尿病，我正考虑不再吃药，因为药物让我感觉更糟。如果教练过程可以帮我做到选择更健康的饮食，我想我也许就可以停止服药。

教练卡尔：你觉得沮丧是因为吃药让你感觉更糟了，而不是感觉更好。你希望改变饮食可以让你感觉好一些，这样有一天你就不再需要服药了。但是，我不是医生也不是营养师，所以停药的事已经超出了我们可以一起讨论的范畴，在这个话题上我不能给你任何建议。鉴于已经有医生在治疗你的糖尿病，我推荐你继续听取医生的建议，你还需要请你的医生为了你的安全给我们一份完整的建议声明。

尽管教练不诊断精神问题，但他们需要知道出现哪些状况时要将客户转介给心理治疗师、治疗师或咨询医生。以下列举了一些情况但并不局限于此：

- 抑郁：饮食和睡眠模式不正常的客户，如睡不着觉或睡得很久，没有胃口或暴饮暴食，都有可能是抑郁的临床征兆，这种情况可能需要转介给他们的医生。
- 饮食失调：在没有手术或疾病的情况下体重严重下降，就算告知他们这样会有损健康（厌食症），情况也没有好转，或过量锻炼超过身体能力极限，或体重持续增加 20–30 磅 / 持续减重 20–30 磅，期间没有稳定期，这些都有可能是饮食失调的征兆，需要转诊给他们的医生。

- 物质滥用：显示有不寻常行为的客户，如行为冲动或突发暴力，这些非性格性的不寻常行为可能是物质滥用的信号，包括类固醇类物质的滥用。这样的客户可能需要转介给医生。
- 焦虑：惊恐发作、幽闭恐惧或气短的症状可能是焦虑的信号，这样的客户需要转介给他们的医生。

如果在教练项目期间或教练会谈中，客户告诉了教练自己有严重的或致命的精神或身体疾病，那么要告诉他们这些状况超出了教练工作的范畴，鼓励并协助他们尽快寻求专业医生的帮助。

尊重直觉和客户

如果教练感觉客户还应该寻求教练之外的医学关注和资源，那么教练必须注意以尊重的态度表达出自己的顾虑。但是如果客户选择不加入其他资源的帮助，那我们建议教练可以终止这段教练关系，直到客户得到恰当的协助。因此，与可以成为教练转介资源的医学专家建立互尊互助的关系是非常重要的。而且，形成互相转介的情形有助于扩大生意。如果教练没有恰当的转介资源，也可以鼓励客户去看自己的家庭医生。

如果教练从另外一个健康专业人员那里寻求对客户的建议，遵循健康保险携带和责任法案（HZPAA）的原则，采取充分的预防措施，不泄露客户的名字和任何显示这个人是谁的相关信息（美国健康和人口服务部）是很重要的。

结合健康测评进行教练会谈

第一次教练会谈的目的是与客户建立信任与亲和的关系，证实教练根据会谈前客户已经完成的测评而产生的对客户状况的感觉，判断客户对改变的准备度或能量水平。但是永远不应该只凭这些事先完成的测评就假设测评揭示了全部信息，也不要认为测评可以反映客户将会对教练会谈做如何感受，还有就是，在做测评时，问题的错误或对问题的误解也会时有发生。

聪明的做法是在教练会谈中，对客户愿景中非常重要的内容进行确认，对似乎不太一致的地方进行核对。这就是为什么教练与客户在一起时要时刻保持临在和正念的状态，而不是要修正测评的结果。测评有助于指导方向，但是当它变成了一个触发客户产生抵抗的因素时就没有帮助了。

建立信任和亲和

每一次教练会谈初始都要与客户建立信任与亲和关系，这是一件很重要的事，第一次教练会谈开始时则更为重要。除了之前有过一些信息交换，教练和客户彼此可能并不认识，因此，教练有必要先让客户放松并获得他们的信任，可以用如下做法：

- 对客户保持积极关注
- 表达共情
- 慢下来
- 全神贯注地聆听
- 允许客户规划并自己找到答案
- 诚实地分享所观察到的
- 少承诺，多做事
- 分享信息和给出建议时保持谦卑
- 履行保密原则

发现动机

教练可以从感谢客户完成测评，让教练有机会了解他们并从测评中有所收获开始。邀请客户分享他们做测评时的任何感受、问题和疑问。留意客户的任何情绪和隐含的需求，这样便于教练在回答客户时给予共情性反映。在可以向前推进之前，重要的是要让客户感到他是被倾听和被尊重的。

- 对你来说当下最重要的是什么？
- 最令你兴奋的话题是什么？
- 在生活中你渴望什么？
- 什么事情可以令你感到最有活力？

这些都是很有效的问题。无论客户在做测评的时候对一些事情如何进行打分及其优先事项怎样，当下教练还是需要和客户一起探讨。很多原因可以让事情此一时彼一时（包括他们在评估自己的测评时）。教练的工作就是对客户呈现出来的能量状态和问题保持开放，而不是在教练会谈过程中完全按照教练预计的日程推进（尽管测评可能显示这样的日程是有根据的）。教练的目的就是要和客户保持流动和共同建构，而不是把自己当成一个专家、教师或提建议的人。

使用欣赏式探询来揭示客户的成功之处、优势、信条和希望

讨论测评最佳的方式就是利用测评中收集的信息，将之转化为有力的、符合客户具体情况的、优势导向的询问，以这种方式协助客户了解自己并向着他们自己渴望的未来移动。通过以开放式问句探询客户的成功、优势、信条和希望，教练不仅可以了解他们此时的优先事项和想聚焦的问题，还可以评估出他们对改变的准备度和能量水平。客户习惯于通过测评找出需要解决的问题，所以当运用测评中的信息来发现和强化优势时，客户会有焕然一新的感觉。谈论测评是学习的过程，而非告诉客户应该知道什么、应该做什么。

其他的探询是：

- 完成这些测评之后，你有什么问题吗？
- 完成这些测评后，你有什么发现？
- 我有些好奇你反应的方式是……愿意多讲一些吗？

- 令你感到最骄傲的事情是什么？
- 令你感到惊讶的是什么？
- 你担忧的是什么？

大师级教练留意并提升客户对教练这一过程的能量状态。当客户的能量状态较低时（无论是生理上、精神上、情绪上还是灵性上的），欣赏式的共情可以帮助客户提高能量水平。当能量水平高时，欣赏式探询可以帮助客户获得和保持灵感。无论是测评揭示出来的还是当下客户表现出来的，发现客户真实的成功、优势、信条和希望都能让客户发展出自己的愿景并为之设计恰当的行动。

发现客户偏好的学习方式和风格

人们的最佳学习方式是不一样的。到目前为止发现的学习方式超过 80 多种，简直需要一本书才可以把它们都说清楚。迈尔—布里格斯类型指标和 DISC 测评这两个比较流行的评估，都可以揭示学习风格是什么，也可认为是其中两种学习模式。尽管心理学家和心理测量学家对这些学习风格及其测评方法有效性的批评是值得考虑的，但是不同个体在改变过程中所偏好的学习风格确实不一样，在这一点上大家并没有分歧。例如减重，有些人喜欢从书本中学习，而有些人想要一个关系不错的导师，如私人健康教练。

国际教练联合会制定的教练核心能力之一就是与学习风格相关（International Coach Federation，2014）："教练要对客户的认知方式、学习风格和个人的存在方式展现出尊重的态度。"除了尊重之外，以能够促进客户学习和成长的方式与客户建立教练关系也是很重要的。留意客户使用的语言和方法，教练就可以与客户并肩协作，更好地促进客户更快、更成功地获得新知识和技能。

讨论测评的内容

接下来，教练会告诉客户他们已经一起回顾了这些测评，了解了客户现在正处在怎样的状况，以及他们想在哪些领域和教练一起工作。但是，需要强调的是，测评永远不会告诉所有的信息，在会谈过程中，当客户愿意分享信息表面下的内容以及表达出他们想要的目标时，测评才会是有帮助的。有针对性地询问以澄清缺失的信息，同时要提高客户的自信心。为了寻求成功，要留意客户情绪反应较重的地方，要确定客户的改变准备度，也要记下可能与身体或精神健康风险因素相关的顾虑。

当客户提到“失败”或在过去他们没有做到的事情时，教练可以帮助客户换框思考，将那些经历看作是学习和吸取教训的过程。客户是通过“试对”而非“试错”成长的。透过这种非判断性的、成长导向的思考角度，教练就能创造出一个安全的空间，客户可以在其中敞开谈论任何事情。任何时候，教练都要笃信客户改变的能力，并协助他们发现可以再次尝试的充分理由。

教练表现出来的好奇心可以赋予客户力量，让他们能够自己寻找答案，变得更足智多谋，发现前进的新可能。好奇不是审讯，而是带着开放的、邀请的、非评判性的、轻松甚至好玩的状态对学习和成长机会进行探索。当教练对客户表现出好奇心时，客户就会对自己的能力也充满好奇，从而更愿意尝试新事物。

为了能够有效地运用好奇心，教练要问深层的开放性问题，这些问题需要客户经过思考才能有答案，并且有助于客户连接到令自己怦然心动的梦想和渴望。这些问题所揭示的信息不是表面性的。重要的是：

- 留意客户在回应时是否有能量上的改变。
- 当客户有所变化时保持好奇，无论他的变化是促进改变还是抵抗改变。
- 避免使用分析性的问题回应客户。例如，如果客户说“我想减轻体重”或“我需要保持体形”，你回复“告诉我是什么让你觉得这很重要”或“告诉我是什么让你想这样”，这样好奇地问比“你为什么想这么做”更能引发客户给出更多信息。因为“为什么”这样的提问可能会让客户觉得被挑战或被评判了。

在好教练公司健康测评相关的评估中，诸如下列问题对发现客户深层的洞见是很用的：

关于个人的

- 你提到过你有孩子 / 孙子，可以 / 方便和我讲一下他们吗?
- 是什么让你来见教练的?
- 如果你感觉到更加健康和强壮，你的生活会有怎样的不同?

身体锻炼

- 过去你喜欢的健身活动是什么?
- 你正在做怎样的健身活动?
- 我从你的测评中发现你最近没有锻炼，可以和我谈一下这个吗?

营养

- 你现在的健康饮食习惯是什么?
- 在饮食方面你想改变的是什么?
- 你对自己目前的饮食习惯感觉如何?
- 你想有怎样的饮食习惯?

体重管理

- 什么时候你的体重管理最成功？可以向我描述一下那时的情景和你的体验吗?
- 你说你现在的体重是“X”，你希望体重可以是“Y”，那可以怎么带来这个改变呢？
- 告诉我一些你过去管理体重的经验。
- 过去你用过的哪些管理体重的方法是有效的？
- 从你过往管理体重的努力中，你学到了什么？哪些经验对你未来的体重管理是有帮助的?

压力管理

- 什么时候你的压力最小?
- 在进行压力管理时，什么对你最有效?
- 当你感到有压力时，你都做什么?
- 你过去有压力时都试过哪些方法？这些方法在未来对你也将是有效的吗?

精力

- 你如何描述自己每天的精力水平?
- 什么能给你充电，让你精力充沛?
- 什么消耗你，让你感到耗竭?

健康

- 你最后一次体检是什么时候?
- 你今天感觉如何?
- 你和自己的医生关系如何?
- 我从你的问卷中了解到，你患有（某疾病），你已经采取的治疗方法是什么?
- 你对自己的健康最大的希望是什么?

生活满意度

- 你对自己的生活最满意的是什么?
- 你最感激的是什么?
- 什么让你最快乐?

其他可能的询问

- 目前你对自己的健康、健身和身心调整方面正在做什么?
- 描述一下在这些领域里你的最佳体验。
- 过去在这些方面什么对你有效?
- 你对自己健康方面的掌控力评分如何?（0~10 分钟）
- 生活中你为之奋斗的价值是什么?
- 你的生活、工作和人际关系对你的影响是什么?
- 和我说说……

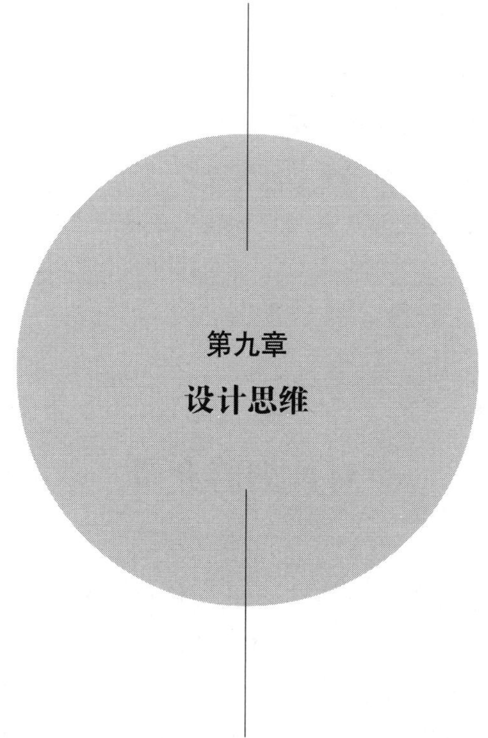

第九章
设计思维

"为梦想加上期限就是目标。"

——戴安娜·沙尔夫·亨特（Dianan Scharf Hunt）

目标

读完本章节，你将能够：

- 描述设计思维及它与教练的关联
- 描述与客户设计教练合约的流程
- 描述在教练会谈中设计愿景的流程
- 描述在教练会谈中设计三个月目标和周目标的流程

对计划的介绍

如果不投入时间和努力并发展出切实可行和令人鼓舞的计划，那么人类的实践就很少会取得成功。在工作中，计划是让事情能够推进、变化和转化的基础。因此，计划和制定目标是国际教练联合会颁布的教练核心能力之一，务实且有鼓舞性的计划也为客户健康状态的改善提供了一个工作框架（International Coach Federation，2004）。

好教练公司为教练们设计了与客户制订愿景、计划和目标的流程：该流程适合但并不局限于健康改善，它不仅能够协助客户建立新的生活习惯，获得永久性的行为改变，还可以帮客户学到新的能带来改变并且能提高未来改变能力的生活技能。教练通过帮助客户建立令人迫切向往的愿景——也就是发自客户内心的强有力召唤——来制订出周密完善的计划，三个月目标可以逐步实现愿景，每周行为目标可以产生稳定的递增性进展。

设计思维的本质

设计思维，这个源于建筑师和艺术家的概念，为与客户共同创造教练计划提供了一些重要原则。像建筑师一样，教练支持客户创建清晰的渴望实现的愿景，并制订计划，计划是实现愿景的坚实基础和框架。在设计过程中，教练如建筑师一样，聚焦于解决方案，同时结合使用分析与想象。正如纳尔逊和斯托特曼所言，“设计是把一些人们所渴望的新东西带到现实中的行为——它是一种主动解决或化解问题的状态”（Nelson and Stolterman，2012）。

这种共同协作的状态要求开放性探询和正念性聆听，以及更为重要的共情。教练作为“设计者”不能抱着已经知道了客户应该设定怎样的愿景和目标的想法进入到设计阶段。相反，他们要把如下策略作为设计原则（Brown，2008）：

共情：鼓励客户讲述他们的故事，教练从客户的视角聆听他们的故事，犹如透过客户的眼睛看待世界。教练不仅要听客户讲出来的信息，也要听得出客户没有讲出来的隐含信息，向客户核对自己的直觉，并从中挖掘出客户的创造性。

乐观：教练要抱有这样的假设，无论客户面临多大的困难，总会有解决方案，并且一定能够成功。类似欣赏式探询中的预期原则，运用设计思维的教练会站在客户的角度对客户未来抱有积极正向的展望。

合作：设计思维认可灵感和设计的合作性本质的价值。与欣赏式探询中的建构原则以及社会认知理论相似，两个或更多人的脑力共同进行一项宏大设计时会产生巨大的认知力量，在教练情境中，这项宏大设计是关于一个人的生命计划。

经验主义：“伟大的创造不是来自一次次的微调和修补。具有设计思维的思考者往往会从全新的角度，以创造性的方式提出问题和探索限制。”布朗（Brown，2008）这样说。这意味着，在创造愿景及其后续目标的过程中，教练和客户都要放下第一个想法最好的观念，为不断地进行原型测试、评估和再设计开启机会。

设计教练方案

在教练项目开始阶段，教练就要为整个教练关系设定好基调，包括建立信任与亲和的关系，以及创建鼓舞人心、令人愉快的氛围，让客户愿意周复一周、月复一月地为之努力的愿景和目标。关系的设计在教练的开始阶段就传递给客户是比较理想的做法，设计原则包括共情、正向、创造性合作和以学习和成长的心态不断尝试。

设计教练合约

第一次的教练会谈是询问一些“让我了解你”这类问题的好机会，这些问题包括客户的职业、家庭、爱好、锻炼和其他一些日常习惯，教练可以从中寻找与客户的共同点。教练可以简要介绍一下自己，但一定要避免谈论自己太多或太长，要时刻记住客户才是会谈的焦点，这是关于客户的教练。

这也是教练向客户表达自己对教练工作的热忱、介绍自己的教育经历和工作经验的时机。客户可以辨别出来何时教练只是机械的表达，听上去缺乏真诚。在开始教练之前，要询问一下客户：“在我们开始之前，关于我本人，你还有什么想知道的吗？”

当然，这些“暖场”对话的意图是想在客户与教练之间建立连接。人类有渴望归属的需要，其中包括感觉到他人对自己真正的关心，并且这份关系有长远价值（Baumeister & Leary, 1995）。为了让客户成为可以自我决定的人，他们需要与他人建立连接并体验到归属的感觉（Deci & Ryan，2002）。教练关系就是最好的合作伙伴关系，因为这段关系对每个人自身具有的才华、优势和技能带着深深的尊重。

描述教练的角色

在第一次教练中，向客户解释或提醒客户教练与教育之间的不同是很重要的。教育者是专家，有资讯，也有可以与学生分享的智慧，而教练能让客户对他们自己有更多发现。时机恰当的话，教练偶尔也可以在教练过程中提供专家式的建议或知识（Wolever et al.，2013）。但是，在大多数情况下，教练都只是在听、问问题和以促进客户学习、成长和前进的聆听方式回应客户。这是教练的方式——它是一套很个人化的学习系统，即使是在面临挑战的时候，也能让客户自己找到解决问题的方法，并得到意想不到的成果。教练可以分享自己对这套方法的信心，因为它可以帮助客户达到之前不曾期望过的高度，特别是当这种信心是建立在有很多成功教练案例的基础上时。

没有所谓正确的方式

让客户意识到没有"一招鲜"的方法是很重要的。为了支持客户的自主性和胜任感，从教练关系中衍生出的连接品质要靠基于客户当下的需要而创造性地生成。一名大师级教练不会对客户用固定的程序模板来完成改变过程。这就是为什么大师级教练有赖于很多不同种的理论和方法，如自我决定论（Deci & Ryan，1985）、积极心理学（Peterson，2006）、欣赏式探询（Cooperrider & Whitney，2005）、非暴力沟通（Rosenberg，2005）、动机性访谈（Miller & Rollnick，2012）、情商（Goleman，1996）、设计思维（Brown，2008）和流理论（Csikszentmihalyi，1990）。没有单一模型能提供全部需要的工具，因为人类的改变过程受来自心理和环境等多因素影响而呈现出复杂的动力。教练终其一生都在不断丰富自己的教练工具箱，以便能够持续性地提高教练成果。

强调承诺，建立和维护信任

建立信任很重要的方式之一就是负责地、尊重地进行记录。严格保密和记录原则可以确保教练尊重客户的隐私权并对保护好自己的权利保持审慎，遵守相关法律法规，如健康保险携带和责任法案（U. S. Department of Health and Accountability Act，2014）。它涵盖了在教练期间教练记录如何被创建、储存、访问、传输和处置等。

客户对教练的信任建立在对教练的善心、诚实、开放度、可靠性和能力的评估之上（Tschannen-Moran, 2004）。教练信守保密原则是维持信任的关键。

与客户就教练原则达成共识

在开始第一次教练会谈之前，为教练项目的顺利进行，教练与客户需要遵守一些关键的原则。就这一点与客户达成共识是很重要的（Whitworth，Kimsey-House and Sandhal, 2007）。举例：教练和客户要就如下教练关系的一些原则达成共识。

教练

- 我将帮助我的客户识别他的强项与优势，并将之充分发挥，以创造更好的未来。
- 我将会问具有启发性的问题，并鼓励客户在任何可能的时候，自己找寻解决方案或共创解决方案。
- 我将鼓励客户发展现实的期待，制订可实现的目标。
- 在需要的时候，我将会直接并坚决地给予建设性反馈。
- 我将协助客户进行头脑风暴，为前进和扫除障碍而创造性地设想解决方案。
- 在获得客户许可且在职业规范允许的范围内，我会在适宜时给予客户一些指导、建议和资源，以帮助客户改善健康和绩效。
- 我会尽早发现我与客户之间的气场是否对频，如果不吻合，我将会把客户转介给其他教练。
- 当客户的问题超出我的知识或能力范畴时，我会如实告之，并向客户推荐其他资源。
- 每次教练会谈后，我都会发谈话纪要，包括愿景和计划，客户可以根据自己的情况修改（或请客户这样做）。

客户

- 我想提高健康水平，或提高在工作或生活中的表现。

- 我已经准备好为自己负责，并至少在一个领域内做出改变。
- 我已经准备拿出三个月的时间用于自我提高。
- 我会保持开放和诚实的态度，向客户分享与我的健康和表现相关的信息。
- 我已经准备好要变得更加有自我觉知。
- 我会保持好奇，以开放的心态对待各种建议并去尝试新事情。
- 我明白，为了培养新的心智模式和行为习惯，在改变的道路上有挫折是正常的，也是必要的。
- 我会守时并积极回应。

无论使用什么语言，我们都推荐把教练和客户达成的这些共识以书面的形式写下来并定期回顾，以确保双方都以遵守这些共识的边界和期望为荣。根据这些共识的原则来处理关系中的问题会容易很多。

启动教练会谈

第一次教练会谈通常是聚焦于很好地理解客户的过去、长处、目标以及开始着手创建愿景和行动计划。向客户解释清楚这次会谈的目标是很重要的，一般包括与客户讨论评估结果（如果在启动阶段做了评估的话），了解客户需要的优先次序，了解客户的长处、目标、动机、挑战和资源，协助和支持客户制订相应的计划（包括愿景、三个月的行为目标和几个第一星期的目标）。因为第一次的教练会谈特别具有影响力，而且会覆盖到以后会谈的很多内容，所以可能要比后续的教练会谈花费更多时间，要么用较长的时间一次性完成教练会谈的启动，要么把它划分在几次会谈中完成，两种方法都行。在最好的情况下，第一次教练会谈（见表 9.1）可以掌握在 60~90 分钟，后续的谈话时间可以是 20~60 分钟（Moore，Tschannen-Moran，& Jackson, 2002）。

表 9.1 设计教练关系的流程

设定期望 什么是教练，什么不是教练 教练经历的自我介绍 说明保密和记录保存原则 讨论教练合约原则 对一些操作和事务性的安排进行澄清（如费用、如何约谈和如何改约谈时间、每次谈话的时间长度） 交给客户需要他完成的评估
准备开始会谈 回顾健康评估：找出客户成功的地方、发现客户生命力所在、考虑客户的准备度、寻找差距和发现顾虑 练习正念 记住关键的教练技术：正念性聆听 开放性询问和内容反应 保持好奇心，提出基于优点的探询
谈话开场 对客户表示欢迎和感谢 感谢客户完成了评估 回顾谈话的内容安排：向客户确认他的期待及优先次序、回顾评估、收集其他信息、创建愿景、设计目标

设计愿景

当教练与客户相互建立了好感、信任与亲和关系之后，下一步就是协助客户针对他所向往的未来发展出强有力的愿景，并让客户用清晰的语言表达出来。快乐和满意的人生常与明确的人生目标相关（Headey，2008），拥有一个成为最佳自己的愿景既可提高健康水平，又能为人生带来希望（King，2001）。一个充满魔力和诱惑力的愿景可以让客户在改变的路上充满动力。通过将客户与考虑了他的最佳经验、核心价值和生成条件的愿景连接起来，会比较容易让客户想象出他正在朝着自己的目标前进，因此也会让客户信心大增。

在最佳情况下，关于健康、幸福和生活的愿景有如下特点：

- 接地气的（以客户当前能做到的为基础）
- 大胆的（可以拓展客户的现状）
- 心所向往的（是客户真正想要的）
- 可感知到的（宛若这些愿景已经实现）
- 参与性的（有利益相关人参与进来）

愿景要确定的是人们想要什么，而不是他们不想要什么。去看见和感受没有的东西是很难的，而对于存在的事情我们很难忽略或视而不见。健康生活以及其他我们所说的幸福的诀窍就在这里。健康不是没有疾病或与疾病相反的状态，而是指幸福圆满的存在状态、拥有生命的高峰体验和开展促进健康的活动，如正念、自我同情、让自己精力充沛以及其他所有有利于自己的生命蓬勃发展的事情。一个人生命的蓬勃发展源于他可以运用到自己特有的才能、优势和拥有自己的人生目标（Benson & Scales，2009），同时具备不断成长和学习的心智（Dweck, 2006）和设定及实现带来成长的目标的能力。从整体的角度看待健康，一个人的生命可以蓬勃发展的程度之大、之广是非常令人兴奋的，特别是当一个人可以很个人化地描述出他具体想要什么，相信自己有能力去实现且在未来的某个时间点把它实现（六个月、一年、两年、五年等）。

教练项目的成功就是这样发生的，即通过教练中的欣赏式探询和反馈，发现客户想实现的价值、结果、行为、动机和才能。教练要避免分析客户会失败、遇到挫折和困难的原因，因为这样好像他们是有问题需要被解决或他们是有缺陷需要被修正。长时间的反思或试图弄清客户为什么没有实现他的目标是没有帮助的，甚至可能会引发能量的向下循环，令客户感到灰心和抵抗。对客户最好的支持是通过保持积极正面、认可他们的长处、运用头脑风暴和活化资源等策略来帮助客户创造出战胜挑战的新方法。当教练用口头说服的方式传递出对客户能力的信任时，就是在赋予客户力量（Bandura, 1977）。在改变的早期阶段，客户通常隐约感到挑战很大，好像难以克服，此时，特别重要的是既要对客户的情绪和需要表达共情，又要表达出相信客户掌握着成功所需的资源。这样做既肯定了客户，又可以将他们的能力与改变和成长连接起来，从而把谈话导向积极正面的方向。在改变的后期阶段，客户已经知道衡量自我效能的指标是什么了，接下来需要的是头脑风暴和制订行动计划，包括如何处理新出现的挑战，从理论上讲，当客户的自我效能提高到较高水平时，他会更容易处理这些挑战。

动机的重要性

当客户探索到最激动人心而且切实可行的目标时，将这个目标再次与客户为什么要改变——也就是他的愿景——紧密联系起来是很重要的。让客户充分意识到目标背后的愿景有利于帮助客户勇往直前。例如，如果一名客户想减重 10 磅，将这个目标与他心目中的愿景或更好的自己联系起来是很重要的（如可以这样说："你想减重 10 磅，因为……"）。一旦找到深层原因，就要评估一下这个愿景所产生的动力是否强到可以令客户勇往直前地采取行动（"实现这个对你来说足够吗"）。帮助客户找到足够强的正面动机非常重要，而且每位客户的动机是不同的。例如，有些客户的动机可能是想与外孙们一起嬉戏，在这种情况下，将外孙们的照片贴在冰箱上可能会有帮助；对很多人而言，写饮食日记能让他们对每日饮食保持觉知，而不会像以往那样毫无意识地选择食物或本能地受情绪控制。还有一些人的动机是想避免什么，如避免饮食不当导致的视力问题，对这样的人让他们在心中记住完全健康的自我形象会给予他们强大的动力。

当客户在要促进健康的行为还是不那么健康的行为之间做选择时，帮助他创建一个日后想到就可唤起他勇气的画面，能赋予客户活生生的动力。当客户使用困难、阻碍、挫败、风险或挑战这些字眼时要留心倾听，和客户一同探讨这些词对他们而言深层的含义是什么，以及什么能够让他们跨越这些阻碍去实现自己的目标，无论这个过程的时间有多短或者多长。聚焦于解决方案和尝试各种可能的方法，教练可以通过询问如下问题帮助客户去实现他们的目标（Moore et al., 2002）：

- 可不可以多告诉我一些是什么动力让你去实现这些目标的？对你来说这个目标的重要性是什么？你渴望得到什么结果？
- 在过去，就类似的目标，你最好的经验是什么？
- 实现了这个目标将会有什么样的意义？
- 你进行这样的转变是为了谁？
- 什么样的支持和环境可以协助你成功地实现这个目标？
- 就目前这些挑战的程度，你给它们打多少分？

虽然所有这些话题都有助于帮助客户创建迫切性愿景，但与客户的自主性动机相连接的重要性是可以被夸大的（Deci & Ryan, 1985）。非常常见的是，客户关于愿景的第一个设计常常来自外部原因，即是别人想让他们这样做或他们觉得应该为别人这样做。这样的愿景其实根基不深，不足以支撑日后计划的实施，也不能促使客户持续地采取有利于目标实现的行动。

当客户在创建自己的愿景时，以下这些问题不仅能够帮助客户发现自己的远期愿望，也有利于形成三个月的目标。所有这些问题永远不要在一个时间点全部提问给同一个客户（否则客户会觉得自己像被盘问）。但是这里的每一个问题都有额外价值，可能给客户带来帮助，因为客户可以从这些挑战性问题中提炼出自己的愿景，见表 9.2 和表 9.3（Moore et al., 2002）。

- 在三个月、一年、两年或五年以后，你希望自己的健康、心态是什么样的？在生活或工作中的表现是什么样的？
- 你相信什么是有可能的？
- 在你的生活中，最重要的三个价值是什么？你的健康和幸福水平与这三个价值的关系是怎样的？
- 在你的生活中，最重要的三个目标是什么？你的健康和幸福水平与这三个目标有怎样的关系？

- 在你的生活中，最重要的是什么？ 你的健康和幸福水平与之相符合吗？
- 在你的生活中，你还希望多要些什么？它是如何关系到你的健康和幸福的？
- 在你的生活中，你希望少些什么？它是如何关系到你的健康和幸福的？
- 什么能令你感到兴奋？它与你的健康快乐有什么关系？
- 什么能激励你克服惰性而开始向前移动？
- 如果你的愿景实现了，你的生活将会变成什么样子？那时你会感觉如何？
- 如果你的愿景没有实现，你的生活将会变成什么样子？那时你会感觉如何？
- 最好的情况可以是什么样子？
- 为与此目标相似的目标，你已经做过哪些尝试？取得了哪些成果？
- 还有哪些新的可能是你之前从没有考虑过的？
- 你可以想到的我们最好的教练结果是什么？
- 你觉得我们最可能的教练结果是什么？
- 你想让我们的教练结果对自己是怎样的？

表 9.2　设计愿景的流程

价值与意义。解释创建一个健康愿景的价值与意义：愿景是充满迫切渴望的誓言，它是关于你是谁、你想拥有什么样的行为习惯来提升自己的健康和生命力的誓言。
什么是现在就做得很好的。询问客户的优势和当前已经成功的地方：为了让自己健康快乐，你现在在做什么？你生活中哪些方面能让你感觉很好？你是怎么做到的？
客户的长处。一起探讨客户的优势：你最成功的事情是什么？令你为自己骄傲的是什么？你最欣赏的自己的特质是什么？
绽放生命。确定让客户生命绽放的方式：什么能让你绽放生命？何时你感觉到最有生命力？
重要性。询问客户当下什么对他最重要：假如一切进展顺利，你希望得到什么？ 就你的健康与幸福而言，你想在哪些方面有所改善？
动机。挖掘客户的动力：你现在就进行改变会有哪些益处？是什么驱动你现在要做出改变？就可能做出的改变，你最珍视的是什么？

续表

视觉化。协助客户将他们的愿景视觉化并描述出细节：在你的愿景中，最重要的要素是什么？告诉我你的愿景看起来像什么？如同画一幅画，当你处在理想的健康状态时，你看到了什么、感觉到了什么？当你实现了自己健康快乐的目标时，你想让自己成为怎样的人？
过去的成功。挖掘与愿景相关的以往成功经验：就你愿景的关键因素，迄今为止，你有过的最佳体验是什么——那些你感到充满生命力和全然投入的时刻？告诉我 1~2 个很具体的成功故事。
实现愿景的优势。确定有助于实现愿景的客户的优势和价值：无须任何谦虚，你在生活中最看重的价值是什么？你的健康愿景支持了你的哪些价值？你可以依赖自己的哪些优势来帮助愿景的实现？你如何从自己生活中曾有过的成功中吸取经验来对当下有所帮助？
影响自信心的主要挑战。确定困难以提高自信：在实现愿景的路上，你预计会遇到哪些必须处理的挑战（讨论多种可能性并表达共情）？你最担心的是什么？
策略。探讨需要跨越障碍和确保成功的策略和结构（人、资源、系统和环境）：什么样的人、资源、系统和环境有助于你实现愿景和跨越挑战？有哪些策略有助于你实现愿景和处理挑战？（在聚焦之前先进行头脑风暴，澄清多种可能性。）
概括总结。反馈并总结你听到的客户关于愿景的描述：共同将愿景以充满意义和迫切感的语言形成第一稿的宣言。
承诺。请客户宣读愿景并做出承诺。

表 9.3 发展愿景的视觉辅助工具

当客户在深入寻找愿景的时候，这种视觉练习大约只需 5~10 分钟，但它的贡献非常显著： ● 闭上眼睛，用腹式呼吸深深吸气，慢慢吐气（用这个方法在练习中调整状态）。 ● 在你心里，你来到一个非常安静的地方，那里令你感到舒服、平静、有力量又自信，你感到非常放松，这个安静的地方看上去是什么样子的？你在那里感觉如何？留意在你四周围绕着什么？ ● 想象距现在（一年，五年等）以后的你的样子，你的健康状态、身材和幸福指数看上去如何？ 你的身体看上去怎样？你身上穿着怎样的衣服？ 你的身体是如何移动的？留意一下你的生活中还有哪些改变？ 描述一下针对你的健康你正在做什么？你的感觉是什么？你的想法是什么？ ● 想象五年以后，你已经完全实现了自己的目标，你的感觉如何？你做了哪些改变？哪些是一样的？你做了什么而让自己实现了目标？你正在做哪些活动？描述一下你那时的健康情况。一路上有谁在帮助你？ ● 想一个关键词来作为你对自己健康快乐状态的体验或承诺的总结。 ● 睁开眼睛，我们来讨论一下从刚才的练习中你有哪些收获。简单地给自己的自信心、优势和可以运用的资源做个评估。

愿景举例

愿景最好用现在时来表达，仿佛它已经实现，而且要用客户的言语方式。一个完整的愿景陈述可能听上去像这个样子："我强壮、苗条，轻了 9 公斤，我为自己充满吸引力的身体购买漂亮的、引人眼球的新衣服。我很开心自己充满能量，可以去做任何我喜欢做的事情。我的健康状态超好，而且我是开放的、更有耐心的，也很愿意与人交往。我感觉充满动力，看上去精力充沛。我还想可以长时间地与我的父母和侄子们在一起。当我遇到挑战时，如太忙碌、心情沮丧、被情绪压垮或压力太大，就暂时停下来，整理自己，用我力所能及的方法让自己回到正轨。健康的饮食、锻炼和良好的压力管理对我而言很重要，而且我掌握得很好。通过持续、有目标和现实的计划，我完成了我的目标，实现了我对健康快乐的愿景。"

或是这样："关于健康快乐，我的愿景是我有健康的饮食习惯，为我的孩子们树立榜样。我坚持锻炼，从而延缓衰老，让自己即使在更年老一些时也可以保有良好的身体功能。我的状态看上去比现在更好，而且我感觉自己很年轻。"

抑或也可以是这样的："我有很多力气和精力，所以我可以精力充沛地与我的外孙们玩耍。我是自己健康的主人，我感觉到非常幸福和满足。我不再抽烟，而是全身心地享受生活。"

无论怎样，关于愿景的表达绝对没有唯一正确的方式，尽管我的很多客户试图要一个有结构的标准模式。有些人更能对一些词或要点产生共鸣，如：

- 稳定的
- 对自己真实
- 有复原能力的
- 乐观的
- 被大自然滋养
- 感恩的

还有一些人更喜欢用一种很有创造性的方式来描述自己的愿景，如用音乐、诗歌和其他艺术形式（Moore et al., 2002）。

最根本的是，愿景越是与客户的价值和动力相连，他们越是觉得是真正属于自己的愿景。他们越是能够在愿景驱动下采取并保持行动，就越能够实现愿景。

让愿景成真：设计行为目标

具有驱动力的愿景不仅仅包含渴望的最终结果，也包含需要达到的行为目标。当客户开始进入教练关系之后，通常他们更知道自己想要的（结果）是什么以及如何完成（行为）。例如，他们可能说他们的目标是维持健康的体重，让自己感觉到更平静或对锻炼产生更大的兴趣。这些是结果目标，它们很重要，尤其是在愿景的陈述中。它们反映出可以激励客户改变并能保持这些改变的情绪、需要、价值和渴望。但是，这些愿景只有当有清晰和激励人行动的计划的支持时，才能带来行为改变 (Locke & Latham，2002)。没有明确的计划、只有动机是不能让客户采取行动的，而当面对困难时，动机也会熄灭。相反，透过清晰的计划，客户可以知道为了实现他们渴望的结果、令愿景成真要如何做。所以意志力和通过什么路径发挥这些意志力，这两者都是客户需要的（Snyder, 2003）。清晰的计划包括如下行为目标：

- 鼓励客户接受可以拓展他们的技能和能力的挑战。
- 让客户思考和确定为了实现愿景，他们需要哪些有针对性的行动和行为，思考这样的问题："现在该怎么办？"（Miller, 2009）
- 鼓励客户根据基线时的行为测量自己的进步，并不断调整和重新设计计划，进行"试对实验"而不是"试错实验"，这是教练在制订计划时的思考角度。
- 以客户的动机为基础，扎根于客户的价值、优势和渴望。

- 支持客户的自我效能和自我决定，提供增强客户能力、建立与客户连接的机会（Deci & Ryan, 2002）。
- 有衡量教练结果是否成功的标准。为了呈现效果和信誉度，要有基于证据的事实资料是很重要的，不仅仅是在教练界，在消费和医疗健康领域也是如此（Grant, 2005）。

符合 SMART 标准吗？

检验行为目标的一个方法是看是否符合“SMART”这个缩写所代表的原则（Doran, 1981）。

- 具体的
- 可衡量的
- 行动导向的
- 可实现的
- 有时间限制的

要协助客户制订有助于实现愿景、增加成功概率的具体行动和行为目标。所谓具体是指要详细地知道如何做、何时做，因为这样可以让客户知道如何在一个时间框架内完成一个目标（现在就把事情列入日程中和当还有时间时才到处找它是有区别的）。创建可衡量的目标则意味着何时算是获得了成功。把愿景分解为客户能在 3 个月内每天可以持续进行的行动和行为，每周和客户一起共同建构新的递增步骤可以帮助客户越来越趋近于三个月目标。要经常尽早地告诉客户，他们正在取得会带来永久改变的渐变，目标是可实现的，这对客户能成功是相当必要的。如果目标是现实的，成功也会到来。快速的成功和胜利是很重要的，在一个目标上取得成功有助于客户实现其他目标。成功可以带来自我效能感，增强客户的自尊，没有什么比不现实的无法实现的目标更能阻碍改变发生的了。

为什么要制定目标？

作家洛克和莱瑟姆历经几十年针对制定目标这个概念进行了充分的研究(2002)。他们把自己的发现简短总结成这样：“一项35年的研究形成了这一实用的制定目标和完成任务的激励理论。第一，目标具有指向功能，它可以将注意力和努力导向与目标相关的活动，而远离那些与目标无关的活动。第二，目标有影响努力程度的作用，高标准的目标比低标准的目标更能激发人们的努力。第三，目标具有促进坚持的作用，当人被允许自己掌控花在任务上的时间时，艰难的任务会延长人们投入的时间（La Porte & Nath, 1976）。第四，目标对行为有一些间接作用，这是因为目标可以引发觉醒、发现与目标无关的知识和策略（Locke & Latham, 1990）。”若在生命中获得快乐，我们需要清晰的目标，因为它让我们拥有目的和方向感（Miller, 2009）。甚至可以发生更好的情况，当客户就一个目标取得了成功时，它可以提高客户的自我效能，进而提高在其他领域成功的潜力。但是，正如跨理论改变模型所指出的，行为目标必须符合客户所处的改变阶段。太快进入行动阶段，特别是对还处在改变早期的客户，最终反而无法让他们达到预期的效果，直到客户准备好了，愿意也能够采取行动时。对教练来说，重要的是保持住聆听和询问的状态，来支持客户逐渐“思考”“感受”他们的目标或“从目标中学习”，用这样的方法提高客户就某个特定领域内的改变意愿度。依据跨理论改变模型（Prochaska, Norcross & DiClemente, 1995）、欣赏式探询（Cooperrider & Whitney, 2005）以及动机性访谈（Miller & Rollnick, 2012），设计的目标举例如下：

- 记住在健康方面你的最佳经验
- 确定对你的生活而言最核心的价值
- 留意自己在不同环境中的能量水平
- 思考并写下与健康愿景有关的内容
- 学习一些能提高健康快乐的事情

- 权衡进行改变和保持不变的利弊
- 思考进行改变的重要性
- 想象如果你已经处于完美的健康状态中，你的感受如何？

中期行为目标——迈向愿景的第一步

当具激励性的愿景由客户形成语言陈述之后，应鼓励客户开始制定目标以便让愿景逐步成真。在好教练公司的教练培训课程中，提倡把三个月的目标作为中期目标，因为三个月的时间足以让客户做出有意义的改变，如形成新习惯、体会到新习惯带来的好处，同时三个月的时间又短到足以让客户有紧迫感。当和客户制订他们的中期目标时，教练要问客户，在自己愿景所覆盖到的每个身体或心情的领域内，客户想在三个月（或一两个月内）坚持做些什么（见表 9.4）。具体的、操作的行为目标必须与客户的愿景直接相关。例如，客户的愿景是想变得健美和苗条，那么就问客户他们要坚持怎样的行为才会得到他们想要的结果。就不同的目标领域内询问客户，对他们来说，最重要的是什么以及为什么，根据对客户的重要性将目标领域排序是很重要的。然后，教练和客户可以进行头脑风暴，对实现愿景最重要领域内某个具体的三个月目标进行承诺。在开始制订行动计划和可尝试的做法之前，客户应该清晰地陈述和总结他们的目标，作为口头说服过程中的一部分（Bandura, 1977）。

表 9.4　设计三个月目标 / 尝试

解释制订三个月目标的本质和价值
通过头脑风暴确定实现愿景需要的行动
请客户选择三个要完成的比较重要的行动
确认行动与愿景之间的关联
协助客户把要完成的行动转化为符合 SMART 原则的行为目标

实现渴望结果的三个月行为目标举例

渴望的结果：提高心肺功能，以便活得长久并保持活跃。

三个月行为目标：每周和我的朋友简一起做三次 30 分钟散步练习，做到心率提高 60%~70%。

渴望的结果：我想提高骨密度，这样在我 70 岁生日时我还强壮到足以在阿帕拉契山径上徒步。

三个月的行为目标：每周我在健身房做两次 20 分钟力量训练。

渴望的结果：我能保持内心的平静，并且停止服用抗高血压药品。

三个月的行为目标：每晚我写日记，记录当天发生的三件我觉得感恩的事情，并分享给我的妻子。

设计每周实践目标

第一个行动计划先从对客户最优先领域的中期目标开始讨论，再过渡到其他领域，这样做很重要。针对每个领域，教练要问客户针对他们的中期目标，下周打算做些什么。周目标能够让客户向着更大的目标迈出可管理的一小步。能够完成每一小步通常会突破性地给客户带来自信心。当制订周目标时，重要的是要具体翔实到如何做、何时做，因为这样才能帮助客户把完成目标所需的细部动作固定下来。

对实现一个目标的掌控感有助于客户建设自我效能感，进而可以帮助他更愿意、更有能力继续前行去实现其他目标。没有什么比不切实际、不能实现的目标更能阻碍一个人的改变了。“较低的目标”，洛克和莱瑟姆这样称呼它们，也就是挑战性不够的目标，会令生产力降低和出现不好的结果。当目标相较于客户的能力和经验刚好稍微有所挑战时，客户就有机会经验到“流体验”。这是客户愿意尽可能多地为这样的目标而努力的区域。对客户来说既不是很难也不是很容易的范畴，这样的任务非常适合客户从中学习、成长和取得成功。当考虑一些客户可能会说“没门，办不到”的目标时也不用担心，因为客户的潜能常常高于客户自己所意识到的程度。客户会认可被鼓动去做一些超过他们想象的事情。为了能够协助客户更经常地尝试这样的目标，教练要鼓励客户不要使用“试一试”“也许”或“也许不”这样的词，最好让客户很自信地说出他们将要做什么，甚至有时可以用现在时的时态说他们做到了什么，就像目标已经完全实现了那样。这样做可以让客户塑造积极的自我形象和成就感（见表 9.5 和表 9.6）（Moore et al., 2002）。除了要确保目标是挑战性的、具体的、可衡量的和有激励作用的，对目标还应该做到以下几点。

- 对有助于成功的因素考虑周全

要考虑到相关的环境因素，包括支持客户的人和影响行动计划成功执行的其他相关因素。

- 评估客户对目标的信心度

用这样的问题来评估客户对自己完成任务的能力的信任度是很有价值的：“如果从 0~10 打分，你完成这个目标的信心，是几分？”询问客户为什么不是更低一些的分数，或者如何可以让分数再提高一些。如果信心不够，要重新考虑目标，修改和设计一些策略，为的是让客户确信他们有能力完成目标。

- 评估目标对客户的重要性

为了评估客户是否做好准备、愿意并有能力改变，很有必要确定目标对客户有多重要。可以这样询问客户：“从 0~10 打分，这个目标对你的重要性是几分？”一起探讨为什么不是更低一些的分数，以及如何可以让分数再提高些。如果客户还没有准备好改变，要对客户表达共情和接纳，并可以探讨在什么情况下他们会准备好改变，这样可以让客户知道他们何时是准备好了的状态。

表 9.5 设计第一个尝试 / 目标

请客户选择一个重要的目标
探讨需要确定的相关结构（人、资源、系统和环境）
协助客户制定符合 SMART 标准的行为目标
使用信心评估尺来提高客户的信心
请客户再次重述目标
肯定客户具备完成目标的能力

表 9.6 目标举例

没有被设计成行为目标的表达方式	已被设计成行为目标（三个月的或一周的）的表达方式
到健身房进行心肺功能训练	这周一、三、五下班后，在跑步机上走 20 分钟，让心率至少提高 70%。
采买食物，准备更健康的小吃	我将在周六上午去杂货店买些苹果和杏仁，作为这周每个工作日的小吃
我想减压	每个工作日下午三点是我设置的一个茶歇时间。
对我每天摄入了多少糖分更有觉知	这周，在每天晚饭后，我要把这一天我吃的甜食记下来
我想变得更平静和更有意识	我会在周六早上 8：00~8：30 进行静心冥想。
我想多喝水，在上午和下午各多喝一些水	我会每天多喝 2~4 杯水，从周一到周五，每天上午和下午，各用八盎司的玻璃杯喝一杯水。
这个周末我要少吃一点儿甜食	这周我只在周六晚上吃一次甜品，我会慢慢品尝。
我想多听些音乐	在周五晚上，我会听 45 分钟我最爱的爵士音乐。
我想多一些力量训练，用八磅的哑铃练五组作为常规训练	我会在周二早上 6：30 和周六上午 10：00 进行常规力量训练，用八磅哑铃进行五组动作训练，每组 12 次，每组之间休息 15 秒。
这周我要减掉一磅	从周一到周五，我会吃一杯低糖高纤维的麦片作为早餐。

续表

没有被设计成行为目标的表达方式	已被设计成行为目标（三个月的或一周的）的表达方式
我打算想清楚到底什么能让我有动力	在下一次教练谈话之前，我会写下来三个比较重要的能促使我改变的动机，然后用邮件发给教练。
我要把所有利弊都列出来	我会在周二上床睡觉以前把减轻体重给我带来的利弊写下来。
进餐时，我想把更多注意力放在感觉上	在这周的周二和周四，我会把吃午餐和晚餐时的想法和情绪都记录下来。

在制定目标的过程中运用头脑风暴

头脑风暴，就是无须任何压抑地生成各种可能性，它是必备的教练技术，也为教练过程中的生成时刻的到来奠定基础。它是教练和客户一起为目标共同创造可供考虑的各种可能性的时刻。为了能让头脑风暴发挥最佳效果，重要的原则是：

- 澄清话题
- 澄清要输出的结果（也就是要生成什么）
- 推迟判断
- 鼓励大胆的甚至疯狂的主意
- 在别人的点子的基础上延伸
- 是视觉性的和具体的
- 尽量多
- 快速做

头脑风暴能让客户创造性地寻找方法，在行动之前制订最好的计划。想出多种可能性之后，客户再一一考虑每个可能性，以决定哪些是有启发性和可行性的。最重要的是，头脑风暴时的交谈基调应该是积极的、高度重视客户的创造性和能力的，因为积极正面可以促进问题的解决和生成洞见（Subramaniam, Kounios, Parrish, & Jung-Beeman, 2009）。

客户是主人

确保客户明白他们可以拒绝任何目标和挑战。当目标很吸引人但客户却觉得挑战太大时，客户总是有权利再做选择，鼓励客户提出反对意见。教练的任务是在这两者之间达成平衡：一是要鼓励客户去挑战高于客户认为自己能力所及的事情，二是要鼓励客户在感到超出能力时可以反复衡量任务的难度。一般而言，制定目标时遇到这种情形，恰当的做法是运用反应性聆听。常常要用到促进改变谈话技巧以探索客户的矛盾心态，为获得客户承诺奠定基础。另外一种释放客户能力的方法是通过设定目标的过程鼓励客户发展自我同情。自我同情的方法之一就是转变观念，把目标看作一个“实验”而已。

运用设计性思维预想实验，把目标看作待验证的实验，根据需要进行调整，这样可以让客户更有弹性地应对培养新的行为习惯和能力时的挑战。

跟进和衡量目标的进展

自我调节理论认为，自我监督能力是能够实现目标的关键因素，用评估工具（如评估表）支持自主性，也是自我决定论的重要内容（Mac Kenzie, Mezo, & Francis，2012）。因此，很重要的是不要就客户的进步仅仅给予定性的反馈，也要就新行为的形成程度给予客观具体的评估。当设定目标时，使用各种基线测定和目标跟踪的方法可以有作用：

- 帮助客户针对选定的目标跟进进展情况（例如，减轻体重或腰围，提高工作与生活的平衡，内心更加平静，加强健身）。
- 持续激励客户向着目标前进。
- 可为教练过程中客户的所有目标提供完整的评估结果。几种评估方法一起使用效果最好。因为在某个评估阶段，可能有一项指标有改善而其他的没有。在跟进目标的过程中，至少有一项指标结果显示有所进步都会激励到客户。

随着时间的积累，很重要的是去发现怎样的评估指标组合最有利于客户成功。在最开始阶段，可以问客户他们更喜欢用什么指标以及如何对行为进行跟进与评估。最好的做法是要就一些指标达成共识，随着时间可以调整指标以便增加激励的作用。特别是客户的目标为精通掌握什么或能够提高或发展出什么，当有清晰的依据可以帮助客户评估他们的进步时，客户更有可能采取行动以增加成功的概率（Halverson, 2010）。

教练案例

卡尔教练：你已经有了几个你完全有可能完成的目标，真是干得不错。现在我们来讨论一下要如何付诸行动吧。在这几个目标中，你认为哪个最能让你在下周受益？

温迪：你知道，也许太简单了，但是下班后冲个澡听上去是个很不错的主意。

教练卡尔：吸引你的是什么？

温迪：是水吧，水声可以盖住屋里的其他声音，它让我感到焕然一新。

卡尔教练：听上去水可以让你平静下来。

温迪：是的，特别是淋浴的最初几分钟，简直没有比这个更好的了，你能感受到水的温暖，最终完全沉浸在属于自己的时刻。

卡尔教练：我们来用几分钟想象一下你晚上下班回家后，在做其他事情之前径直先去淋浴的情景，有什么其他的事能帮助你这样做吗？

温迪：嗯，我得和孩子们说一声，当然，带些威胁的意味——让你们的母亲独处一会儿。

卡尔教练：好的。

温迪：事实上，他们很可爱也很爱帮助别人。我确信，如果我告诉他们我想这么做，他们会尽力不来打扰我的。

卡尔教练：听上去你养育出可爱又有礼貌的孩子。

温迪：谢谢！我猜我还需要和我丈夫说一下我的计划，他总是在他下班回家的路上给我打电话，当然，我每次都正在做饭，所以他不得不等一会儿电话才能接通。

卡尔教练：所以，为了能做到下班后直接淋浴，你需要告知全家人你的计划。

温迪：是的，我想是这样。

卡尔教练：我来说一下如何让这个目标更具体些，我们已经这样做过几次了，你能自己把这个目标再具体地描述一下吗？

温迪：可以，当我下班回到家，我会先去淋浴。

教练卡尔：在你想象中，一周你能有几天这样做？

温迪：从周一开始，一直到周五。

卡尔教练：在描述这个目标时，你想加上你提到的要对家人做的事情吗？

温迪：是的，我明天就告诉他们。

卡尔教练：太好了！就这个目标，你有多大信心去完成它，从 0–10 打分。

温迪：8 分。

卡尔教练：非常棒！是什么让你觉得有 8 分？

温迪：目标的影像在我心中很鲜明。我依然记得以前这种习惯让我感觉多么良好，我希望现在可以像15年前一样让我感觉良好。

卡尔教练：这么深刻的记忆，简直像又把你带回到那样的情景，也让你相信自己可以再次做到，这真是太好了，我也相信你能做到。让我们讨论下周的其他目标吧，你还想设定什么目标？

温迪：我很想在下周内能有两天上跑步机锻炼。

卡尔教练：好的，你想在哪两天呢？

温迪：我想在周一和周五。

卡尔教练：那锻炼多久呢？

温迪：十五分钟。

卡尔教练：好，所以你想在周一和周五各在跑步机上锻炼十五分钟。你打算在具体什么时间做呢？

温迪：嗯，我想晚上对我来说很有挑战，因为通常在晚上我已经很疲惫了。我想试试早上可不可以。

卡尔教练：你想在早上进行，是因为你上周有了一些成功经验吗？

温迪：是的。

卡尔教练：那你想具体在什么时间？

温迪：早上六点半。

卡尔教练：周一和周五的早上六点半。

温迪：是的。

卡尔教练：那你有多少信心完成这个目标？

温迪：六七分吧。

卡尔教练：这是很好的开始——比50%多。那是什么阻止了你达到八分？

温迪：才六点半，相当早啊。我知道我得努力说服自己起床。

卡尔教练：那什么能让你更容易一些说服自己呢？

温迪：我得确保开始时不要太累，我想试试在下周早些睡觉，至少在10点前上床会有帮助的。

卡尔教练：所以，如果你能有至少8小时的睡眠，你就能在周一和周五的早上早些起床？

温迪：是的，是这样。

卡尔教练：如果你能做到在下周锻炼两天，你对自己会有什么感觉？

温迪：那一定太棒了！我会为自己感到自豪的，我好像看见我更有能量了。

卡尔教练：现在你的自信心是几分？

温迪：绝对有八九分。

询问对教练会谈的反馈

最后，在结束教练会谈前，要询问客户对教练谈话的反馈，这对教练的学习和客户的成长都有帮助。询问如下问题，可以获得有价值的洞见来了解客户想从教练过程中收获什么：

“今天的会谈对你最有价值的部分是什么？”

“以后的教练会谈如何做对你实现目标支持最大？”

“关于我们的教练谈话，有什么你认为可以改变的吗？”

“我再做哪些事可以更好地为你服务？”

除非这样直截了当地问他们，通常客户不会说出他们想让教练做哪些改变。客户可能在教练的启示阶段感到兴奋和激动，但是最好还是要询问一下他们对每次会谈的满意度。教练应该持续寻求反馈并不断微调项目，在每次教练会谈后，请求客户以邮件的形式给出书面反馈也是鼓励客户坦率沟通的一种方法。如果教练感觉与客户的气场有任何不匹配的地方，能勇敢面对和处理这些忧虑是很重要的。如果双方都有这种感觉时，要推荐客户改换其他教练，还要在换教练的过程中为客户提供帮助。

总结

小结一下，教练帮助客户设计令人着迷且有驱动作用的愿景来点燃客户的动力，再把愿景细化为可操作的行动步骤，以提高客户的自我效能，增加成功的概率，同时也教会客户一项重要的生活技能——通过制订和实施一些计划来提高自己的健康水平和幸福指数。

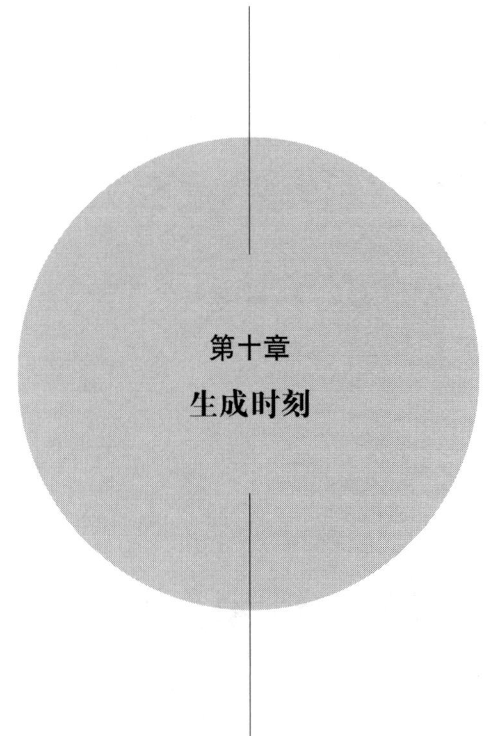

第十章 生成时刻

无论你能做什么或梦想着能做什么，着手去做吧。自有才华、力量和神奇蕴藏在大胆的行动中。

——歌德（Goethe）

目标

读完这章之后，你将能够：

- 定义生成时刻及其价值
- 讨论生成时刻的资源，以及如何运用这些时刻促成客户的显著改变
- 讨论如何在生成时刻运用跨理论改变模型、非暴力沟通、欣赏式探询和动机性访谈
- 对创造和促进生成时刻的必要技术进行命名
- 列出创造生成时刻的五步流程

定义生成时刻及其价值

生成时刻可被认为是教练会谈中的高峰时刻。一个生成时刻可以是热情高涨的，因为客户正在为新行动摩拳擦掌、跃跃欲试；也可以是平静安宁的，因为客户出现了新的思考。

当客户在改变和成长的道路上被唤起时，生成时刻就发生了。教练对话是一个帮助客户不断趋近最终到达自己愿景的旅程，而生成时刻是每次教练对话的核心。在这些关键的时刻，客户的感觉、需要和渴望都集中投到"话题"中。在生成时刻，教练和客户探讨着双方所共识话题的本质属性，不断清晰着渴望的结果，头脑风暴着各种策略，确定接下来的计划步骤。在这些时刻，教练和客户一起形成新的洞见，并且为了向前进展共同进行着设计规划。教练经常把这种合作称为直觉之舞。

我们之所以把这些时刻称为"具生成性的"，是因为在这些时刻客户受到启迪而产生了新的想法、视角或洞见。这些时刻可能还揭示出让客户为更好的未

来大胆行动的能力（Bushe，2007）。在生成时刻发生的是让客户和教练都充满能量、为一起进到下一阶段起到促酶作用的微小蜕变。

当客户的情感力量被加强时——范围包括从兴奋到对恐惧的矛盾心态，教练和客户就有了一个特别的机会可以去冒险尝试、拓宽视野和挑战之前的假设。客户发现能够满足他们需要的新视角、能力和行动越多，他们向着愿景前进的幅度就越大。在大多数教练会谈中，为了聚焦能让客户充电的话题，花些时间创造生成时刻是很重要的，这既可以促进客户改变的渴望，又能增强完成改变的信心。

和客户一起创建或再连接客户的愿景，可以在教练项目的开始阶段或教练会谈的间隔期间的任何时刻促进生成时刻的出现。至少每年，甚至每个季度或每个月，让客户回顾一下他愿景中的细节是很有益处的。即使客户承诺改变且借由创立愿景而成长，也还是有很多新或旧的话题要在教练会谈中考虑。很多事情都会激发客户对某个话题的兴趣，而这个话题可能会带来生成时刻——无论客户对这个时刻的体验是正面的还是负面的，情绪及潜藏在这些情绪下面的需求都让客户成熟到可以探讨如何用新方式满足这些需求。

考虑生成时刻的一种方式是这个时刻会出现在客户想减少一些事情（令人厌恶指标）时、客户想多要一些事情（吸引指标）时或上述两种情况混合着时。前者通常伴随着阻抗，后者则通常提高了所欲追求改变的准备度。

表 10.1 提供了部分情感指数的名单，客户出现这些情绪可能是在提示：在他谈论的话题中蕴含着生成时刻。

有时，客户还在考虑改变的时候，也会出现生成时刻——例如他们的某个特定行为还处在前意向阶段或意向阶段时。这通常发生在对外界事件的回应时：痛苦和坏消息常常可以引起人们注意，例如医生说“要么改变，要么死亡”；希望和好消息也是引起人们关注的一种方式。例如：很多女人一旦获悉自己怀孕就会立即把烟戒掉了，对一个健康的孩子的期盼令她们抽烟的愿望黯然失色。在这样的时刻，教练和客户就有了机会撼动客户的老习惯而使其开始新行为。

表 10.1　生成时刻的情绪指标

厌恶指标	吸引性指标
冷淡，无精打采	聚焦、精力充沛
担心，害怕	自信、掌控感
焦虑	满足感
忧伤	适应优良
无聊	觉醒
悲伤、抑郁	快乐、兴奋
不确定、犹豫	笃定、愿意
困惑、笨口拙舌	清晰、善于表达
不安全	安全
阻塞	放松
陷入困境	自由移动
失衡	平衡
心不在焉、涣散	正念、承诺
顽固的或松散的承诺	轻松地决定
自我惩罚	自我支持
不妥协的习惯	实验性的行动

在教练会谈中，生成时刻何时会发生

教练会谈倾向于有明显的开始、中间和结束三个阶段。开始是暖场阶段，也就是建立关系的阶段，其主要行为是探询和欣赏围绕客户目标所发生的近期事情以及客户的体验、澄清客户在这次谈话中希望聚焦的话题。结束阶段是确认目标和发展出创新策略，来支持客户在下一次教练会谈到来之前能够完成此次会谈中所设定的目标。结束也可被理解为在充满能量的中间阶段工作之后的降温阶段。在结束和中间阶段之间存在着生成时刻的空间——即教练会谈中充满能量的阶段或是生成成果的阶段。需要提醒的是：虽然在教练会谈中有一个特定的时间段是“生成时刻”，但具有生成性的时刻并非只限于这些时间。在理想情况下，生成时刻存在于教练会谈的全程。

一个好的人际关系和对客户体验的理解是启动生成时刻重要的第一步。理解客户对他一周目标的体验，无论目标有进展还是没进展，都可以引发出可以提升客户能量的话题。

回顾三个月目标可以让客户再次意识到自己的价值、动机和渴望。没有评判并充满了对成长支持的时刻，可以让客户传递出对他来说充满生命力并且很重要的事是什么。鼓励客户说出他们的故事来照亮他们的感觉、被满足的和未被满足的需要以及他们的希望和渴望。这些就是创造生成时刻的原料。

是什么产生生成时刻

每次客户来进行教练会谈时，尽管在暖场阶段可能需要挖掘对他而言重要的话题是什么，但是客户重要的话题也可能会在谈话中被揭露出来。使用非暴力沟通的语言，帮助客户表达出此时此刻在心中“充满生命力的”或“正搅动着他们的”是什么。教练的工作就是要全身心地聆听客户内在的生命力，并做出反映性反馈给他们，询问他们带着这股力量想走向哪里（Rosenberg，2005）。

以客户为主导的生成时刻代表着要改变传统的健康教育方式和专家式的方法。生成时刻的诞生不取决于教练，而取决于客户表现出渴望探索和学习的能量状态。客户对每次会谈都负有责任。教练运用共情、欣赏式探询和反映性回应这些技术跟随客户，引领、细心关注客户的感受、需要和渴望，通过这种方法帮客户向着积极的方向前进。就像助产士支持着妈妈度过分娩的各个阶段一样，教练工作不是要拥有“这个时刻”，而是支持客户度过生成时刻的时间流。

一旦生成时刻到来，教练会谈就会很容易进入设计和计划阶段，也就是制定行为目标和设计行动计划。客户常常要求教练协助他们制定具体的计划，这个计划是尝试、发现和学习的起点，而不是一个用来执行的蓝本。静态的计划模型（如制定计划、实施方案）反映不出一个人发展的动力。以客户为中心的更人性化设计的创新计划模型能够赋能给客户，客户可依据自己的实际情况进行调整，也更具自发性，因此可以更好地支持客户成功的信心。

生成时刻与每一项教练技术的结合

为了能够充分利用生成时刻的潜能，教练需要在这样的时刻创造性地使用每一种教练技术和工具。在最佳情况下，生成时刻可以激起教练过程中的直觉之舞。但如果处理得不好，不仅生成时刻白白浪费，客户甚至还可能出现动力和行动上的倒退。

以下这些已在前面章节介绍过的教练技术，都需要被有效地应用，以帮助客户真正能够利用生成时刻。

散发着慈悲

生成时刻需要无评判的环境，其特征是信任和"愿意对另一个人表达自己的脆弱，是基于相信另一个人是友善的、诚实的、开放的、可靠的和有能力的"（Tschannen-Moran，2004）。客户有安全感和强烈的被支持感是所有教练谈话成功的前提条件。这也为生成时刻的出现创造了理想条件，在这些时刻，客户被促使去拓展自己的能力极限。建立这种慈悲的环境可以让客户打开心扉、保持真实，这样客户才会谈论和考虑一些重要事情。

表达共情

正如共情定义所表述的"尊重地理解另一个人的体验"，共情是同时在情绪和认知两个方面理解客户，通过告诉客户理解到了客户的哪些感受、需要和渴望而与客户建立连接。如果没有共情，客户常常不能前行或不能充分从生成时刻获益。共情有别于可怜与同情，后两者教练表达的是以自己的视角理解客户，而不是从客户的角度体会客户，再把这些理解到的体会反映给客户。客户可以意识到共情，而不只在意识层面，甚至可能是通过镜像神经元的影响，潜意识层面也能接收到共情。当一名教练——特别是已经在客户心中占据重要位置的教练——表达不满时，客户就可以感受到身体层面上的狂怒，如心率增加和感到四周散发着负面的能量（Goleman & Boyatzis，2008）。

正念性聆听

正念被定义为“对此时此刻所有发生的非评判性意识”，它是打破自动化反应进入自由状态的一种方式。除了正念性聆听之外，没有其他任何方式可以确认生成时刻的出现。通过非评判性地关注自己和客户正在经历的改变，教练可以帮助客户意识到自己的需要和选择。维持信任和促进成长的关系需要教练能够处在临在状态，而正念性聆听是临在状态的重要组成部分。

唤出式探询

如果教练询问许多隐含着“正确”答案的诱导式问题，生成时刻就消失了。真正的询问来自“没有任何假设”“不知道答案”的视角和初学者的心态。教练越是多地保持开放和好奇的心态，特别是有关客户能力和优势方面，客户就有越多的自我发现以及预想自己想成为怎样的人。当客户徘徊在欣赏式探询的自我发现阶段时，通过让客户连接到最好的自己的导进性问题，更能帮助客户运用到他们的优势。“没有了好奇心，我们就不能保持注意力，我们避免了风险，就放弃了具有挑战性的任务，也就在心智的发展面前妥协了，也就不能发展我们的能力和优势了，也就限制了与他人建立关系的能力，必然会带来停滞。”（Kashdan，2009）

开放性探询

当生成时刻来临之际，询问能引发客户传递出更多信息和想象的问句，这要比诱导客户产生简短分析的问句更具有创造向上螺旋发展的力量。让客户能够以这种方式回应的关键是使用以“是什么”或“怎样”开始的开放性问句。太多以“是”或“否”为答案的封闭式问题会限制客户表达的动力。“为什么”这样的问题可能会让客户觉得被评判或引发分析。直接鼓励客户记起和用语言讲述经历过的最好的自己，通常会让客户更完全地投入。

内容反映

问客户一连串的问题，即使都是很好的问题，也会让客户觉得自己像被审问，也会影响生产时刻的出现。这种询问常常源于教练比客户自己还渴望推动客户向前，于是等不及让客户自己寻找出路。动机性访谈特别适用于生成时刻的背景，其技术中的五种反映方式是简单反映、放大式反映、双面式反映、转移焦点式反映和共情反映。他们的沟通在教练会谈中全程咬合，帮助客户连接到自己的改变动力。

尊崇沉默

在回应来自教练的共情、探询和反映性陈述时，客户需要暂时停下来进行思考、感受或与他们自己的真相建立连接。这些状况常常会发生在生成时刻。教练要尊重这时的沉默，接受停顿，在时机不成熟时不要介入。在客户讲话时，教练最好是等待，直到客户需要自己给出回应。太快的干预会阻止客户最大程度地实现自我发现，而沉默传递出来的信息是教练渴望聆听客户接下来的表达，甚至更好的是，这种沉默会暗示客户：“我相信你的想法和主意。”用沉默陪伴客户是个特别的礼物，特别是对那些内向性格的人，因为沉默可以让他们有时间在脑海中组织他们的思想、感受和愿望，然后再转化为准确的语言表达出来。

创造性的头脑风暴

头脑风暴是教练必备的一种技术，特别是在生成时刻。随着改变动力的提高，客户就会对针对性的策略产生兴趣。这样的策略不是教练教给客户的，而是双方通过对点子、问题、方法、原则进行创造性的头脑风暴等共同完成。在最后评估策略的优缺点之前，教练和客户可以以头脑风暴的方式想出大量可能性。气氛可以是好玩的，或有洞见，或鼓励，或现实的。在头脑风暴中，教练和客户轮流想点子是个不错的方式。

永远的肯定

永远的肯定是对客户的能力、特点和优势的持续认可。以这种方式，教练能对客户的自我效能和自我同情产生积极的影响。“我的笃定大于你的怀疑”表达了教练在生成时刻对客户持有的心态。当客户知道教练相信自己具备改变的能力和可以实现渴望的成果时，他们就更可能放弃原来的方式而尝试新的策略。认可不仅可以让客户对头脑风暴产生的可能性感到兴奋，还可以让客户前进一步甚至更多步。

生成时刻产生于每次会谈开始教练就与客户建立的关系中。通过建立“无错误空间”，客户在这个空间中可以不用担心羞耻，不用担心被责备地开放和分享自己，这样教练就有可能让客户从经验中学习，然后向前进。在与客户一同回顾目标（包括周目标和三个月的目标）时，尽早有效地使用共情、探询和反映性陈述有助于客户发现他们想深入探索的话题。

促进生成时刻

在教练会谈中，为生成时刻创建出一个具体的保持空间的过程需要八个主要阶段：

1. 与客户合作确定要工作的主题，也就是激起他情绪和兴趣的地方
2. 询问客户是否现在就愿意深入探讨这个话题
3. 鼓励客户描述就这个话题而言他真正想要的是什么
4. 探讨客户有哪些优势和价值可以帮助他前进
5. 探讨可以支持客户前进的环境因素
6. 探讨决策平衡和处理内心矛盾（当客户表现出犹豫不决时）
7. 请客户参与头脑风暴以设计如何前进
8. 表达和提升客户对进步的信心

与客户合作确定要工作的主题，也就是激起他情绪和兴趣的地方

为了确定客户愿意聚焦的话题，需要留意客户在会谈过程中流露出来的情绪、需要、渴望和价值，要注意聆听：

- 客户的感受是什么？
- 吸引客户的是什么？
- 客户不想要的是什么？
- 客户可以庆祝的是什么？
- 客户心中活跃着的需要是什么？
- 客户抵抗的是什么？
- 客户对改变的准备度怎样？
- 什么让客户精神振奋？
- 什么可以让客户采取行动？
- 在上一次会谈中客户记得的和重点强调的是什么？

有时，几个相互缠绕或难以界定的话题会混合着出现。为了深挖话题下面

掩藏的其他议题或澄清话题的界限，在教练会谈之前询问（如通过电邮）和运用反映性陈述——特别是简单反映——是很有必要的。在理想情况下，在生成时刻出现的话题对客户和教练而言都是很明显的，就像黑暗中一道光闪过，当它发生时，是很容易被认出来并进行到下一步的。

更常见的是，教练和客户会冒出多个不同的话题，反复考虑后才会有一个话题清晰地呈现出来。教练可能会给这个话题取个名字，询问客户是否是他们想深入探讨的领域。如果客户同意的话，使用动机性访谈中的测量方法评估客户对这个话题的能量水平。如果能量水平较低，另一个话题可能更值得考虑，或者也可以透过和客户探讨他的能量水平而振奋其精神。

找寻谈话主题的另一个方法就是让客户的身体也参与进来。可以让客户活动活动，做做伸展，改变身体姿势，走一走或让手指做迷宫运动，在活动中鼓励客户留意自己身体的感觉（Rehm, 2000）。伸展、呼吸练习和有引导的冥想也是提升能量的一种方法。理查德・斯特兹・亨克勒（Richard Strozzi Heckler, 2002）把这种方法称为躯体教练。身体是学习和创造持续改变的资源，因为它可以确定当下最重要的是什么。

通过交替使用开放性问句和反映性陈述来澄清话题。举例：

1. 通过我们的交谈，听上去有三个可能的话题可供我们今天进一步探讨。这就是到现在为止我听到的……(简短地描述它们)

2. 我们的时间只够对一个话题进行深入讨论，你想选哪个话题呢？

3. 是什么让你把这个当成我们今天的教练中最重要的话题？

4. 在今天会谈结束之后，你想获得的结果是什么？

重点不在于最好的话题是“对”的，而是邀请客户深入自己的内在，看看最活跃的是什么。无论是教练还是客户第一个提议话题，关键都是把这个话题当作一次深入连接和学习的机会。生成时刻是教练会谈的核心所在，但是客户的心决定了生成时刻所聚焦的主题是什么。

教练案例

教练卡尔：我看到在过去的几周里你取得了如此巨大的进步。能成为你进步过程中的一部分我很开心，也很佩服你的韧性。我很兴奋地看到你向着自己的三个月目标持续前进了好几步。祝贺你！

温迪：谢谢。我对自己的进步感觉也很好。

教练卡尔：你应该尽情享受这一刻。现在，在我们为下周制定目标之前，当你想到自己正在向着愿景前进时，你觉得什么话题有助于你学到更多或理解得更深入？任何话题都可以，我们花几分钟时间想一想这个话题。在你心里，有与你的愿景相关而此刻我们谈一谈它会对你很有帮助的话题吗？

温迪：我想集中谈一谈我的饮食健康。我发现连续几周的时间里我都是下班先回家，然后锻炼，再吃晚饭。关于饮食，我的目标完成得有所偏差，我的步行目标也没能完全完成。在这周开始时，我能说到做到，跳上跑步机就完成了我的步行目标，但是到了周末，做起来就有难度了。

询问客户是否现在就可以针对某个话题进行讨论

一旦话题被确定和澄清了，教练就要与客户就现在讨论此话题是否恰当达成共识。教练总是要保护客户的自由和选择权，这样可以增强双方的改变动力和成功的可能性。客户所处的改变阶段显著地影响着客户对所需讨论话题的准备度以及应该采取何种方法。如果就某个具体话题客户处在改变阶段的早期，那么对他们而言蓄足生成时刻所需的必要能量可能是较困难的，而只有出现了生成时刻，客户才会采取前进的行动。但是，在这些阶段，客户能做的是关于价值的思考、感受和针对改变做决策平衡，以及探讨新的支持性关系和环境。带来希望的生成时刻是提高准备度的促酶，准备度的提高最终带来转化性行动。

教练案例

教练卡尔：我听你说你想找到一些方法，让健康目标可以从一周的开始坚持到这周的结束。

温迪：是的，就是这样。

教练卡尔：你可以就这个话题多谈一些吗？

温迪：好的，我也觉得这样会更有帮助。

鼓励客户就已确定的话题，描述他真心想要的是什么

生成时刻的工作始于深入挖掘事情的核心。这是客户深入自我发现的过程，即促使客户对话题和他自己的不同方面进行思考。“啊哈”的体验是常见的。通过询问客户与话题相关的理想愿景或最佳结果是什么来切入，同时，这样的询问也可以帮助客户创建希望和乐观的心态。

接下来，欣赏式探询和动机性访谈模型都提供了可以抵达核心的不同路径。一般而言，从欣赏式探询开始比较好，因为它可以帮助客户尽可能在当下被激发、蓄积和收获更多的能量。连接上客户的优势和能力可能已经足够让客户进入头脑风暴和计划阶段。动机性访谈也可以提供很多方法，让教练去了解客户犹豫不决的根本原因、轻松地玩味这些犹豫不决，在更理想的情况下，甚至可能会消融掉它们。很常见的是，教练们会把欣赏式探询和动机性访谈搭配在一起使用。

教练案例

教练卡尔：太好了！告诉我，如果你有魔法棒，让每一件事都能像你希望的那样，让你持续一周保持着良好的饮食习惯。那一周后你会是怎样的？

温迪：我有可能就习惯了，可能它就成了日常常规，我自然而然地知道午餐要吃什么，我可能手边已经准备好了食材，我只是把它们搭配在一起。我也可能会带着午餐到公司，这样的话，我就可以几乎每天都把午餐安排

得很好。然后，我吃了我想吃的午餐后也会感觉很好。不，不仅是午餐后——我会在每天结束的时候都感觉很棒，没有任何遗憾。

教练卡尔：这对你的重要性是什么？

温迪：工作时会更有精力，同时吃得也更健康了，这意味着我可以做到我想为自己的生命健康做的事情。如果我带午饭到公司，那我也有更多的午休时间。我再也没有必要去附近的咖啡厅了。我可以在公司吃完午餐，然后尽享午后的安静时光。如果天气好的话，我可以到户外走走或坐一下。我想这会是一天中很棒的精神中场休息时光。平时在咖啡厅，你总是得和某个人在一起，最终也总是得谈论工作的话题，你会觉得你根本不曾休息。

教练卡尔：显然在这件事上你有很多种动力。一个是你会更有精力，另一个是你做这样的选择会让你总体感觉很好。健康饮食还有一个吸引你的地方就是会让你感到更加平静和安宁。再有的一个动力就是在你感到能量下降时你可以挽救自己。

探讨客户的优势和价值观，以此为支点撬动客户前进

把每个话题当作一个深入探讨的机会，而不是要解决的问题，是很重要的一点。从“错误导向”的角度出发，强调错的和需要被“修理”的地方会让教练在看待客户潜能方面存有消极的态度，也会有损客户的自我效能。相反，大师级教练从“优势导向”的角度探讨问题，甚至是在客户抗拒改变的情况下。以优势为依据强调的是什么对客户有意义、什么是客户迫切需要的，而非什么是客户不想要的。此外，他们邀请客户回忆并与过去的成功经验建立连接。

从优势出发的好处很多，包括产生希望、乐观和其他各种积极品质，让客户记得自己所具备的能力，并鼓励他更多使用以往给他带来成功的行为。记住欣赏式探询的原则：你所欣赏的会增值。使用欣赏式探询，以下是一些例句，可以对思想和行为进行积极的转换：

- 告诉我，过去当你遇到相似挑战时，你是如何克服的？
- 你对成功的感觉是什么？
- 这个情景中反映出什么对你是有价值的？你想如何处理这个情景？
- 这与你的愿景有何关联？
- 如果这个愿景实现了，你的哪些需求会得到满足？
- 在你日常工作生活中，有哪些结构性存在（人、地点、事情、工具和日常事务）可以帮助你达成目标？
- 你希望在将来自己能怎样处理这些问题？
- 为你希望梦想成真的事命名。

使用欣赏式探询的主要目的是让客户参与到谈话中，并与他们自身的生命力——那些让他们来找教练的深层渴望——建立连接。这些问题和询问为客户的愿景投入希望与热情的光芒，并再度将当下的情景与愿景协调一致。

探讨客户所处的环境，使之有助于客户向前移动

正如彼得森和塞利格曼（Peterson and Seligman，2004）在对普遍性的性格优势和价值的研究中发现的，自我调节是最被低估和最少使用的优势之一。自我调节在改变过程中起很重要的作用，它表现为勤奋的计划、准备和在行为层面上不断实践，从中学习，接下来就需要对改变什么、如何改变和何时改变这些实践活动进行不间断的调整。当客户做出了改变的决定之后，由于人的行为全天都会受到环境的影响，客户如何能够调整环境来帮助自己成功呢？包括如何提高自己以促进自己目标的达成呢？

首先，教练过程对提高自我调节能力起着非常重要的支持作用。教练可以帮助客户认识到环境因素如何影响他们的自我调节，并鼓励客户考虑当“发生什么”时“有可能引发什么”，以及这些会如何影响他们的进步。“教练环境”是支持目标达成的先决策略（Gollwitzer & Sheeran，2006）。客户可以设计能够让他们更具胜任感的环境，胜任感——这是我们已经在自我决定论的探讨中提

到过的一个人关键的心理需要，也是一种心理资源。教练可以和客户一起设计一个有助于提高他们目标完成度的环境，一起设计能帮助他们掌握新经验或技能的环境（人、地点和事务）。

教练案例

温迪：是的。当我周一带午餐时，我的感觉就是这样的。

教练卡尔：太棒了。这显然是你的成功。和我说说，是什么带来这样的成功？周日你的生活是怎样安排的，让你周一可以吃得这么健康？

温迪：嗯，一般而言，周日是我们的家庭日。周六我打扫、采买、做好多家事。所以周日对我而言就像休息日，周日晚上我会花些时间为下星期做些规划和安排，我认为这是个平静的晚上。它不像我其他晚上那样忙乱，因为平时下班回到家里已经很晚了，并且还有很多事情要做。

教练卡尔：所以你知道周日你有一些时间可以好好利用。听上去好像你周六的忙碌为你周日创造出了更有建设性的灵活的时间。

温迪：是的，一般是这样。这就是我一直这样做的原因。所以在周日晚上准备周一的午餐是件很容易的事，因为我有充足的时间。

教练卡尔：好的，你留出了准备的时间。周日还有什么会让你觉得准备周一的午餐很容易的吗？

温迪：我想是我很清楚冰箱里有什么，因为我周六刚刚采买完。我知道食材是新鲜的，它们就在那里，它们在我的心里很清晰，在我的脑子里也是这样。

教练卡尔：我懂了，你有需要的午餐食材，你记得这些食材在那里，而且你有时间准备午餐。

和客户探讨决策平衡，发现偏差（当客户出现犹豫不决的矛盾心态时）

当运用欣赏式探询的原则没能揭示出事情的核心和提升客户向着渴望的目

标改变的意愿时，动机性访谈工具有助于帮助他们理解和拆除他们的“纠结”，解除“矛盾心态”，然后向着目标移动。

表达共情、发现偏差、理解阻抗和支持自我调节都是为了给客户创造一个安全的空间，让客户可以在其中探索自己的思想、感觉、需要和意图。当这个空间给得正确恰当时，客户就会不再担心改变的不确定性，而愿意打开自己去探索更多的可能。这通常是教练过程中客户成功经过生成时刻的重要组成部分。

邀请客户谈论他们想要改变的真实原因，而不是告诉客户或劝说客户为什么他们应该改变，这对一名新教练来说是极具挑战性的转变。“去深入探询和了解，而不是说服”，动机性访谈培训师和心理学家罗伯特·罗德（Robert Rhode）这样说。请记住，当客户自己可以描述出他们想要的结果、过程中会遇到的挑战以及目标达成后的收获时，客户就更有可能向着积极的方向改变。当客户“陷在泥里”一阵子、在想改变和不想改变的需要之间矛盾挣扎后，他们会再次获得改变的动力，因为理想与当下现实之间的偏差得以解决，因而他们更容易采取行动向前移动。教练工具不会产生效果，除非教练始于理解客户体验的意愿。教练越是想操纵客户行为或迫使结果出现，教练工具就越是增加阻抗而非减少阻抗。当这种情况发生时，教练是在对抗生成性而非协助增加生成性。自我决定理论清楚地表明，人类潜在的成长性只发生在感到改变是自由且自发的选择、有能力胜任和有关系支持时（Markland，Ryan，Tobin & Rollnick，2005）。

让客户参与创造性的头脑风暴以对前进道路进行设计

当客户的能量处在较高状态时，让客户进入轻松创造或用头脑风暴方式寻找前进的点子，这对他们是很有帮助的。在头脑风暴中，应只想各种可能性，而不加以评判和评估。在这个想点子的阶段，原则上是点子越多越好。教练和客户可以轮流着想点子和方法。在每个当下都能想出点子对客户和教练来说都是挑战，却是非常值得为之努力的。有时，教练想到的点子可能是客户从来没有想到过的。当轮到教练想时，客户就有机会深入思考，或是因教练的点子而触发新的思路方向。这种头脑风暴是非常值得的，而且通常这样的生成时刻也很有趣。

在生成时刻安排出专门时间进行头脑风暴、提问和想办法是很有帮助的。因为如果开始得太早，客户会觉得有压力而产生阻抗，但是如果根本没有进行头脑风暴又会白白浪费此刻的生成潜力，要么是没产生什么好点子，要么是没考虑其他可能性就草草定下了某个想法。按第一个想法行动所带来的问题不仅仅是局限了其他更好的方法，甚至可能是危险的。正如法国哲学家埃米尔·查特所说的："没有什么比你只有一个点子更危险的了。"（Emile Chartier，1959）

教练案例

教练卡尔：我在考虑我们是否要用头脑风暴的方法多想些新点子，这样会让事情做起来更容易些。我们可以持续性地达到目标并牢记你从周日的生活所学到的东西，因为那些环境因素真的可以帮你实现目标。也许我们只需要多想 5~7 个有助于你在工作日也能完成目标的点子。在进行头脑风暴时，任何想法都是好的。这个主意听上去如何？

温迪：好的。我想应该会很有帮助。

教练卡尔：那好，也许我们可以轮流想主意。你愿意先想一个吗？

温迪：当我说我知道手边有什么食材时，我想到一个主意。也许在冰箱上贴个名单列出所有食材可能有帮助。我用光什么就划掉它，这能提醒我还剩哪些食材可用。

教练卡尔：噢，冰箱上的名单。很好。我有一个主意，是在周日的时候列出一周的食谱，这样你就可以拟定接下来一周的午餐计划了。

温迪：是的，这也是个办法。

教练卡尔：还有什么主意？

温迪：也许可以在每周的开始买好水果，这样我就可以带水果去上班。

教练卡尔：好的，也许在周一，带上一些水果放在公司，这样它们就随时在你的手边了。

温迪：是的，我可以在周一早上把它们打包好。

教练卡尔：我还有另外一个主意。每天晚上的 6：30~6：40 可否作为你打包第二天午餐的时间？

温迪：也许可以，除了我需要锻炼的日子。我猜如果我可以在跑步机上打包午餐，那真是完美了。

教练卡尔：那你简直是技艺高超啊。好吧，我们可能还要看看这些点子中哪些是现实可行的。我们再多想一个点子。

温迪：还有一个。我可以带已经做好的午餐，我不需要再对它做任何的改动了，比如像把沙拉直接放进保鲜盒里，或类似这样的事情。

教练卡尔：预先准备好的午餐，这可能是最省事的。好的，让我们转换话题，再一次看看你的内在动力。温迪，可以比较持续地保持健康饮食对你有多重要？也许我们可以用你熟悉的 0~10 分的方式，为重要性打分。

温迪：这个对我的重要性是 8~9 分。我想更加健康和精力旺盛，跟其他事情比起来这是最关键的。我的早餐和晚餐已经做得很好了，但是午餐影响了我，也影响了我在其他的事情上对自己的信心。

教练卡尔：听上去这像是让你的其他事情也能成功的一个基础。

温迪：是的。我想如果午餐吃得比较健康，可以提高我下午的工作精力。有时，吃一些不那么健康的咖啡店快餐令我感到困倦，想打瞌睡。

教练卡尔：你发现当你午餐吃得很健康时，无论对你的身体还是对工作甚至对其他方面，都令你受益。

成功地操作头脑风暴，包括以下规则：

- 设置时间限制
- 对于任何主意不予评判和评估
- 鼓励有趣的、疯狂的、夸张的主意
- 没有不可以说的主意
- 设置主意或问题的最低数目

- 在一个可能性的基础上，添加其他的想法
- 可以把几个点子组合起来或在某个想法的基础上进行拓展
- 教练贡献想法时征求客户的允许

当客户心中有了迫切的关联密切的很多想法时，客户会急切地带着信心和充沛的能量渴望设计行动计划，即教练会谈的下一步。带着较高的自我效能，客户就要准备好、愿意并有能力对某个特定的有助于实现愿景的行为目标做出承诺。

表达和促进客户有能力前进的信心

当教练相信客户能想出 1~2 个新主意和方法并且具有前行的能力时，同时再给予客户支持，客户就会迫切地想进入设计行动计划的阶段，这是生成时刻的最后阶段。当客户相信他们有能力将新想法变成实际行动时，实现目标就会变得特别具有吸引力。结果，在整个教练过程中，教练支持客户的不仅仅是他的自我效能这一点，在生成时刻接近尾声时，这显得尤为重要。

通过认可客户在生成时刻时所有的产出、在头脑风暴中好的表现以及看到梦想成真的能力，教练能够让客户做出承诺并为通往成功采取行动。

苏格兰喜马拉雅探险队的默里对此动力做出了以下精彩论述，他写道（W. H. Murray，1951）：

> “所有开创的（创造性的）行为，都有一个基本事实，对这个基本事实的忽略扼杀了无数想法和精彩计划：这个事实就是一个人确定做出承诺时，神也在为之助力。各种似乎永远不会发生的事都会为帮助这个人而发生。整串事件流的发生皆因那个决定而起，各种无法预见的事件、相遇和物质上的助力都以让这个人最获益的方式出现，而所有这一切都以他做梦也想不到的方式前来。我从歌德的诗句中领悟到这种深深的敬畏：“无论你能做什么或

梦想着你能做什么，都着手去做吧。自有才华、力量和神奇蕴藏在大胆的行动中。”

在生成时刻结束时为你的客户喝彩是大师级教练过程中必需的一部分。

生成时刻中的关系流

尽管前几步的流程是为处理生成时刻提供一个框架，但是，在很多方面，这些时刻是不能被“处理”的，相反，它们具有不可剧本化的好玩、惊奇、自发和流动的品质。最佳的生成时刻是无缝衔接、逐渐演进、自然流动而来的——它们就像一场舞蹈——有时快，有时慢，或更像萨尔萨舞。

因为想对客户施加影响，新手教练会有要展示好的技术、智慧或方法的压力。需要牢记最重要的一点：生成时刻关乎的是客户的需要和渴望。通过跟随客户的引领，教练能以缓和的方式进入合作的共同创造的谈话中。教练们要记住，你们是伙伴而非主导者，在教练过程中你们要对客户的能量和洞见保持关注，而不是被自己的想法弄得三心二意，你们是启发别人产生灵感而不是显示自己的灵感。做到最好时，生成时刻的感受是强烈的、兴奋的、深沉的、有力的和感人的，但是不会艰难，因为生成时刻是顺流而来的。

什么是关系流？

关系流，是另一种定义生成时刻的方式。当教练和客户都认为他们正处在相互协同、共同致力于创造、相互依赖和合作的对话中时，关系流就随即发生了。反观教练过程中的高峰体验，教练和客户常常描述他们的最佳时刻就像是在跳一场直觉之舞：“当客户和教练被挑战激发，共同进入一种高技能和高意识状态时所呈现出来的彼此间的关系动力，这种动力即‘关系流’，正是它在基础的层次决定了教练和客户何时以及如何能在他们的工作中大步前进。”（Moore,

Drake，Tschannen-Moran，Campone，& Kauffman，2005）

创造关系流很具挑战性，没有什么单一指标可以捕捉和衡量它。因为它是直觉性、协同性的动力，由教练、客户以及他们两人之间的场域共同创造。但像跳舞一样，必须先掌握基本步法，进而流动性和流畅性才可能被展现出来。而在流动中，教练不能只根据计划，即为了某个结果生硬地规定第一步要做什么、之后再做什么，而是教练要有能力利用当下发生的变化决定下一刻会发生什么，同时根据什么对客户最重要而警觉地保持着即兴的发挥。

什么可以支持到关系流？

尽管对关系之间动力的研究尚在进行中，也还有几种理论阐述，支持我们理解教练关系中的直觉之舞。这些知识体包括：

- 流理论——正如米哈里·契克森米哈所定义的，当一个人参与到某个具有挑战性的情境中并需要他全力以赴、以最高水平发挥其能力时，流的状态就发生了（Mihaly Csikszentmihalyi，2000）。在流体验中，一个人会以更宽广的注意力、更少的努力完全沉浸在活动中，全然忘记了时间。
- 反思型实践者——轻而易举地跳舞的能力源自无数的练习。一名有经验的教练是“为了知道如何做是有效的而更少刻板地遵从明确的规则、流程和背景性线索——以更不费力的方式做到”（Moore et al., 2005）。经验丰富的教练更依靠于直觉性的想法和见解。它们来自之前非常多的成功经验。一名大师级教练的直觉力是非常强大的，而对于一名新手而言，直觉的力量就比较有限了。
- 改变的准备度——客户可以进入流状态的能力取决于他所处的改变阶段。教练必须意识到客户对改变的准备度水平，并以此相应地调整教练方法。大师级教练不会催促客户尽快通过改变的各个阶段，而是通过尊重客户当下的需要，谨言慎行地鼓励客户完成改变之旅。
- 情绪智力——是由丹尼尔·戈尔曼定义的。情商是一种能力，它“可以认知自己与他人的情绪，激励自己，管理好自己内在的情感以及在关系中的情绪”（Daniel Goleman，1998）。在教练谈话中，情商的能力对于直觉的运用以及产生正面的效果是必要的，它是对形成关系流贡献巨大的共情能力的必要构成成分。

- 关系能力——在生成时刻，舞蹈是发生在两人之间的合作。从关系文化理论（Jordan，Walker & Hartling，2004；Walker & Rosen，2004）来看，我们懂得，通过连接而非孤立产生的成长会带来更健康的自我功能。在与教练建立的深入连接中，客户感到更具生命力、更被附能、更清晰、更有价值，且更有动力与其他人产生更多的连接。（Moore et al.，2005）

霍尔和杜瓦尔总结道（Hall and Duall，2005）：

教练与客户共舞来促进潜能的释放和经历改变。交谈之舞为客户或教练创造出激励和能量。该共舞创造改变的意愿度、改变的力量并撬动改变的发生。在舞蹈中，促进改变的新的心智框架可被共同建造出来。对话是一场围绕着支持、庆祝、承诺、有趣和实现潜能的舞蹈，也是梦想成真之舞。你想来跳这场舞吗？

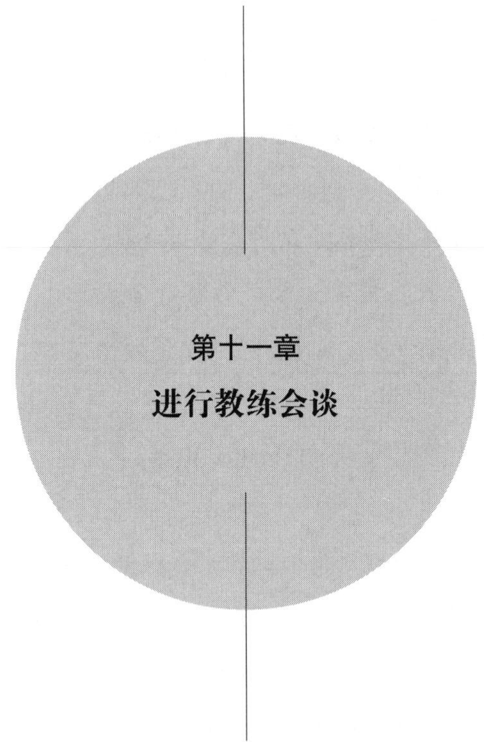

第十一章 进行教练会谈

机遇遇到有准备的人，好运才会发生。

——托马斯·爱迪生

目标

读过此章之后，你将能够：

- 按照证据导向的教练模型，确定教练会谈的流程
- 采用证据导向的教练教材（附录 C）提供的清单

简介

在国际教练联合会制定的教练核心能力中，有一项是“进程管理和承担责任”，它的意思就是让客户有能力从 A 点（当前现状）到达 B 点（想达到的地方）。有很多设计教练项目和教练会谈流程的方法可以促进客户从 A 点到 B 点的转化。

虽然从来没有一个唯一“正确”的教练方法，但是教练和客户要有一个共同喜欢的结构作为促进理解和掌握改变进程的手段。当教练获得了经验、拥有很多教练工具时，就可以依据他们自己和客户的需要来调整教练会谈流程。

从 2002 年开始，好教练公司已经开发、实践并不断精准化出一套教练培训和会谈的方法，这套方法以实证为基础，经多个研究证明是非常有效的。它为新教练提供了很有价值的上手工具，能让他们在开始做教练时就比较有效果。

在第九章已经就建立关系、设计愿景和三个月的行为目标介绍过教练流程，这章则聚焦于教练开始阶段之后教练会谈的工作方法。附录 A 是关于教练四个阶段的清单——前期阶段、启动阶段、发展阶段和项目结束阶段或总结阶段。

准备教练会谈

一场教练会谈最重要的时刻无疑是在会谈开始的那一刻（见表 11.1）。这就是教练放松、放空心智、设定意图、进入教练状态的时刻。如果说成长和自我决定来自关系，那么教练必须有意识地在每个机会里培养这种关系。请记住如下这些：

信心是可以传染的。当教练传递出他们真诚地相信客户可以成功的意思时，客户的信心也会提高。

任何被欣赏都会增值。教练越是聚焦于客户想要的而非客户不想要的，客户的能量状态就会越好、点子就会越多，也就越容易走出当前的境况而向前移动。

倾听客户需求。教练越是把自己的意图放在一旁而倾听客户的心声，客户就有越多的自我发现而产生新的视角、发现新可能和有新的学习。

说出真相。教练越是通过共情、真诚而诚实地帮助客户发现他们自己，客户就会越快地取得更大的进步。教练可以运用鼓励和善意让客户注意到，或向客户反映他们渴望的目标和他们当下行为之间的差距，以及他们自己消极的思维模式或消极性的循环。

相信直觉。在教练谈话中，教练越是深入地聆听自己的内在直觉，就越容易让客户深入地连接到他们自己的内在直觉。这可以创造出直觉之舞或教练中的生成时刻。

表 11.1　为教练谈话做准备

准备：回顾客户测评的结果并与客户沟通情况
保持临在：进入正念状态、设定意图、连接目的
保持好奇：考虑最开始的几个以优势为基础的询问句

教练会谈的开场

首先，要说出时间安排。例如，在后续的每周或每两周或每月的教练会谈中，教练与客户可能的时间安排的百分比划分。 百分比指的是在30分钟的教练会谈中各个阶段所用时间的百分比。

- 开场——7%（2~3分钟）
- 周目标回顾——20%（5~7分钟）
- 三个月目标回顾（或月目标回顾）——7%（2~3分钟）
- 生成时刻——40%（10~12分钟）
- 目标制定——20%（5~7分钟）
- 结束会谈——6%（2~3分钟）

这可以比拟为热身、训练和恢复整理。对于像40~60分钟这样较长的教练会谈来说，生成时刻占用的时间越多，改变之旅进行得就越深入，例如，从抵抗改变转换到创建多种可能性的心智状态。在每次会谈前考虑好时间安排，并在过程中随着情景进行调整，有助于教练引领教练会谈，客户也会更有可能体会到成功的、令人满意的教练体验。

信任和亲和的关系不是一下子就可以建立的，它需要贯穿于第一次会谈的始终，还要在教练和客户的每次会面中一次又一次地反复巩固。理解了这个现象，就要在每次会谈开始时询问客户的感受和能量状态，并全然地聆听客户的回应。

接下来，探讨自上次会谈后客户成功的地方，而不是有问题的地方。当客户表现出很大失望或很低能量状态时，聚焦于成功的地方就可以让客户重新连接到自己的内在资源和潜力。如果客户还没有改变能量状态，教练可以对客户的感受和需要表达共情。通过这种方式，教练对客户给予理解和支持，协助客户重新启动和再次获得平衡，以至于客户可以再次考虑改变的可能（见表11.2）。

表 11.2　会谈开场

询问客户在此刻有哪些好的感受
运用反映性回应表达对客户状态的理解
请客户分享自上次会谈后成功的地方
对客户积极正面的事情给予反映（如突出的表现、优势或情绪情感）
请客户先选择一个周目标进行讨论

教练案例

会谈开场

教练卡尔：你好，温迪，今天感觉如何？

温迪：我很好，卡尔。谢谢你。

教练卡尔：很好，我听到你这么说。我希望知道关于你的“我很好”稍微具体一些的描述。你记得吗，之前我们用过能量尺。我很好奇，如果用这个能量尺来衡量，10 分是能量满满爬上山顶，1 分是站在山脚下，那么你今天的状态是几分？

温迪：上周晚些时候，我可能只有 1 分。因为我出差，走了好几个地方，但今天我有些恢复过来了，所以我觉得今天到了 6~7 分。

教练卡尔：上周的出差让你觉得很累，但现在你已经恢复过来一些了。告诉我 6~7 分的感觉是怎样的？你如何描述它？

温迪：7 分就是警报解除或即将解除的状态。我起床、准备开始新的一天，并感觉不错，决定做些什么。比如会把一大摞衣服扔进洗衣机或去遛狗，甚至在去上班之前就把很多事情做完。就好像我有足够的能量可以让我完成每一件我想做的事。

教练卡尔：你觉得更有效率和精力充沛了。出差是累人的，特别是有时差的时候。

温迪：对，是这样，有效率，这是恰当的表达。我在工作上也更有效率了，而且我知道如果我更有精力，我的工作还会更有效率。

教练卡尔：回想一下上周，你设定了上周的日常工作和生活起居计划并想要享受它们，你要实现每日所有设定的目标。现在有哪些是你可以庆祝的？在过去的几天中，你做得最好的是什么？

温迪：上周锻炼的时候，我发现自己可以多走一些了。我遛狗的距离长了一些，或者我可以走到街角再走回来。我真是刚刚才留意到这些，它就这么自然而然地发生了，完全不是我特意要这么做的，这简直太好了！

教练卡尔：温迪，这太令人兴奋了。我记得在我们会谈开始时，你认为很难激励自己散步时间更久一些，我担心你真的会一直这样。现在听到你说在想也没想的情况下就自然而然地增加了散步的量，这简直太好了。

回顾目标 / 尝试

一旦关系建立起来，就可以先选择一个目标与客户进行讨论了。不要假设这个目标就是对客户最重要的目标。相反，它是共同合作的开始，或者是深入教练的机会。大多数客户在教练会谈期间会有 2~5 个目标。每个目标都要被回顾以发现客户取得的成就、遇到的挑战和心得体会。根据积极心理学原理和欣赏式探询的原则，在讨论每个目标时先对“最佳体验”进行探询效果最好。

在回顾目标时，最好的开始是询问哪些事情进展得不错，客户从中有哪些收获和心得。我们应该引导客户先想想完成了什么，而不是上来就想没有完成的事情。例如，“很不幸，我这周有四次把黄油抹在全麦面包上作为早餐”，这时，我们可以这样换框：“这周我目标成功的地方在于，我有 20% 的时间是用花生酱替代黄油抹在全麦面包上作早餐。”通过以正面词汇描述目标达成，以及对积极的部分进行提问，教练可以帮助客户找到前进的信心和能量。积极正面的情绪可以创造向上的循环，带来创造性和开放性，这是客户在实现困难的目标或尚未梦想到的目标时跨越挑战所需要的品质。

以下是一些在回顾目标时可用的探询例子：

- 在过去一周，就目标而言，你的最佳经验是什么？
- 上周你的目标达成了百分之多少？对你的成功贡献是什么？
- 什么可以帮助你的目标完成率更高些？
- 什么可以防止你的目标完成率下降？
- 对于这个目标你喜欢它什么？
- 你从这些经验中学习到什么？
- 你一路上面临的挑战是什么？
- 你认为这个目标是太挑战了？还是太保守了？ 还是刚刚好？
- 当你想到这个目标时，你的感受是什么？这个目标满足了你的哪些需要？

询问这些问题，可以激发客户的自主性和胜任感，同时也可以让他与教练建立信任合作的伙伴关系。

教练过程中的承诺

承诺意味着跟进并报告做了什么、发生了什么、什么有效、什么无效以及在将来你希望有怎样的不同。在教练和客户的合作关系中表达这些责任与义务时，要用客观恰当的方式和语言讨论已经做到了什么，不要评判。这样做，客户通常会感到更加被赋能，进而可以持续有效地追求自己的目标。

说到健康，在一般情况下，人们只是对自己进行承诺，但这常常是不够的，特别是在改变的早期。一人独自闷头做时，不利于激励自己、保持勤奋和克服艰难，因此，重视承诺可以帮助客户坚持到底。

和客户一同回顾他们对完成目标的体验可不是找碴或寻找问题的过程，相反，这应该是受人欢迎的交谈，其中包含目标制定在内的所有最佳体验，以及从中学习心得。做得恰当的话，教练可以协助客户把“谈论失败”转化为“学习的机会”。

因为完全没有评判，所以对所承诺事项的探讨过程就会是很有力量的交谈，可以提供评估和支持而无须令客户感到不愉快（见表 11.3）。关键是既保持轻松愉悦又没有放弃重要话题。有效的回顾，对教练而言，重要的是不要执着于结果。记住，教练不是客户的老板或父母。

表 11.3 回顾目标 / 尝试

就周目标的体验进行全面探讨，从正向经验开始
反映性聆听和理解客户对其周目标的体验
就客户的周目标，围绕着他的最佳体验进行扩展性询问
运用非评判性的反映性回应和询问来回应客户遇到的挑战
询问客户从他的体验中学习到什么
肯定客户的长处、选择和 / 或所处的情景
询问客户成功了百分之多少

从设计的角度来看，一旦目标（或尝试）已经被实验过，下一步的事情就是评估效果（Brown，2008）。重点是不仅要从客户的感受来看效果，也要看重事实层面。

教练案例

回顾目标 / 尝试

教练卡尔：关于上周的目标，你想先谈论哪个？

温迪：就先谈谈我的散步目标吧。

教练卡尔：告诉我关于你的散步目标都发生了什么，包括你最满意的是什么或你最开心的是什么？

温迪：我下班回到家就先去散步，虽然这很不容易，但我还是做到了，这令我很自豪。因为我很习惯于直奔电脑开始回复邮件，但是我对自己说：

"不，我要先散步，因为我知道卡尔教练会问我这件事。"这对我来说是一个巨大的改变。

教练卡尔：这太有意思了，显然这并非真的因为我要检查这件事。我很好奇，除了你知道你必须告诉别人自己做了什么之外，是什么激励了你，是什么让你可以坚持散步的？

温迪：我想是因为我从跑步机上下来之后感觉超棒，而且也只用了15~20分钟而已，过去我每次锻炼至少要30分钟，坚持不下来就停了，因为走的时间一长，我觉得无聊。经过上周，我知道了只需较短的时间就可以让我感到精力充沛，这感觉真好。

教练卡尔：我只是想确认一下我清楚了你目标完成的情况。我知道你计划在周一和周五上午6：30开始散步，那实际上你是怎么做的？

温迪：我的确是在周一下午6：30散步的，但我不知道我为什么说周五早上也可以散步，因为我和我的同事通常在周五早上有早餐会。所以，当我检查我的目标时，我决定改为周四晚上完成散步。

教练卡尔：这是个很好的预想和计划，你实现了承诺的目标。

温迪：是的。部分原因还在于我周四出差回来，在经过长时间飞行到家之后，我也真的渴望在跑步机上快走一会儿。

教练卡尔：你在锻炼时，最令你享受的是什么？

温迪：我不能说我很享受这个过程，但我还是完成了。我的意思是说它可以让我感觉好，但我真的不是个运动爱好者。但就算这样，我能够实现目标感觉还是很好的。

教练卡尔：我听到你说这件事对你还是很有挑战的。

温迪：是的。有时我需要进行强有力的自我鼓励。

教练卡尔：有些事你做得越来越好了。当你想到下周的目标时，可以从这周的锻炼中借鉴些什么？

温迪：我猜想我的收获是尽管去做，但同时也要保持灵活性。我没这样做：周五的计划是行不通的，所以就放任不管了。我做了调整，完成了目标。

教练卡尔：我正想肯定你这种既宽容又灵活的方式，因为这种思维方式确实能够支持你在实现目标的过程中保持积极正向。所以，如果以完成率来衡量你的目标，从 0%~100%，你觉得上周的目标你完成了多少？

温迪：我会说我的完成率是 100%。

教练卡尔：恭喜你！那么接下来你想讨论的目标是什么？

温迪：就谈谈我的饮食营养目标吧。这个目标我完成得不太好，我周一的午餐完成得还不错，但周三和周五完成得就不好了。

教练卡尔：好，我们肯定会探讨周三和周五发生了什么。先忍一会儿，让我们先看看周一的情况。请你先告诉我周一都发生了什么？

温迪：我周日去了商店，我采买了一些午餐食材和其他一些东西。所以我有了水果、几小袋胡萝卜和其他一些方便打包的东西。周日晚上，如往常一样我确保房间干净，衣服也准备好了，我为提高下一周的效率做好了准备。我把一些不需要放在冰箱里的东西放在外面了，看，就在那里，随时可以拿起来就走。周一早上，我一起床，对我而言带走这些东西做午餐就很容易了。

教练卡尔：这是你日常生活中的常规事情，结合这些常规你得到一些便利性，因为你需要把要用的东西就放在手边。

温迪：是的。

教练卡尔：那么周一你吃了健康的午餐，完成了你的饮食目标，感觉如何？

温迪：感觉很好。我的同事们要么出去买午餐，要么在工作附近的一家没啥可吃的咖啡店吃午餐。坦白讲，咖啡店的东西不太好吃。而且我在午餐中还带了一个苹果和一个橘子，午餐时我吃了橘子，留下了苹果，下午晚些时候吃了苹果。这很好，它防止了我下午饿的时候去自动贩卖机买糖吃。

教练卡尔：这么说你真的是超越了你原先的目标。而且知道自己享用了健康的午餐，还给了自己一个奖赏。

温迪：是的，因为它就在那里，非常容易——正常情况下，如果你把一个苹果和一块糖放在我的桌子上，我肯定会去吃糖。但是我想，因为我刚刚吃过健康的午餐，而且，水果就在那里，我猜，就是因为做起来太不费力了。

教练卡尔：那么，周三和周五发生了什么，你没带午餐？

温迪：周二，我刚出差回来，真的好累，很晚才睡。所以周三我起床后，实际上连想都没想午餐的事。而周五呢，我又掉入了老习惯，觉得上周买的东西都不新鲜了，我就不想带了。

教练卡尔：我听出你有些责怪自己。也许我们可以回到刚刚开始讨论的目标。我还听出来，你周三和周五只是因为一些准备不太到位？

温迪：是的。

教练卡尔：想要有些新改变，但一些准备还没到位。所以你对自己又有了哪些了解？或者上周设定目标时有哪些是你还不知道的？

温迪：我猜我还需要一些时间，我需要提前计划，同时，如果我想实现计划，我得安排得更好。我还知道，在我累的时候，我做的决定往往不太好。我没有把精力放在提前的安排上。这种情况在我身上时有发生。

教练卡尔：但有些时候你也确实会提前安排，你会做好计划，而且取得了成功。所以告诉我，就这个目标来说，你的成功率是多少？

温迪：我猜是33%。

三个月目标回顾

没有必要每周都和客户回顾三个月目标和愿景。但是，至少要每月做一次，为的是让客户的周目标可以与长期目标保持一致。将小的递进性目标与长期激动人心的生活目标联系起来会产生巨大的力量。这使得客户可以对其目标保持弹性和可调整性。如果发现目标太具挑战性，或者有重要干扰事件发生，或者需要让目标的挑战性再大些，也许需要修正他的三个月目标或重新设定开始或结束的日期。

做这种目标回顾的目的就是让教练有机会邀请客户拉远视角，来确定客户的三个月目标是否依然与他的远期生活愿景相关联，同时也集中回顾一下迄今为止客户一路走来的所学所得（见表 11.4）。

表 11.4　三个月目标回顾

验证客户的三个月目标是否依然与其远期愿景相关联
询问客户就其实现三个月目标的过程中，最佳的学习或成长体会是什么
询问客户对其三个月目标的承诺程度如何，是否打算就该目标进行修改
肯定客户的长处、能力和成长

教练案例

三个月目标回顾

教练卡尔：这些三个月目标是如何支持了你几个月之前设定的愿景的呢？

温迪：我知道这些三个月目标可以直接带领我走进更精力充沛、更有成就感和总体上感觉更好的状态。

教练卡尔：很好。那么这些目标是你想继续坚持下去的吗？

温迪：是的，是这样的。

教练卡尔：针对这些目标，你已经坚持了数周，在这个过程中你学到了什么？

温迪：我学到的是“我是可以改变的”。但也不是那种一下子就能做到的，我的心得是搁置和拖延重要的事情很容易。

教练卡尔：听上去好像你学到的是做好计划、提前安排好优先次序是很重要的。

温迪：对，就是这样！你帮助我解除了负担，并在开始一个新习惯时对那些重要的细节保持清晰的意识。

教练卡尔：这是我的工作。在过去的几周里，我看到你取得了巨大的进展，我很兴奋自己能参与到这个过程中。我很钦佩你的韧性，并且很高兴看到你继续进入三个月目标的下一阶段。干得漂亮！

生成时刻产生的新学习

经过目标回顾的过程后，通常最令客户兴奋或最挣扎的地方就会明显地呈现出来。有时成功和兴奋可以引领客户进入生成时刻（见第十章），而另一些时候，呈现出来的是挑战、犹豫不决、焦虑或不确信。不管是哪种情况，教练都要与客户在这些地方再多花些额外的时间探讨（见表 11.5）。这些是客户要移除的障碍，以便进入生成时刻。

表 11.5　生成时刻

与客户一起合作协商，确定哪些话题需要探讨，也就是激起他们的情绪或兴趣的地方
征询允许，是否现在就可针对某个话题进行探讨
鼓励客户描述针对相关的话题而言他们最想要的是什么
探讨可以推动客户前行的优势和价值
探讨哪些环境因素可以帮助客户前行
当客户出现犹豫不决时，运用决策平衡的方法进行探讨，帮客户发现其渴望的愿景与当下行为之间的差距
让客户参与到接下来如何前行的头脑风暴中
表达相信客户可以继续进步的信心

设定目标

设定目标（或设计尝试性实验）会自然而然地出现在生成时刻的末尾。当客户提高了自我效能或相信他们有能力完成目标时，尤其是那些对他们来说重要的领域，他们会期待设定新的目标以便让自己进一步前行。重要的是要确保目标是可衡量的、是客户想要并且可以得到尽可能多种结构的支持（见表11.6）。

目标是生成时刻自然产生的结果，帮助客户在他们关注的所有领域内都设定目标也是很重要的。

在理想情况下，在每次教练会谈结束后双方要交换书面形式的目标总结。这可以加深对目标的承诺，确保客户在教练会谈间隔的一周内还保持行动的动力。最开始时，教练这样做是很有帮助的，即教练写下计划——愿景、三个月目标和第一周目标，这是为了展示给客户如何总结出一个翔实又迫切的计划。

表 11.6　设定目标

请客户选择一个对他重要、他也已经准备好要追求的目标
探讨所需的支持、结构或环境，以保证成功和克服挑战
用 SAMRT 原则改进所设定的行为目标
采用信心测量尺提高客户实现目标的信心
请客户再次陈述他的目标
肯定客户有能力完成他的目标

结束教练会谈

在启动阶段，当教练会谈结束时，非常重要的是使用积极正面的陈述表达对客户投入的欣赏以及总结他们学到的心得。教练还可以利用这个机会询问客

户对教练过程的反馈，在约定下一次会谈时间前（见表 11.7），询问如何让教练过程更加有效地帮助到客户

表 11.7　结束教练会谈

就客户在教练会谈过程中所做的努力和贡献表达欣赏与感激
揭示和反映给客户他们在会谈中的收获
请求客户给予回馈，在未来教练会谈中可以如何更好地帮助到客户
约定下一次会谈的时间

处理客户挑战

尽管每位客户及每次会谈都是唯一的，还是有一些具有共同性的挑战会在谈话中发生。注意客户可能出现的这些情景以及可能有效的处理方法是非常重要的。

情景 1：客户可能过于热情和不现实。

应对方法：仔细检视目标，帮助客户保持目标的可实现性。

情景 2：客户并没有把改变当作很优先的事项（可能表现为以某种借口迟到或不来了）。

应对方法：分享你的发现，表达共情，询问什么可能让他们把目标和愿景放在更优先的位置。和客户分享即使只是很小的量变的价值（比如，即使很短时间的锻炼带来的益处）。

情景 3：客户意识到教练不是魔术师，他们变得很失望，因为要改变，需要自己做如此多的事情。

应对方法：告诉他们这种情况很常见（每个人都会有这种体验）；着眼于小的步骤；表达你对客户可以穿越改变过程的信心；协助客户发展具有创造性的计划，令他们发现自己可以承诺并可以成功地实现周目标。

情景 4：客户不想以每周为基础设定符合 SMART 原则的行为目标。

应对方法：寻找那些对客户有效的行为目标，为的是让客户可以体验到一个崭新的目标。深入探讨可以激励他们的动机，如果情况还不能改善，汇报给自己的教练导师，商讨下一步要如何做。

情景 5：客户在第六周时还没有实现他三个月目标的 50%。

应对方法：和客户重新评估他的三个月目标，确保其三个月目标是现实的；再次展望客户的愿景以从中汲取力量；和自己的教练导师一起，为使目标更成功讨论一些新方法。

情景 6：在几个领域内都没有见到成效，客户因此而灰心。

应对方法：首先聚焦于那些有效果的事情以及客户的优势上，然后花时间与客户讨论他们的哪些需要没有被满足，据此制定改善计划；尝试不同的工具和资源；和教练导师讨论对策。

教练项目的更新或结束

三个月是一个回顾和更新教练计划的很好的时间点，这也是庆祝完成的一个里程碑、制定一个新的三个月计划、更改教练频率或改变客户对教练计划要求的好时机。

教练计划接近结束时，是收获和庆祝客户的成就以及所有学习收获的好时机。可以利用一次教练谈话来做深入的反映性反馈、总结和吸收过程中所有的学习心得。什么做得很好？哪些心态和行为获得了持续性改变？ 这些改变为客户的生活带来哪些影响？接下来可能会发生什么？教练接下来可以在客户的进一步发展中如何支持客户？

也许客户想巩固和夯实他们所学到的，或想聚焦于新的方向继续被教练甚至想结束教练关系。无论是哪种情况，这都是一个最好的时间点，让客户逐项完成教练评估调查（附录 B）。也许在教练关系结束后，就教练目标再跟踪一年或更久来确定教练效果和进行记录是很有帮助的（见表 11.8）。

表 11.8　教练项目的结束

探讨客户选择停止教练项目的原因，或请客户完成一个简短的教练调查反馈，如附录 B
庆祝客户所学和收获，探讨他们接下来可能的考虑
鼓励客户继续进步，并让教练知道他们是怎么做的
询问是否可以让教练随着时间的进展了解他们的状况
表达感谢，以及能与客户一起工作的荣幸

教练和客户常常可以保持多年的联系。教练可以给客户发生日祝贺或定期询问客户的健康情况，也可以偶尔见个面。一个在教练过程中感到开心满意的客户可以是很好的推介人，或者可能在日后就不同的领域想与教练再度开始新的教练项目。

最重要的是，教练自己也要花时间考虑哪些是做得好的，哪些方面的教练技术、流程和效果为自己带来职业机会或未来的发展。教练和客户一样，学习和成长之旅永无尽头。

附录C：教练项目指南

阶段1：前期阶段

- 发邮件表示欢迎和介绍教练项目，也可推介恰当的文章
- 讨论什么是教练、什么不是教练
- 介绍自己的教练工作经历
- 讨论教练项目的方法、费用和付费条款

阶段2：教练项目启动阶段

设定期待

- 分享、讨论、共识教练原则和一些规则
- 确定保密原则和记录的保存
- 澄清法律相关事项的期待（如关于费用、进度、进度调整和每次会谈的时间长短）
- 分享客户完成的测评

准备会谈

- 准备：回顾客户测评结果以及与客户沟通的情况
- 保持临在状态：保持正念状态、设定意图、记得目的
- 保持好奇的心态：考虑一些以优势为出发点的询问语句

会谈开场

- 表示欢迎和感谢
- 感谢客户完成了测评
- 说明会谈安排：确认客户的期待、优先次序、回顾测评、收集额外信息、创造愿景和制定目标

探讨测评

- 从客户的测评结果中找出可强调的积极面并分享给客户

- 询问客户通过完成测评他有哪些发现和心得
- 询问客户完成测评之后是否有问题要问
- 收集缺失的信息
- 讨论客户的医疗史，如果适用，需要得到医生的允许

创建愿景

- 解释创建愿景的价值
- 询问客户当下对他最重要的是什么，什么可以让他的生命繁荣而富有生机
- 一起合作确定客户的优点，回顾他之前的成功故事，讨论截止到目前哪些方法是奏效的，挖掘什么令客户最自豪
- 挖掘客户的动机：询问客户现在做出改变有什么益处，并询问是什么驱动着客户要做出转变
- 询问客户对健康、强壮的愿景是什么（希望、渴望和梦想）
- 支持客户将他的愿景视觉化，并鼓励他描述出来，越详细越好
- 使用信心标尺评估客户并改善客户的自我效能
- 询问会遇到什么困难，以及如果愿景实现了事情可能是怎样的
- 询问之前与愿景有关的成功经验是什么
- 确定有助于实现愿景的优势和价值
- 探讨可以有的支持（谁、需要什么资源和环境）来确保成功和克服挑战
- 请客户陈述愿景并为之做出承诺

设计三个月的目标

- 解释说明制定三个月目标的本质和重要性
- 通过头脑风暴设想与实现愿景相一致的一系列行为
- 邀请客户选择其中他想做到的行为目标
- 确认行为目标与愿景之间有关联
- 协助客户制定符合 SMART 原则的行为目标以及想尝试的心智学习

制定行动计划

- 请客户选择对完成三个月目标最重要的几步，以及完成这几步需要的目

标 / 尝试

- 协助客户完善出符合 SMART 的行为目标
- 运用信心标尺提高客户完成目标的信心
- 探讨为确保成功和克服困难客户所拥有的长处和需要得到的支持（谁、什么资源和环境）
- 请客户陈述 SMART 目标并做出承诺
- 肯定客户可以实现目标的能力，并强调学习和成长的积极心态

结束会谈

- 对客户的付出表示欣赏
- 挖掘和反映性回馈客户所学
- 确认客户是否准备好了、有信心并承诺已经共识了的行动方案
- 邀请客户反馈以后教练会谈如何做可以更好地帮助到客户
- 就费用、时间安排、时间调整和每次会谈的时间长短与客户澄清
- 约定好下次会谈时间

阶段 3：后续的教练会谈

准备会谈

- 准备：回顾之前的会谈记录
- 保持临在：保持正念、设定意图、记得目的
- 保持好奇：考虑一些以优势为出发点的询问语句

会谈开场

- 询问客户此时此刻感觉怎么样
- 运用反映性回应表达对客户此时状态的接纳与理解
- 邀请客户分享之前一（几）周内做得好的地方
- 反映性回应客户积极正向的地方（例如：做得好的地方、强项或情绪）
- 请客户选择第一个要讨论的周目标

回顾行为 / 尝试目标

- 从客户做得好的地方开始，探讨过去一（几）周周目标实现的情况及其体验

- 运用反映性回应表达听懂并理解了客户的体验
- 针对客户的周目标，进一步询问他的最佳体验或最佳经验
- 用非评判的方式回应和询问客户遇到的挑战
- 询问客户从这些经验中获得了哪些心得
- 肯定客户的长处、价值、选择和 / 或际遇
- 询问客户成功的百分比

三个月目标回顾

- 验证三个月的目标是否与客户愿景相关联
- 询问客户就三个月目标的体验，他最大的学习收获是什么
- 询问客户对三个月目标的投入和承诺程度是多少
- 肯定客户的长处、能力和成长

生成时刻

- 与客户一起确定将要讨论的一些话题，也就是激起客户情绪或兴趣的地方
- 询问客户是否现在就可以开始进行探讨
- 鼓励客户表达针对某个话题他最想要的是什么
- 探讨客户已有的哪些能力或性格优势有利于客户前行
- 探讨决策平衡论，当客户犹豫不决时，发掘并呈现差距
- 让客户参与到头脑风暴中来设计前进路径
- 表达对客户可以成功前行的信心

目标设定

- 请客户选择一个对他重要的目标
- 协助客户制定符合 SMART 原则的行为目标或尝试
- 使用信心标尺提高客户对实现目标的信心
- 探讨确保成功和应对挑战需要的支持（谁、什么资源和环境）
- 请客户再次复述 SMART 目标并表达承诺
- 肯定客户可以实现目标的能力

会谈结束

- 对客户参与会谈、付出努力表达欣赏与感谢
- 发现并反映客户在会谈中的学习和收获
- 询问客户未来会谈可以如何改进以便对客户更有帮助
- 约定好下一次会谈的时间

阶段 4：结束教练项目

- 探讨客户想结束教练项目的原因，询问客户是否可以完成如附录 B 所示的简短调查
- 总结并祝贺客户在教练过程中的收获，并探讨他们接下来可能的计划是什么
- 鼓励客户继续进步，并让他们告诉教练自己正在做的事情
- 询问客户，教练是否可以与他们一直保持联络
- 表达你的感谢，例如很荣幸有机会与客户一起工作

附录 D：教练项目反馈表

教练姓名：

客户姓名：

教练开始日期：

请对你的教练的胜任程度由 1~10 打分。 10= 非常胜任；1= 非常不胜任

	分数	描述
知识		
帮助程度		
共情与关系		
对改变提供的帮助的品质		
引导的品质		
提供的资源的品质		
有效性		

其他评论

需要改进的地方

教练令你最受益的是什么或令你改变最大的是什么？如果可能，描述教练之前和之后的情况

现在对你来说，最终要的目标是什么？

请简述教练给你在以下方面带来的帮助

信心

动力

能量状态

绩效和工作效率

锻炼习惯

饮食习惯	
睡眠	
压力管理	
自我共情	
健康	
生活满意度	
你的教练的最好品质是什么?	
你的教练还可以如何提高?	
你的教练体验与你的期待相比如何?	

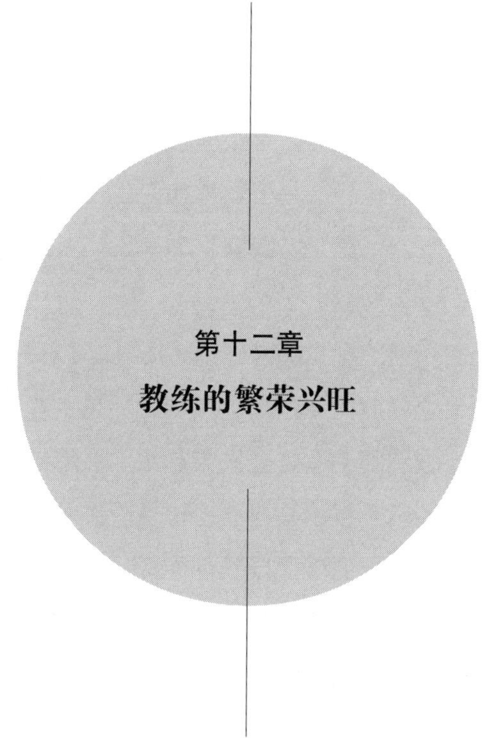

第十二章 教练的繁荣兴旺

不要问世界需要什么。问一问什么能让你感觉生命充满活力，然后就去做什么，因为世界需要的就是让每个人充实地生活。

——霍华德·瑟曼（Howard Thurman）

来自教练麦格的心声

能够帮助客户成长、改变和欣欣向荣，对教练来说当然很棒。但是教练的诚信源于自己的以身作则、不断成长与学习，甚至是自己人生的繁荣兴旺。正如我们在本书中已经充分讨论过的，有很多模型和工具可以帮助人类活出圆满和精彩。在这里，我们简短地总结一下教练如何运用本书中的工具让自己的生命繁荣兴旺起来，然后我们把勇于实践和再创令人兴奋的新模型的空间留给每个教练。

在第一章中，我们介绍了自我决定理论（Deci & Ryan，2002）中一个关于人类如何可以活出生命之欣欣向荣的理论模型。如果教练本人的自主、关联和能力的需要被满足了，教练的生命就会繁荣起来。在第二章中，我们探讨了一些关键的教练技术，这些教练技术是建立协作性教练关系的基石，而教练关系在每个当下对客户和教练双方的生命成长都能提供支持。不仅仅是客户在生成时刻被启迪和感到能量充沛，教练也是如此。这些常常是教练职业生涯中的巅峰时刻。第三章的内容则帮助教练理解，在教练和其他领域自己应如何充分运用和展示自身优势。安抚并能穿越负面情绪的新工具是在第四章中探讨的，这是用来帮助客户教练自己如何在痛苦中学习，并能在情绪风暴中快速平静下来。在第五章中，我们介绍了积极心理学，这套理论致力于研究什么可以让人的生命力蓬勃发展，特别是精神上的。它的创建者是马丁·塞利格曼，他呼吁大家行动起来，通过发展积极情绪、承诺、更好的人际关系和超越个人的生活目的，使到 2051 年能充分活出生命之繁荣的人数可达人口总数的 51%，而当前这个比例是 20%（Martin Seligman，2011）。在这条路上，教练是领头人，要鼓舞客户也走向生命的繁荣昌盛。

第六章的主要内容是如何挖掘出发自内心的自主动机和生命力，并让这股力量推动客户变得更好、更有能力和更加自信，这是如何经由每日的改变和成长让生命繁荣起来的秘方。教练也可以运用这些动力让自己去尝试新的教练工具并敢于在教练会谈中冒一定风险。第七章则探讨了准备改变的早期阶段的特点，也就是当人们面对是否以及如何、何时改变可能还卡在长期犹豫不决时的状态。教练要能够快速地发现客户对各种改变的准备度，然后聚焦于那些准备度较好、改变意愿充分的新习惯和心态，并予以优先发展，把还犹豫不决的目标暂时搁置。尽管针对健康和生命各个方面的测评种类很多，但在第八章我们提供了几个主要来帮助教练的现状测评，用以发现让客户的健康或其他生命品质更上一层楼的新机会。

设计愿景、目标和一些行动上的尝试对教练和客户一样都有益处，它们可以改变一个人的注意力，并将种种注意力聚焦于深思熟虑的、未来导向的、变通的、清晰的个人改变上，这些我们是在第九章中探讨的。在第十和第十一章中，我们描述了教练会谈的流程，展示了如何让客户设计愿景、目标和完全吐露他们实现目标过程中的经验。对教练们而言最重要的一个学习途径就是定期与其他教练们一起工作和分享，这样才能保持心智上的创造性改变和转化，这是一名成熟教练需要持续取得的心智进步。

在我们说再见之前——说再见总是不太容易的，就算是在书里说再见——我们想分享一个令人兴奋的能促进生命蓬勃发展的包括提高情商、正念状态和教练效果的新模型，这个方法在已发表的论文《多重心智的教练：一种基于优势的教练》（Moore，2013）中探讨过，也是继我们出版的第一本书《规划心智、规划生活》（Hammerness & Moore，2011）之后又一本书的依据基础。无疑，这第二版的《教练心理学手册》再过几年会过时，基于新研究成果的架构和工具会补充进日后的版本。在这期间，这个模型提供了一个新视角，也对广泛地探讨关于什么是生命的繁荣兴旺的问题做出了一定贡献。

人类的繁荣兴旺——九项基本能力

这个理论的基础是：人类的心灵是由一套显化为各种具体人格亚类的人类需要、动机和能力构成的，这些因素在一起创造了不断进行着的内部对话，渴望和担忧交织在一起形成了永远在变化的万花筒。这些内部的沟通以声音、情绪和身体感受等方式表达出来，并持续不断地发射着信号来表达哪些需要被满足了而哪些没有。从这个角度看，生命的繁荣兴旺发生在我们能够解码这些关乎于需求和能力的信号，令需要得到满足、能力得到充分运用之时。考虑到这一点，我们描述了对人的生命繁荣有贡献的九项基本能力。这些能力不是新的，也不令人惊奇，因为与之相关的主题已在这本书中提及。这是在教练领域中的又一个证明，即教练会把有研究依据的关于人的生命繁荣兴旺的理论不断整合进教练工具中。以下总结摘自发表在国际教练联合会的刊物《教练世界》中名为“从生存走向兴旺”一文（Moore，2014）。

身体调节能力

和所有生命体一样，人类也有维持健康和生理系统内在平衡的基本需要——不断从混乱走向平稳状态的需要。正如史蒂芬·波奇在他的《多重迷走神经理论》中概述的那样，我们的身体会在休息和再充电之间寻求着平衡（Porges，2007）。身体调节能力致力于内环境的平衡、稳定、安全、健康和拥有一个能够平衡交感神经系统（压力）活动和副交感系统（休息及恢复）活动的强有力的自主神经系统。聆听身体的信号可以告诉我们什么时候要让神经系统安静下来，也就是让心智平静下来，这在短期的好处是可以提高脑功能，在长期则可以延缓疾病、防止早逝。鉴于当前这么多与生活方式相关的慢性病的流行，身体调节这个声音在告诉我们，它的需要已经被将在下文描述的其他需要挤得没有空间了。教练可以帮助客户调频至“身体的智慧”，通过鼓励客户在教练会谈中经由静心冥想和其他练习注意力的方式，学会倾听身体和生理层面对平衡的基本需要（Givin & Moore，2010）。

由这部分心智提出的一个存在性问题是：“我有没有足够的自己生活所需的身体能量和其他生理方面的资源？”

自主性

心理学家爱德华·德西和理查德·瑞安研究人类动机三十多年，发展出坚实牢固的自我决定理论，其中包含自主性——自己驱动自己的动力，是人类最基本的作为一个生命有机体的需要（Deci & Ryan，2002）。要活出生命的繁荣兴旺，我们必须真实，做自己生活的主人，与自己的生命价值保持一致。与个人生命力相连的自主性动机不仅是一种能使生命繁荣的力量，也是培养和维持所有良好习惯的力量，包括健康的饮食习惯、锻炼、减重或体重管理。这样的动力效能远远强于任何来自外部的动力，如奖励、表扬或对来自外在或内在批评的恐惧。由我们这部分心智提出的存在性问题是："我正在为自己的生命做正确的事吗？我在敲响自己的战鼓、实现着令我自己心动的价值吗？"

创造生命的目的和意义

让生命在每个时刻、每个领域乃至整个一生都具有远超个人层次的目的和意义是很重要的。临床心理学家保罗·黄是对这个观点最充满激情的宣讲人之一（Paul Wong，2014）。在他的著作《维克多·弗兰克：活出生命的意义和积极心理学》中，黄让这名精神医生的传奇和大屠杀幸存者的故事再次鲜活起来——这些已经记录在弗兰克的《活出生命的意义》[①]一书中。这个故事告诉我们不可撼动的生命意义是多么的重要，它让一个人能在四个纳粹集中营中存活下来。更高的生活目的赋予生命巨大的能量，特别是在面临严酷境遇时。例如，芝加哥的拉什（Rush）医学院阿尔兹海默病研究中心的一个研究小组发现，对生命的意义感可以明显改善阿尔兹海默患者的认知功能。无独有偶，芭芭拉·弗雷德里克森（Barbara Fredrickson）和她的同事在2013年也发表了他们科学实验的成果。他们的研究再次证明，那些有着较低生活目的的人，其免疫系统有三个受损的路径，而具有较高生活目的的人，他们这三个路径的基因表达都是健康的。当我们服务于更高的生命目的时，我们的基因似乎也在奖励我们，让我们远离感冒或流感病毒，以及其他可能带给我们疾病的入侵者。这部分的心智对我们提出的存在性问题是："我是否正在以或大或小的程度让这个世界变得更好？"

---

① 《活出生命的意义》一书已由华夏出版社出版。

关系

服务于他人、照顾他人、仁慈且善良，时不时地把他人的需要放在自己需要之前也是促进生命繁荣兴旺的重要资源。实际上，德西和弗拉斯特证实，与他人建立关系是人类很重要的内在需要（Deci & Flaste，1996）。在《爱的方法2.0：最高情感是如何影响着我们所思、所感、所做和所成就的每一件事》一书中，弗雷德里克森鼓励我们“要整天示爱”（Fredrickson，2013），换句话说就是，要在每个时刻，全心全意地和另一个人在一起。除了简单地感觉开心之外，与他人分享积极正向的情感可以创造彼此连接的微环境，这样的环境可以令人的神经系统平静下来并改善大脑认知功能。长久下来，这些微环境的积累效应有助于延缓疾病和早逝的发生。对我们自己和他人的负面情绪保持仁慈是心灵的舒缓剂。就像哭泣中的婴孩，负面的情绪需要在温暖和接纳的怀抱中得到安抚，然后我们就可以好起来。我们这部分的心智对我们提出的存在性问题是：“我正在帮助他人满足他们的需要、激发他们的动力、发掘他们的价值和发挥他们的能力了吗？我对他们的关心超过自身的利益了吗？”

信心和能力

信心——阿尔伯特·班杜拉将之定义为一个心理学上的词汇“自我效能”（Albert Bandula，1997），它是一个人能否在工作中表现成功和建立健康生活习惯的强有力的预测指标。正如亨利·福特（Henry Ford）所说：“无论你认为你行还是不行——你都是对的。”德西和瑞安的自我决定理论证实，能力是人类三个基本需求之一，指出获得新知识和技能、应用我们的重要优势和持续提高自信心是我们贯穿一生的追求（Deci & Ruan，2002）。以健康为核心的教练契约或自我教练过程就是在帮助人们做这样一件事，经由聚焦于健康和自我同情，培养自信心，并将之充分运用到工作和生活中，这包括安全的锻炼、健康的饮食、健康稳定的体重、良好的睡眠和调和在生活中被触发而陷在其中的超负荷狂乱情绪。这部分心智提给我们的存在性问题是：“我正在变得更好、更自信和更能干吗？”

保持好奇和寻求新的体验

心理学家托德·卡什丹断言，好奇心是驱动人类向前发展的主要动力（Todd Kashdan，2012），他写道："当我们体验好奇时，就是在离开以往熟知与常规的领域去冒险，即使这会使得我们感到焦虑和不舒服。好奇的探索者面对新挑战时，对风险会感到舒服。一名充满好奇的探索者，往往愿意拥抱不确定性，并把生命看作一个需要去发现、学习和成长的令人喜悦的命题，而不会仅仅在那里给出绝望宿命的解释甚至企图控制世界。"

这种表现为探索、学习和改变的对新经验的基本需要可以在孩子的好奇中看到，而这种好奇心常常被成年生活的要求挤碎、压垮。这是能让我们适应这个永远在变化的世界的重要能力：永远保持好奇，包括任何假设和信念。事实上，卡什丹指出，好奇心下降是老年痴呆和阿尔兹海默病的早期信号之一。教练要帮助客户转换视角，将生活看作不过是充满了预想不到的结果的一大套生命体验。这部分心智提给我们的存在性问题是："我是以好奇和开放的心态参与到生命的冒险之中的吗？"

创造性

我们在孩子身上很容易看到创造的、生成的、想象的和自发的这类基本能力，但是到了成年，在日复一日的繁复和心智上的压力下，这些特性渐渐就消失了。创造性既能提高生理上的又能提高精神上的健康水平。当我们的大脑在放松的状态去自由散步、不受制于什么最后期限或目标限制的时候是功能发挥最好的时候。所以，我们会进行头脑风暴、玩游戏和鼓励即兴发挥。当创造性被完全放飞时，就会产生被米哈里·契克森米哈描述为最佳存在的流状态（Csikszentmihalyi，2008），也就是那些我们享受着一些活动以至于完全忘却时间流逝的时刻。无须刻意的努力，我们就能在活动中展现出最佳能力 。即使工作的场合是可以经常体验流状态的最好环境，我们也无法让自己在每日里都享受这种流状态，因为我们的心智被限制在太多的任务清单和令人分心的事务中。这部分的心智提给我们的存在性问题是："我正在进行创造吗？有没有一些新的点子和可能性让我们应对生活的挑战？"

执行力

感谢上苍，这也是我们人类的一个基本能力：进行组织、计划，并调整情绪和抑制冲动，坚持按设定的路线持之以恒地完成任务以实现目标。这个能力可以经由工作被淬炼和打磨（尽管付出的代价常常是失去了前面所描述的一些能力），那些注意力缺欠的人需要付出更多努力来培养自我管理，学着把干扰性的情绪、冲动和各种分心放在一边，以便让更重要的事可以完成。当人们可以调和他们的情绪风暴、能够规律性锻炼、保持睡眠良好和饮食健康时，他们的执行力会得到强有力的提升。这部分心智提给我们的存在性问题是："我正在把事情做得更好，更有效吗？"

设定标准

正如和我们这个星球上的很多群居动物一样，人类也有这样的基本需要，即被认同、被欣赏、被确认和被公平对待。没有人是生活在孤岛上的，我们想被自己的朋友、家人、同事和社区接纳并让自己被认为是有价值的。这种需要让我们设定标尺或标准、对我们的表现设定目标，然后自己或别人可以对自己生活各个领域中的表现——从学校的成绩好坏到我们一生的所作所为——进行评估和判断。它是在问："我够好吗？"

从最坏的角度讲，这项需求很难被满足，有时它会变成我们的一个内在批评者，扫描着所有的错误和不足，或是自己变成一个完美主义者，永远在提高标准。坏消息是，最近一项研究报告显示，在 50 岁以上的女人中，只有 11% 的人对自己的身体状况满意（Runfola et al.，2013），就是这个内在的批评者，在我们每次照镜子的时候都会让我们的自尊心受损。在最好的情况下，这个内在标准的设定是可接纳的、可被满足的，会设定具挑战性绩效标准的同时，在没有达标时也会以学习的心态来看待失败的经验。在我们这个成王败寇、7 天 24 小时都要努力的文化中，要想做到这一点对很多人来说都是不容易的。这部分的心智提给我们的存在性问题除了“我够好吗”之外还有“我做够了吗”。

当人类欢迎、接纳和发掘这些实际存在的常常又是相互冲突着的需要时，内在的冲突和矛盾可以安静下来，即使仅仅是一小会儿，都可以带来更多生命的繁荣和内在的安宁。教练可以帮助客户接纳和支持自己内在所有的这些部分，发现未被充分运用的能力，为能在更多的时间里更多地满足内在的需要而努力。

对教练们的呼唤

对健康教练领域以及所有运用教练技术的医疗专业人员来说，他们未来面临着一个艰巨的任务——在身、心两个层面促进人类生命的繁荣兴旺。目前大约只有 20%的人是活在这样的状态里，所以我们任重而道远（Kobau、Sniezek、Zack、Lucas & Burns，2010）。释放人类内在的繁荣是生命的召唤，是更高的生命目的，为了新一代成千上万的健康教练，我们想通过这本书对他们进行教授和启迪。在过去的十年中已经出现了一小群健康教练先头部队，他们致力于解放和发展人类身体和精神上的潜能，并且在慢性病和肥胖领域留下了自己的印记。我们需要团结起来一起努力——不仅仅是教练们，也包括任何想加入进来的人。让我们先繁荣兴旺我们自己的生命，同时也帮助任何我们可以帮助的人。

前进并且扬升吧！

附　录

贡献者

洛里·格雷·布斯罗伊德（Lori Gray Boothroyd），PhD，出资人（LP），专业级教练（PCC），好教练公司教职人员，来自密歇根州（Michigan）的特拉弗斯城（Traverse City）。

朱莉·康普顿（Juli Compton），PhD，BCC（全球生涯教练），好教练公司教职人员，来自爱达荷州（Idaho）的博伊西（Boise）。

加布·海斯坦（Gabe Highstein），PhD，注册护士（RN），好教练公司教职人员、名誉教员，来自马萨诸塞州（Massachusetts）的东福尔茅斯（East Falmouth）。

格雷戈·霍廷格（Greg Hottinger），公共卫生硕士（MPH），RD（注册营养师），好教练公司教职人员，来自科罗拉多州（Colorado）的博尔德（Boulder）。

埃里卡·杰克逊（Erika Jackson），文学硕士（MA），大师级教练（MCC），好教练公司运营与培训副总裁，来自俄亥俄州（Ohio）的卡罗尔（Carroll）。

卡罗尔·考夫曼（Carol Kauffman），PhD，美国专业心理学会成员（ABPP），专业级教练（PCC），哈佛医学院临床副教授，教练研究所执行总监和共同创始人，来自马萨诸塞州（Massachusetts）的阿灵顿（Arlington）。

凯特·拉森（Kate Larsen），经理人硕士（Executive Masters），大师级教练（MCC），全球生涯教练（BCC），好教练公司教职人员，来自明尼苏达州（Minnesota）的伊甸草原（Eden Prairie）。

克里斯蒂娜·隆巴多（Christina Lombardo），文学硕士（MA），大师级教练（MCC），全球生涯教练（BCC），好教练公司教职人员，来自俄亥俄州（Ohio）

的鲍威尔（Powell）。

山姆·马吉尔（Sam Magill），工商管理学硕士（MBA），大师级教练（MCC），好教练公司教职人员，来自华盛顿（Washington）的埃德蒙兹（Edmonds）。

凯利·戴维斯·马丁（Kelly Davis Martin），文学硕士（MA），好教练公司教职人员，来自俄勒冈州（Oregon）的希斯特斯（Sisters）。

巴雷特·迈克布莱德（Barrett McBride），PhD，大师级教练（MCC），全球生涯教练（BCC），好教练公司教职人员，来自加利福尼亚州（California）的萨克拉门托（Sacramento）。

玛格丽特·摩尔（Margaret Moore），工商管理硕士（MBA），好教练公司创始人和CEO，来自马萨诸塞州（Massachusetts）的韦尔斯利（Wellesley）。

迈克尔·潘塔隆（Michael Pantalon），PhD，好教练公司教职人员，来自康涅狄格州（Connecticut）的哈姆登（Hamden）。

罗伯特·罗德（Robert Rhode），PhD，亚利桑那州精神病学大学家庭临床和社区医疗系副教授，来自亚利桑那州（Arizona）的图森（Tucson）。

贝弗利·J. 里奇斯通（Beverly J. Richstone），PhD，来自科罗拉多州（Colorado）的莫纽门特（Monument）。

帕姆·施密德（Pam Schmid），理学学士（BS），全球生涯教练（BCC），美国皇家医学会（ACSM HFI），注册执行健康教练，好教练公司教职人员，来自北卡罗来纳州（North Carolina）的克莱顿（Clayton）。

迈克尔·舒尔茨（Michael Scholtz），文学硕士（MA），好教练公司教职人员，来自北卡罗来纳州（North Carolina）的亨德森维尔（ Hendersonville）。

格洛丽亚·西尔维里奥（Gloria Silverio），理学硕士（MS），专业级教练（PCC），全球生涯教练（BCC），好教练公司教职人员，来自佛罗里达州（Florida）的德尔雷（Delray）。

沃尔特·R. 汤普森（Walter R. Thompson），PhD，美国运动医学会会员（FACSM），美国心血管和肺康复协会会员（FAACVPR），工作于佐治亚州立大学肌肉动力学和健康系。

达琳·特兰德尔（Darlene Trandel），PhD，注册护士/家庭护理医师（RN/FNP），护理学硕士（MSN），注册心血管灌注师（CPP），专业级教练（PCC），好教练公司教职人员，来自马里兰州（Maryland）的切维切斯（Chevy Chase）。

鲍勃·坦申恩—莫兰（Bob Tschannen Moran），神学硕士（MDiv），美国教练协会认证的大师教练，好教练公司教职人员，来自弗吉尼亚州（Virginia）的威廉斯堡（Williamsburg）。

杰西卡·沃尔夫森（Jessica Wolfson），理学学士（BS），专业级教练（PCC），全球生涯教练（BCC），好教练公司教职人员，来自加利福尼亚州（California）的奥克兰（Oakland）。

审阅者

特里·迪布尔（Terry Dibble），密歇根州罗切斯特（Rochester, Michigan），奥克兰大学（ Oakland University）

马特·弗格森（Matt Ferguson），俄勒冈州波特兰市（Portland, Oregon），医疗健康服务网站（Web MD Health Services）

詹妮弗·古思里（Jennifer Guthrie），理学硕士（MS），独立的注册健康教育专家（CHES ）

查理·胡利汉（Charlie Hoolihan），文学学士（BA），路易斯安那州曼德维尔鹈鹕运动俱乐部的私人教练，认证的肌力体能教练训练师（CSCS*D）

杰夫·琳恩（Jeff Lynn），PhD，副教授，宾夕法尼亚州滑石市（Talc city, Pennsylvania），滑石大学运动与康复科学系

莫林·麦奎尔（Maureen McGuire），PhD，注册护士（RN），副教授，科罗拉多州丹佛市瑞吉斯大学（Regis University）洛雷托高地护理学院（Loretto Heights School of Nursing）

达里安·帕克（Darian Parker），PhD，美国国家体能协会认证的私人教练（NSCA-CPT），内华达州拉斯维加斯（Las Vegas, Nevada）岭俱乐部健身中心

（Club Ridges Fitness Center）区域客户总监 / 总经理

珍妮佛·品塔尔（Jennifer Pintar），PhD，公共卫生硕士（MPH），俄亥俄州扬斯敦（Youngstown, Ohio），州立扬斯敦大学（Youngstown State University），Human Performance and Exercise Science 主席 / 教授

莉亚·斯普尔（Leia Spoor），得克萨斯州达拉斯（Dallas, Texas），贝勒医学系统（Baylor Health System），健康专业系主任（Director of Health & Wellness）

汤姆·斯普林（Tom Spring），密歇根州底特律（Detroit Michigan），密歇根州健康联盟计划健康参与和社区关系部门主任

特洛伊·托马斯（Troy Thomas），PhD，得克萨斯州达拉斯（Dallas, Texas），U Train U LLC 首席学术官（Chief Academic Officer）

达琳·特兰德尔（Darlene Trandel），PhD，护理学硕士（MSN），家庭护理医师 / 注册护士（FNP/RN），生涯教练（CCP），专业教练（PCC），马里兰州雪佛兰蔡斯（Chevy Chase, Maryland），家庭护理医师（Family Nurse Practitioner），临床护理专家（Clinical Specialist），ICF 认证的健康教练，健康研究所有限公司（The Health and Well Being Institute, LLC）的顾问和培训师

艾瑞克·弗拉霍夫（Eric Vlahov），PhD，佛罗里达州坦帕（Tampa, Florida），坦帕大学（The University of Tampa）健康科学与人类效能（Health Sciences and Human Performance）教授

查尔斯·M. 沃特（Charles M. Ware），健康教育博士（DHEd），理学硕士（MS），注册健康教育专家（CHES），内华达州拉斯维加斯（Las Vegas, Nevada），凤凰城大学（University of Phoenix）人文与科学学院（ College of Humanities and Science）助理教员

瑞秋·温克勒（Rachelle Winkler），密歇根州罗切斯特（Rochester, Michigan），奥克兰大学（ Oakland University）

海克·耶茨（Heike Yates），ACE 认证培训师（ACE Certified Trainer），生活你好——普拉提和健康培训公司（HEYlifetraining Pilates & Wellness）的 CEO / 所有人

参考文献

第一章

Appel, L. J., Clark, J. M., Yeh, H. C., Wang, N. Y.,Coughlin, J. W., Daumit, G., . . . Brancati, F. L.(2011). Comparative effectiveness of weight–lossinterventions in clinical practice. *The New England Journal of Medicine, 365,* 1959 – 1968.

Arloski, M. (2013). *The wellness coach and referring clients to a mental health professional.* Retrieved May 3, 2015 from http://realbalancewellness.wordpress.com/ 2013/02/11/the–wellness–coach–and–referring–clients –to–a–mental–health–professional–part–one–when.

Bandura, A. (1997). *Self-effi cacy: The exercise of control.* New York: W. H. Freeman.

Bandura, A. (2001). Social cognitive theory: An agentic perspective. *Annual Review of Psychology,* 52, 1 – 26.

Berrigan, D., Dodd, K., Troiano, R. P., Krebs–Smith, S. M., & Barbash, R. B. (2003). Patterns of health behavior in U.S. adults. *Preventive Medicine,* 36(5), 615 – 623.

Brown, T. (2009). *Change by design: How design thinking transforms organizations and inspires innovation.* New York: Harper Business.

Burns, D. D. (1980). *Feeling good: The new mood therapy.* New York: William Morrow.

Butterworth, S., Linden, A., McClay, W., & Leo, M. (2006). Effect of motivational interviewing-based health coaching on employees' physical and mental health status. *Journal of Occupational Health Psychology,* 11(4), 358 - 365.

Carson, S. (2010). *Your creative brain: Seven steps to maximize imagination, productivity, and innovation in your life.* Boston: Harvard Health Publications.

Center for Credentialing & Education Board of Directors. (2010). *Board certified coach code of ethics.* Retrieved March 25, 2014 from http://www.cce-global.org / Downloads/Ethics/BCCcodeofethics.pdf.

Centers for Disease Control and Prevention. (2013). *Chronic Diseases and Health Promotion.* Retrieved May 3, 2015 from http://www.cdc.gov/chronicdisease/overview/.

Cohn, M. A., Fredrickson, B. L., Brown, S. L., Mikels, J. A., & Conway, A. M. (2009). Happiness unpacked:Positive emotions increase life satisfaction by building resilience. *Emotion,* 9, 361 - 368.

Cole, S. (2012). Social regulation of gene expression in the immune system. In S. Segerstrom (Ed.), *Oxford handbook of psychoneuroimmunology* (pp. 254 - 273).New York: Oxford University Press.

Cooperrider, D., & Whitney, D. (2005). *Appreciative inquiry: A positive revolution in change.* San Francisco: Berrett-Koehler.

Csikszentmihalyi, M. (1990). *Flow.* New York: Harper & Row.

Deci, E. L., & Ryan, R. M. (1985). *Intrinsic motivation and self-determination in human behavior.* New York: Plenum Press.

Deci, E. D., & Ryan, R. M. (2002). *Handbook of selfdetermination research.* New York: University of Rochester Press.

Edelman, D., Oddone, E. Z., Liebowitz, R. S., Yancy, W. S., Jr., Olsen, M. K., Jeffreys, A. S., . . ., Gaudet, T. W. (2006). A multidimensional integrative medicine intervention to improve cardiovascular risk. *Journal of General Internal Medicine,* 21(7), 728 - 734.

Elfhag, K., & Rössner, S. (2005). Who succeeds in maintaining weight loss? A conceptual review of factors associated with weight loss maintenance and weight regain. *Obesity Reviews,* 6(1), 67 – 85.

Frates, B., & Moore, M. (2011). Coaching for behavior change in physiatry. *American Journal of Physical Medicine & Rehabilitation,* 90(12), 1074 – 1082.

Frates, B., & Moore, M. (2013). Health and wellness coaching skills for lasting change. In J. M. Rippe (Ed.), *Lifestyle Medicine* (2nd ed., pp. 343 – 360). New York: CRC Press.

Fredrickson, B. (2013a). *Love 2.0: Creating happiness and health in moments of connection.* New York: Plume.

Fredrickson, B. (2013b). *Love* 2.0.: *How our supreme emotion affects everything we feel , think, do, and become.* New York: Hudson Street Press.

Fredrickson, B., Grewen, K. M., Coffey, K. A., Algoe, S. B., Firestine, A. M., Arevalo, J. M., . . ., Cole, S.W. (2013). A functional genomic perspective on human well–being. *Proceedings of the National Academy of Sciences,* 110(33), 13684 – 13689.

Freudenberger, H., & Richelson, G. (1980). *Burnout: The high cost of achievement.* Garden City, NY: Anchor Press.

Galantino, M. L., Schmid, P., Milos, A., Leonard, S., Botis, S., Dagan, C., . . ., Mao, J. (2009). Longitudinal benefi ts of wellness coaching interventions for cancer survivors. *International Journal of Interdisciplinary Social Sciences,* 4(10), 41 – 58.

Goleman, D. (1996). *Emotional intelligence.* New York: Bantam.

Gordon, T. (1970). *Parent effectiveness training.* New York: Wydenn.

Grant, A. (2011). Developing an agenda for teaching coaching psychology. *International Coaching Psychology Review,* 6(1), 84 – 99.

Gregory, R. (2013). *Self-care reform: How to discover your own path to good health.* Charleston, SC: CreateSpace Independent Publishing Platform.

Hammerness, P. & Moore, M. (2012). *Organize your mind, organize your life.* Harvard Health book. Ontario: Harlequin.

International Coach Federation. (2014). *Core competencies.* Retrieved May 3, 2015 from http://coachfederation. org/credential/landing.cfm?ItemNumber=2206&navItemNumber=576.

International Coach Federation. (2015). *What is professional coaching?* Lexington, KY: Author. Retrieved May 3, 2015 from http://coachfederation.org/need/ landing.cfm?ItemNumber=978&navItemNumber=567.

Joos, S. K., & Hickam, D. H. (1990). How health professionals infl uence health behavior: Patient–provider interaction and health care outcomes. In K. Glans, F. M. Lewis, & B. K. Rimer (Eds.), *Health behavior and health education: Theory, research and practice* (pp. 216 – 241). San Francisco: Jossey–Bass.

Kegan, R. (1983). *The evolving self: Problem and process in human development.* Boston: Harvard Press.

Kegan, R., & Lahey, L. (2009). *Immunity to change: How to overcome it and unlock the potential in yourself and your organization.* Boston, MA: Harvard Business Review Press.

Kobau, R., Sniezek, J., Zack, M., Lucas, R., & Burns, A. (2010). Well–being assessment: An evaluation of well–being scales for public health and population estimates of well–being among US adults. *Applied Psychology: Health and Wellbeing,* 2(3), 272 – 297.

Marchand, W. (2012). Mindfulness–based stress reduction, mindfulness–based cognitive therapy, and Zen meditation for depression, anxiety, pain and psychological distress. *Journal of Psychiatric Practice,* 18(4), 233 – 252.

Meinke, L. (2007). *Top ten indicators to refer a client to a mental health professional.* Lexington, KY: International Coach Federation.

Miller, W. R., & Rollnick, S. (2012). *Motivational interviewing: Helping people* change. New York: Guildford Press.

Moore, M., & Jackson, E. (2014). Health and wellness coaching. In E. Cox, T.

Bachkirove, & D. Ashley (Eds.),*The complete handbook of coaching.* Thousand Oaks: SAGE Publications.

Moore, M., Tschannen–Moran, B., Drake, D., Campone, F., & Kauffman, C. (2005). Relational flow: A theoretical model of the intuitive dance of coaching. *Proceedings of the Third International Coach Federation Coaching Research Symposium.* Lexington, KY: International Coach Federation.

National Commission for Health Education Credentialing. (2014). *Responsibilities and competencies.* Retrieved May 3, 2015 from http://www.nchec.org/responsibilities–and–competencies.

National Consortium for the Credentialing of Health and Wellness Coaches. Retrieved May 12, 2015 from www.ncchwc.org.

Niemiec, R. M., Rashid, T., Linkins, M., Green, S., & Mayerson, N. H. (2013). Character strengths in practice. *IPPA Newsletter,* 5(4).

Newnham–Kanas, C., Morrow, D., & Irwin, J. (2011). Participants' perceived utility of motivational interviewing using Co–Active Life Coaching skills on their struggle with obesity. *Coaching: An International Journal of Theory, Research and Practice,* 4(2), 104 – 122.

Norcross, J. (2012). *Changeology: 5 steps to realizing your goals and resolutions.* New York: Simon and Schuster.

Peterson, C. (2006). *A primer in positive psychology.* New York: Oxford University Press.

Pilzer, P. Z. (2002). *The wellness revolution.* Hoboken, NJ: John Wiley & Sons.

Pollak, K. I., Alexander, S. C., Coffman, C. J., Tulsky J. A., Lyna, P., Dolor, R. J., . . . , Østbye, T. (2010). Physician communication techniques and weight loss in adults: Project CHAT. *American Journal of Preventive Medicine,* 39(4), 321 – 328.

Prochaska, J., Norcross, J., & DiClemente, C. (1995). *Changing for good: A revolutionary six-stage program for overcoming bad habits and moving your life positively forward.* New York: William Morrow Paperbacks.

Prochaska, J. O., Norcross, J. C., & DiClemente, C. C. (1995). *Changing for good: A revolutionary six-stage program for overcoming bad habits and moving your life positively forward.* New York: Harper Collins.

Rippe, J. (2013). *Lifestyle medicine.* Boca Raton, FL: CRC Press.

Rosenberg, M. (2005). *Nonviolent communication: A language of life.* Encinitas, CA: PuddleDancer.

Ryan, R. (2013, September). *On motivating oneself and others: Research and interventions using self-determination theory.* Paper presented at Coaching in Leadership and Healthcare Conference 2013, Harvard/McLean Medical School, Cambridge, MA.

Ryan R. M., & Deci, E. L. (2002). Overview of self–determination theory: An organismic dialectal perspective. In E. L. Deci & R. M. Ryan (Eds.), *Handbook of self-determination research* (pp. 3 – 33). Rochester, NY: University of Rochester Press.

Spence, G. B., Cavanagh, M. J., & Grant, A. M. (2008). The integration of mindfulness training and health coaching: An exploratory study. *Coaching: An International Journal of Theory, Research and Practice,* 1(2), 1 – 19.

Stober, D. R. (2006). Coaching from a humanistic perspective. In D. R. Stober & A. M. Grant (Eds.), *Evidence based coaching handbook* (pp. 17 – 50). Hoboken, NJ: John Wiley & Sons.

Walker, D. (2012). Gambling with the future of healthcare. *Healthcare Finance.* Retrieved May 12, 2015 from http://www.healthcarefi nancenews.com/news/ gambling–future–healthcare

Wennberg, D., Marr, A., Lang, L., O' Malley, S., & Bennett, G. (2010). A randomized trial of telephone care–management strategy. *The New England Journal of Medicine,* 363, 1245 – 1255.

Williams, P., & Anderson, S. K. (2006). *Law & ethics in coaching: How to solve and avoid diffi cult problems in your practice.* Hoboken, NJ: John Wiley & Sons.

Wolever, R., Dreusicke, M., Fikkan, J., Hawkins, T. V., Yeung, S., Wakefi eld, J., Duda, L., . . ., Skinner, E. (2010). Integrative health coaching for patients with type 2 diabetes. *The Diabetes Educator,* 36(4), 629 - 639.

Wolever, R., Simmons, L. A., Sforzo, G. A., Dill, D., Kaye, M., Bechard, E. M., . . . , Yang, N. (2013). A systematic review of the literature on health and wellness coaching: Defi ning a key behavioral intervention in healthcare. *Global Advances in Health and Medicine,* 2, 38 - 57.

第二章

Baumeister, R., & Leary, M. R. (1995). The need to belong: Desire for interpersonal attachments as a fundamental human motivation, *Psychological Bulletin, 117(3),* 497 - 529.

Buck, D. (2004). The language of coaching. In *So just what is coaching, anyway?* Retrieved October 16, 2008 from http://www.lazarconsulting.com/resources .interview.042805.html

De Haan, E. (2008). *Relational coaching.* West Sussex, England: John Wiley & Sons.

Dotlich, D., & Cairo, P. (1999). *Action coaching: How to leverage individual performance for company success.* San Francisco: Jossey–Bass.

Empathy. (n.d.). In *Merriam Webster's online dictionary* (11th ed.). Retrieved April 1, 2014 from http://www .merriam–webster.com/dictionary/empathy

Gallwey, W. T. (2000). *The inner game of work.* New York: Random House.

Hammerness, P., & Moore, M. (2012). *Organize your mind, organize your life.* New York: Harlequin.

International Association of Coaching. (2014). *Coaching masteries.* Retrieved March 25, 2014 from http://www .certifi edcoach.org/index.php/get_certifi ed/the_iac _ coaching_masteries_overview/

International Coach Federation. (2014). Coaching competencies. Retrieved March 25, 2014 from http:// coachfederation.org/credential/landing.cfm? ItemNumber=2206&navItemNumber=576

Kabat-Zinn, J. (2005). *Coming to our senses: Healing ourselves and the world through mindfulness*. New York: Hyperion.

Norcross, J., & Lambert, M. (2010). Evidence-based therapy relationships. In J. Norcross (Ed.), *Evidence-based therapy relationships* (pp. 1 - 4). Rockville, MD: Substance Abuse and Mental Health Services Administration.

Perry, J. (2005). *The fan club game: Tap your most powerful resource; enjoy a full-fi lling practice*. Laguna Hills, CA: CreativeU Publishing.

Pity. (n.d.). In *Merriam Webster's online dictionary*. Retrieved April 1, 2014 from http://www.merriam-webster.com /dictionary/pity

Rogers, C. R. (1995). *On becoming a person: A therapist's view of psychotherapy*. New York: Houghton Miffl in.

Ryan, R., Patrick, H., Deci, E., & Williams, G. (2008). Facilitating health behaviour change and its maintenance: Interventions based on self-determination theory. *The European Health Psychologist, 10,* 2 - 5.

Silsbee, D. (2008). *Presence-based coaching*. San Francisco: Jossey-Bass.

Stevens, N. (2005). *Learn to coach: The skills you need to coach for personal and professional development*. Oxford, United Kingdom: How To Books.

Sympathy. (n.d.). In *Merriam Webster's online dictionary* (11th ed.). Retrieved April 1, 2014 from http://www. merriam-webster.com/dictionary/sympathy

Tschannen-Moran, M. (2004). *Trust matters: Leadership for successful schools*. San Francisco: Jossey-Bass.

U.S. Department of Health and Human Services. (n.d.). *Health information privacy*. Retrieved April 1, 2014 from http://www.hhs.gov/ocr/privacy/hipaa /understanding/coveredentities/index.html

Wolever, R., Simmons, L., Sforzo, G., Dill, D., Kaye, M., Bechard, E., . . . Yang, N. (2013). A systematic review of the literature on health and wellness coaching: Defi ning a key behavioral intervention in healthcare. *Global Advances in Health and Medicine,* 2(4), 38 - 57.

Zeus, P., & Skiffi ngton, S. (2000). *The complete guide to coaching at work.* New York: McGraw–Hill.

第三章

Balick, M. J., & Lee, R. (2003). The role of laughter in traditional medicine and its relevance to the clinical setting: Healing with ha! *Alternative Therapies, 9*(4), 88 - 91.

d' Ansembourg, T. (2007). *Being genuine: Stop being nice, start being real.* Encinitas, CA: PuddleDancer Press.

Gallwey, W. T. (2000). *The inner game of work.* New York: Random House.

Gavin, J., & Moore, M. (2010). Body intelligence: A guide to self–attunement. *IDEA Fitness Journal, 7*(11), 42 - 49.

Harris, T. A. (2004). *I'm OK—you're OK.* New York: HarperCollins.

International Coach Federation. *Core competencies.* Retrieved March 25, 2014 from http://coachfederation .org/credential/landing.cfm?ItemNumber=2206 & navItemNumber=576

Jordan, J. V., Walker, M., & Hartling, L. M. (Eds.). (2004). *The complexity of connection: Writings from the Stone Center's Jean Baker Miller Training Institute.* New York: The Guilford Press.

Langer, E., & Carson, S. (2006). Mindfulness and selfacceptance. *Journal of Rational-Emotive & Cognitive- Behavior Therapy, 24*(1), 29 - 43.

Leonard, T. (2002). *The fi fteen frameworks: Hallmarks of the certifi ed coach.* Retrieved November 1, 2008 from http://www.coachville.com/15frame.html

Peterson, C., & Seligman, M. E. P. (2004). *Character strengths and virtues: A handbook and classifi cation*. New York: Oxford University Press.

Rath, T. (2007). *Strengths fi nder 2.0*. New York: Gallup Press.

Shapiro, S. L., Carlson, L., Astin, J., & Freedman, B. (2006). Mechanisms of mindfulness. *Journal of Clinical Psychology, 62*(3), 373 - 386.

Silberman, J. (2007). *Mindfulness and VIA signature strengths*. Retrieved April 26, 2015 from http:// positivepsychologynews.com/news /jordan–silberman/20070327179

Wooten, P. (1996). Humor: An antidote for stress. *Holistic Nursing Practice, 10*(2), 49 - 56.

Zander, R. S., & Zander, B. (2002). *The art of possibility*. New York: Penguin Books.

第四章

Baumeister, R. F., Campbell, J. D., Krueger, J. I., & Vohs, K. D. (2003). Does high self–esteem cause better performance, interpersonal success, happiness or healthier lifestyles? *Psychological Science in the Public Interest, 4*(1), 1 - 44.

Brown, B. (2012). *Daring greatly: How the courage to be vulnerable transforms the way we live, love, parent and lead*. New York: Gotham.

De Waal, F. (2006). *Primates and philosophers: How morality evolved*. Princeton, NJ: Princeton University Press.

Fredrickson, B. (2009). *Positivity: Groundbreaking Research Reveals How to Embrace the Hidden Strength of Positive Emotions, Overcome Negativity and Thrive*. New York: Crown Publishers.

Goleman, D. (2006). *Emotional intelligence*. New York: Bantam Books.

Hammerness, P., & Moore, M. (2012). *Organize your mind, organize your life*. Buffalo, NY: Harlequin.

Hojat, M., Louis, D. Z., Markham, F. W., Wender, R., Rabinowitz, C., & Gonnella, J. S. (2011). Physicians' empathy and clinical outcomes for diabetic patients. *Empathy, 86*(3), 359 - 364.

Humphrey, H. (2000). *Empathic listening.* In Empathy Magic Home Page. Retrieved October 16, 2008 from http://empathymagic.com/articles/Empathic%20 Listening%20' 0061.pdf

Jordan, J. V., Walker, M., & Hartling, L. M. (Eds.). (2004). *The complexity of connection: Writings from the Stone Center's Jean Baker Miller Training Institute.* New York: The Guilford Press.

Kendrick, G. (2007). *An introduction to nonviolent communication (NVC).* In Celebrate Empathy with LifeTrek coaching. Retrieved October 16, 2008 from http:// www.celebrateempathy.com/NVC_Intro.pdf

Lamb, R. (2002). *Communication basics: An overview of nonviolent communication.* Albuquerque, NM: Center for Nonviolent Communication.

Neff, K. (2011). *Self-compassion: The proven power of being kind to yourself.* New York: William Morrow.

New York City Nonviolent Communication. *Needs list.* Retrieved April 26, 2015 from http://www.nycnvc. org/needs.htm

Rosenberg, M. S. (2005). *Nonviolent communication: A language of life.* Encinitas, CA: PuddleDancer Press.

Rosenberg, M. S. (2006). The nonviolent communication training course: Home study course. Louisville, CO: Sounds True.

Ryan, R., & Brown, K. (2003). Why don' t need selfesteem: On fundamental needs, contingent love, and mindfulness. *Psychological Inquiry, 14*(1), 27 - 82.

Tschannen-Moran, B. (2012). *Expressing Empathy with Nonviolent Communication.* Retrieved April 26, 2105 from http://www.schooltransformation.com/ wp-content/uploads/ 2012/06/Expressing_Empathy.pdf

第五章

Bennis, W., & Nanus, B. (1985). *Leaders: The strategies for taking charge.* New York: Harper & Row.

Cooperrider, D. L., & Whitney, D. (2005). *Appreciative inquiry: A positive revolution in change.* San Francisco: Berrett–Koehler Communications.

Danner, D. D., Snowdon, D. A., & Friesen, W. V. (2001). Positive emotions in early life and longevity: Findings from the nun study. *Journal of Personality and Social Psychology, 80*, 804 - 813.

Fredrickson, B. L. (2003). The value of positive emotions: The emerging science of positive psychology is coming to understand why it' s good to feel good. *American Scientist, 91,* 330 - 335.

Fredrickson, B. L. (2009). *Positivity: Groundbreaking research reveals how to embrace the hidden strength of positive emotions, overcome negativity, and thrive.* New York: Crown.

Fredrickson, B. L. (2013a). *Love 2.0: Finding happiness and health in moments of connection.* New York: Penguin.

Fredrickson, B. L. (2013b). *Love 2.0: How our supreme emotion affects everything we feel, think, do and become.* New York: Hudson Press.

Gruber, J., Mauss, I., & Tamir, M. (2011). A dark side of happiness? How, when, and why happiness is not always good. *Perspectives on Psychological Science, 6*(3), 222 - 233.

Hammond, S. A. (1998). *The thin book of appreciative inquiry.* Bend, OR: Thin Book.

Hanson, R. (2009). *Buddha's brain: The practical neuroscience of happiness, love and wisdom.* Oakland, CA: New Harbinger.

Jung, C. G. (1962). *The secret of the golden fl ower: A Chinese book of life* (R. Wilhelm, Trans.). San Diego, CA: Harcourt Harvest Books.

Kelm, J. B. (2005). *Appreciative living: The principles of appreciative inquiry in personal life*. Wake Forest, NC: Venet.

New, B., & Rich–New, K. (2003). *Looking for the good stuff*. Cape Canaveral, FL: Clarity Works!

Seligman, M. (2011). *Flourish: A visionary new understanding of happiness and well-being*. New York: Free Press.

Watkins, J. M., & Mohr, B. J. (2001). *Appreciative inquiry: Change at the speed of imagination*. San Francisco: Jossey–Bass/Pfeiffer.

Wheatley, M. J. (1999). *Leadership and the new science*. San Francisco: Berrett–Koehler Communications.

Whitney, D., & Trosten–Bloom, A. (2003). *The power of appreciative inquiry: A practical guide to positive change*. San Francisco: Berrett–Koehler Communications.

Zander, R. S., & Zander, B. (2000). The art of possibility. New York: Penguin Putnam.

第六章

Bandura, A. (1986). *Social foundations of thought and action: A social cognitive theory*. Upper Saddle River, NJ: Prentice Hall.

Bandura, A. (1994). Self–effi cacy. In V. S. Ramachaudran (Ed.), *Encyclopedia of human behavior* (Vol. 4, pp. 71 – 81). New York: Academic Press. (Reprinted in H. Friedman [Ed.], *Encyclopedia of mental health*. San Diego: Academic Press, 1998.)

Bandura, A. (1997). *Self-effi cacy: The exercise of control*. Gordonsville, VA: W. H. Freeman.

Botelho, R. (2004). *Motivate healthy habits: Stepping stones to lasting change.*

Rochester, NY: MHH Publications.

Boyle, P. A., Buchman, A. S., Wilson, R. S., Yu, L., Schneider, J. A., & Bennett, D. A. (2012). Effect of purpose in life on the relation between Alzheimer disease pathologic changes on cognitive function in advanced age. *Archives of General Psychiatry, 69*(5), 499 - 505.

Csikszentmihalyi, M. (2003). *Good business: Leadership, fl ow, and the making of meaning*. New York: Penguin Books.

Deci, E. (2013). *How do we both support autonomy and build accountability? A presentation for the American Journal of Health Promotion*. Retrieved April 27, 2015 from http://healthpromotionjournal.com/index.php?com _route=view_video & vid = 109 & close =true

Deci, E. D., & Ryan, R. M. (2002). *Handbook of selfdetermination research*. New York: University of Rochester Press.

Deutschman, A. (2007). *Change or die: The three keys to change at work and in life*. New York: HarperCollins. Frankl, V. (2006). *Man's search for meaning*. Boston, MA: Beacon Press.

Humphrey, H. (2000). *Empathetic listening*. In Empathy Magic Home Page. Retrieved October 16, 2008 from http://empathymagic.com/articles/Empathic%20 Listening%20' 0061.pdf

Miller, W., & Rollnick, S. (2012). *Motivational interviewing: Helping people change*. New York: Guilford Press.

Oettingen, G., & Gollwitzer, P. M. (2010). Strategies of setting and implementing goals: Mental contrasting and implementing intentions. In J. E. Maddux & J. P. Tangney (Eds.), *Social psychological foundations of clinical psychology* (pp. 114 - 135). New York: Guilford Press. Retrieved from http://www.psych.nyu.edu /gollwitzer/ OettingenGollwitzer.pdf

Ornish, D. (2002). Statins and the soul of medicine. *The American Journal of*

Cardiology, 89, 1286 - 1290.

Pantalon, M. V., Sledge, W. H., Bauer, S. F., Brodsky, B., Giannandrea, S., Kay, J., . . . Rockland, L. (2013). Important medical decisions: Using brief motivational interviewing to enhance patients' autonomous decisionmaking. *Journal of Psychiatric Practice, 19*(2), 98 - 108.

Rosenberg, M. S. (2005). *Nonviolent communication: A language of life*. Encinitas, CA: PuddleDancer Press.

Wong, P. (1987). Meaning and purpose in life and well–being: A life span perspective. *Journal of Gerontology, 42*(1), 44 - 49.

第七章

International Coach Federation. *Core competencies*. Retrieved March 25, 2014 from http://coach federation.org/credential/landing.cfm?Item Number = 2206 & navItemNumber=576

Janis, I., & Mann, L. (1977). *Decision making: A psychological analysis of confl ict, choice, and commitment*. New York: The Free Press.

Prochaska, J. O., Norcross, J. C., & DiClemente, C. C. (1994). *Changing for good: A revolutionary program that explains the six stages of change and teaches you how to free yourself from bad habits*. New York: HarperCollins.

第八章

American College of Sports Medicine. (2013). *ACSM's guidelines for exercise testing and prescription* (9th ed.). Lippincott Williams & Wilkins.

Baer, R. A., Smith, G. T., Hopkins, J., Krietemeyer, J., & Toney, L. (2006). Using self–report assessment methods to explore facets of mindfulness. *Assessment, 13,* 27 - 45.

Botelho, R. (2008). *Motivate healthy habits: Stepping stones to lasting change*. Rochester, NY: MHH Publications.

Brown, K., & Ryan, R. (2003). The benefi ts of being present: Mindfulness and its role in psychological well–being. *Journal of Personality and Social Psychology, 84*(4), 822 – 848.

Brue, S. (2008). *The 8 colors of fi tness: Discover your colorcoded fi tness personality and create an exercise program you'll never quit!* Burlington, VT: Oakledge Press.

Clarke, W. (1976). DISC. Retrieved April 27, 2015 from https:// www.discprofile.com/what–is–disc/history–of–disc/ Published by Inscape Publishing.

Edintgon, D. (2008). *Health risk assessment*. Retrieved October 29, 2008 from http://www.hmrc.umich.edu /services/HRA%20092007.pdf

Fredrickson, B. (2009). *Positivity: Groundbreaking research reveals how to embrace the hidden strength of positive emotions, overcome negativity, and thrive*. New York: Crown.

Frisch, M. B. (1994). *Quality of life inventory manual and treatment guide*. Minneapolis, MN: NCS Pearson and Pearson Assessments.

Hettler, B. (1976). *Six dimensions of wellness*. Retrieved April 27, 2015 from http://www.nationalwellness .org/?page=Six_Dimensions

International Coach Federation. *Core competencies*. Retrieved March 25, 2014 from http://coachfederation .org/credential/landing.cfm?ItemNumber = 2206 & navItem Number =576

Jack, A., Boyatzis, R., Khawaja, M., Passarelli, A., & Leckie, R. (2013). Visioning in the brain: An fMRI study of inspirational coaching and mentoring. *Social Neuroscience, 8,* 369 – 384.

Kimsey–House, H., Kimsey–House, K., Sandahl, P., & Whitworth, L. (2011). *Co-active coaching*. Boston, MA: Nicholas Brealey America.

Moore, M. (2011). *Quickie well-being assessment*. Wellesley, MA: Wellcoaches.

Myers, I., & Briggs, K. (1975). *Myers Briggs type inventory.* Mountain View, CA: CPP.

Neff, K. (2011). *Self-compassion: The proven power of being kind to yourself.* New York: William Morrow.

Peterson, C., & Seligman, M. E. P. (2004). *Character strengths and virtues: A handbook and classifi cation*. Washington, DC: American Psychological Association.

Prochaska, J. O., Norcross, J. C., & DiClemente, C. C. (1994). *Changing for good.* New York: HarperCollins.

第九章

Bandura, A. (1977). Self–effi cacy: Toward a unifying theory of behavioral change. *Psychological Review, 84*(2), 191 - 215.

Baumeister, T., & Leary, M. (1995). The need to belong: Desire for interpersonal attachments as a fundamental human motivation. *American Psychological Association, 117*(3), 497 - 529.

Benson, P. L., & Scales, P. C. (2009). The defi nition and preliminary measurement of thriving in adolescence. *Journal of Positive Psychology, 4*(1), 85 - 104.

Brown, T. (2008). Design thinking. *Harvard Business Review, 86*(6), 84 - 92, 141.

Cooperrider, D., & Whitney, D. (2005). *Appreciative inquiry: A positive revolution of change.* Oakland, CA: Berrett–Koehler.

Csikszentmihalyi, M. (1990). *Flow.* New York: Harper & Row.

Deci, E., & Ryan, R. (1985). *Intrinsic motivation and self-determination in human behavior.* New York: Plenum Press.

Deci, E. D., & Ryan, R. M. (2002). *Handbook of selfdetermination research.* New York: University of Rochester Press.

Doran, G. T. (1981). There' s a S.M.A.R.T. way to write management' s goals and objectives. *Management Review, 70*(11), 35 – 36.

Dweck, C. (2006). *Mindset: The new psychology* of success. New York: Random House.

Grant, A. M. (2005). What is evidence–based executive, workplace and life coaching? In M. Cavanagh, A. M. Grant, & T. Kemp (Eds.), *Evidence-based coaching: Theory, research and practice from the behavioural sciences,* 1:1 – 12.

Goleman, D. (1996). *Emotional intelligence: Why it can matter more than IQ.* New York: Bloomsbury Publishing.

Halverson, H. (2010). Succeed: How we can reach our goals. New York: Penguin.

Headey, B. (2008). Life goals matter to happiness. *Social Indicators Research, 86*(2), 213 – 231.

International Coach Federation. *Core competencies.* Retrieved March 25, 2014 from http://coach federation.org/credential/landing.cfm?Item Number= 2206 & navItem Number = 576

King, L. (2001). The health benefi ts of writing about life goals. *Personality and Social Psychology Bulletin, 27*(7), 798 – 807.

LaPorte, R., & Nath, R. (1976). Role of performance goals in prose learning. *Journal of Educational Psychology, 68,* 260 – 264.

Locke, E. A., & Latham, G. P. (1990). *A theory of goal setting and task performance.* Englewood Cliffs, NJ: Prentice Hall.

Locke, E. A., & Latham, G. P. (2002). Building a practically useful theory of goal setting and task motivation. A 35–year odyssey. *American Psychologist, 57*(9), 705 – 717.

MacKenzie, M., Mezo, P., & Francis, S. (2012). A conceptual framework for understanding self–regulation in adults. *New Ideas in Psychology, 30,* 155 – 165.

Miller, C. (2009). *Creating your best life.* New York: Sterling.

Miller, W. R., & Rollnick, S. (2012). *Motivational interviewing: Helping people change* (3rd ed.). New York: Guildford Press.

Moore, M., Tschannen–Moran, R., & Jackson, E. (2002). *First coaching session & wellness vision coaching tool.* Wellcoaches Core Coach Training Program.

Nelson, H., & Stolterman, E. (2012). T*he design way: Intentional change in an unpredictable world.* Cambridge, MA: MIT Press.

Peterson, C. (2006). *A primer in positive psychology.* New York: Oxford University Press.

Prochaska, J. O., Norcross, J. C., & DiClemente, C. C. (1995). *Changing for good: A revolutionary six-stage program for overcoming bad habits and moving your life positively forward.* New York: Harper Collins.

Rosenberg, M. (2005). *Nonviolent communication: A language of life.* Encinitas, CA: PuddleDancer.

Snyder, C. (2003). *The psychology of hope.* New York: Free Press.

Subramaniam, K., Kounios, J., Parrish, T. B., & Jung–Beeman, M. (2009). A brain mechanism for facilitation of insight by positive effect. *Journal of Cognitive Neuroscience, 21*(3), 415 – 432.

Tschannen–Moran, M. (2004). *Trust matters: Leadership for successful schools.* Jossey–Bass.

U.S. Department of Health and Human Services. (n.d.). *Understanding health information privacy.* Retrieved December 15, 2014 from http://www.hhs.gov/ocr / privacy/hipaa/understanding/index.html

Whitworth, L., Kimsey–House, K., Kimsey–House, K., & Sandhal, P. (2007). *Co-active coaching: New skills for coaching people toward success in work and life. Boston,* MA: Nicholas Brealey Publishing.

Wolever, R., Simmons, L., Sforzo, G. A., Dill, D., Kaye, M., Bechard, E., . . . Yang, N. (2013). A systematic review of the literature on health and wellness coaching: Defi ning a key behavioral intervention on healthcare. *Global Advances in Health and*

Medicine, 2, 38 - 57.

World Health Organization. (1948). *Offi cial records of the World Health Organization No. 2. Proceedings and fi nal acts of the International Conference held in New York from 19 June to 22 July 1946.* Geneva, Switzerland: Author.

第十章

Bushe, G. (2007). Appreciative inquiry is not (just) about the positive. *Organization Development Practitioner, 39*(4), 30 - 35.

Chartier, E. (1959). *About religion.* Paris: University Press of France.

Csikszentmihalyi, M. (2000). *Beyond boredom and anxiety: Experiencing fl ow in work and play.* San Francisco: Jossey–Bass.

Goleman, D. (1998). *Working with emotional intelligence.* New York: Bantam Books.

Goleman, D., & Boyatzis, R. (2008). Social intelligence and the biology of leadership. *Harvard Business Review, 86*(9), 74 - 81.

Gollwitzer, P., & Sheeran, P. (2006). Implementation intentions and goal achievement: A meta–analysis of effects and processes. *Advances in Experimental Social Psychology, 38,* 69 - 119.

Hall, L. M., & Duval, M. (2005). *Meta-coaching, volume II: Coaching conversations for transformational change.* Clifton, CO: Neuro–Semantics.

Jordan, J., Walker, M., & Hartling, L. M. (2004). *The complexity of connection: Writings from the Stone Center's Jean Baker Miller Training Institute.* New York: The Guilford Press.

Kashdan, T. (2009). *Curious?: Discover the missing ingredient to a fulfi lling life.* New York: HarperCollins.

Markland, D., Ryan, R. M., Tobin, V. J., & Rollnick, S. (2005). Motivational interviewing and selfdetermination theory. *Journal of Social and Clinical Psychology, 24*(6), 811 – 831.

Moore, M., Drake, D., Tschannen–Moran, B., Campone, F., & Kauffman, C. (2005). Relational fl ow: A theoretical model for the intuitive dance. *Proceedings of the Third International Coach Federation Coaching Research Symposium.* Lexington, KY: International Coach Federation.

Murray, W. H. (1951). *The Scottish Himalayan expedition.* London: J. M. Dent & Sons.

O' Hanlon, B., & Beadle, S. (1997). *A guide to possibility land: 51 methods for doing brief, respectful therapy.* New York: W. W. Norton.

Peterson, C., & Seligman, M. E. P. (2004). *Character strengths and virtues: A handbook and classifi cation.* New York: Oxford University Press.

Rehm, J. (2000). Pathways to peacefulness. *On Wisconsin.* Winter, 28 – 32.

Rosenberg, M. S. (2005). *Nonviolent communication: A language of life.* Encinitas, CA: PuddleDancer Press.

Strozzi Heckler, R. (2002). Power of somatics. In Strozzie Institute. Retrieved April 27, 2015 from http://www. strozziinstitute.com/somatic+coaching+mastery.

Tschannen–Moran, M. (2004). *Trust matters: Leadership for successful schools.* San Francisco: Jossey–Bass.

Walker, M., & Rosen, W. (2004). *How connections heal: Stories from relational-cultural therapy.* New York: Guilford Press.

第十一章

Berna, J. (2013). Wellness coaching outcomes in a case report of a Native American diabetic male. *Global Advances in Health and Medicine, 2*(4), 62 – 67.

Brown, T. (2008). Design thinking. *Harvard Business Review, 86*(6), 84 – 92, 141.

Fredrickson, B. L. (2009). *Positivity: Groundbreaking research reveals how to embrace the hidden strength of positive emotions, overcome, negativity, and thrive.* New York: Crown.

Galantino, M., Schmid, P., Milos, A., Leonard, S., Botis, S., Dagan, C., . . . Mao, J. (2009). Longitudinal benefi ts of wellness coaching interventions for cancer survivors. *International Journal of Interdisciplinary Social Sciences, 4*(10), 41 – 58.

McGloin, H., Timmons, F., Coates, V., & Boore, J. (2014). A case study approach to the examination of a telephone-based health coaching intervention in facilitating behaviour change for adults with type 2 diabetes. *Journal of Clinical Nursing.* Advance online publication. http://dx.doi.org/10.1111/jocn.12692.

Polak, R., Dill, D., Abrahamson, M., Pojednic, R., & Phillips, E. (2014). Improving consumption of healthy food in a patient with diabetes through wellness coaching. *Global Advances in Health and Medicine, 3*(6), 42 – 48.

Roy, B., Lisowski, C., & Roberts, P. (2014). Wellness coaching with physician-referred patients with chronic health conditions. *Journal of Clinical Exercise Physiology, 3*(1), 9 – 15.

Schwartz, J. (2013). Wellness coaching for obesity. *Global Advances in Health and Medicine, 2*(4), 1 – 3.

Sforzo, G. (2013). Wellness coaching for Ithaca College employees. *Global Advances in Health and Medicine, 2*(3), 58 – 64.

Sforzo, G., Kaye, M., Ayers, G., Talbert, M., & Hill, M. (2014). Effective 4.1 tobacco cessation via health coaching: An institutional case report. *Global Advances in Health and Medicine, 3*(5), 37 – 44.

Sherman, R., Crocker, B., Dill, D., & Judge, D. (2013). Health coaching integration into primary care for the treatment of obesity. *Global Advances in Health and Medicine, 2*(4), 1 – 3.

第十二章

Bandura, A. (1997). *Self-effi cacy: The exercise of control.* New York: W. H. Freeman.

Csikszentmihalyi, M. (2008). *Flow: The psychology of optimal experience.* New York: Harper Perennial Modern Classics.

Deci, E., & Flaste, R. (1996). *Why we do what we do: Understanding self-motivation.* New York: Penguin.

Deci, E. L., & Ryan, R. M. (2002). *Handbook of selfdetermination research.* New York: University of Rochester Press.

Frankl, V. (2006). *Man's search for meaning.* Boston, MA: Beacon Press.

Fredrickson, B. (2013). *Love 2.0: How our supreme emotion affects everything we feel, think, do and become.* New York: Hudson Press.

Fredrickson, B., Grewen, K., Coffey, K., Algoe, S., Firestine, A., Arevalo, J., . . . Cole, S. (2013). A functional genomic perspective on human wellbeing. *Proceedings of the National Academy of Sciences of the United States of America, 110,* 13684 - 13689.

Gavin, J., & Moore, M. (2010). *Body intelligence: A guide to self-attunement.* Retrieved April 27, 2015 from http:// www.ideafi t.com/fi tness–library/body–intelligence – a–guide–to

Hammerness, P., & Moore, M. (2011). *Organize your mind, organize your life: Train your brain to get more done in less time.* New York: Harlequin.

Kashdan, T. (2009). *Curious?: Discover the missing ingredient to a fulfi lling life.* New York: HarperCollins.

Kobau, R., Sniezek, J., Zack, M., Lucas, R., & Burns, A. (2010). Well–being assessment: An evaluation of well–being scales for public health and population estimates of well–being among US adults. *Applied Psychology: Health and Well-Being,*

2, 272 - 297.

Moore, M. (2013). Coaching the multiplicity of mind: A strengths–based model. *Global Advances in Health and Medicine, 2*(4), 78 - 84.

Moore, M. (2014). From surviving to thriving [Web log post]. Retrieved April 27, 2015 from http://coach federation.org/blog/index.php/2090/

Porges, S. (2007). The polyvagal perspective. *Biological Psychology, 74*(2), 116 - 143.

Runfola, C. D., Von Holle, A., Peat, C. M., Gagne, D. A., Brownley, K. A., Hofmeier, S. M., & Bulik, C. M. (2013). Characteristics of women with body size satisfaction at midlife: Results of the Gender and Body Image (GABI) Study. *Journal of Women and Aging, 25*(4), 287 - 304.

Seligman, M. (2011). *Flourish: A visionary new understanding of happiness and well-being.* New York: Free Press.

Wong, P. T. P. (2014). Viktor Frankl' s meaning seeking model and positive psychology. In A. Batthyany & P. Russo–Netzer (Eds.), *Meaning in existential and positive psychology.* New York: Springer Publishing.